KB051414

스프링 치킨

SPRING CHICKEN

SPRING CHICKEN: STAY YOUNG FOREVER (OR DIE TRYING)

SPRING

스프링 치킨

SPRING CHICKEN

똥배 나온 저널리스트의 노화 탈출 탐사기

빌 기퍼드 지음

이병무 옮김

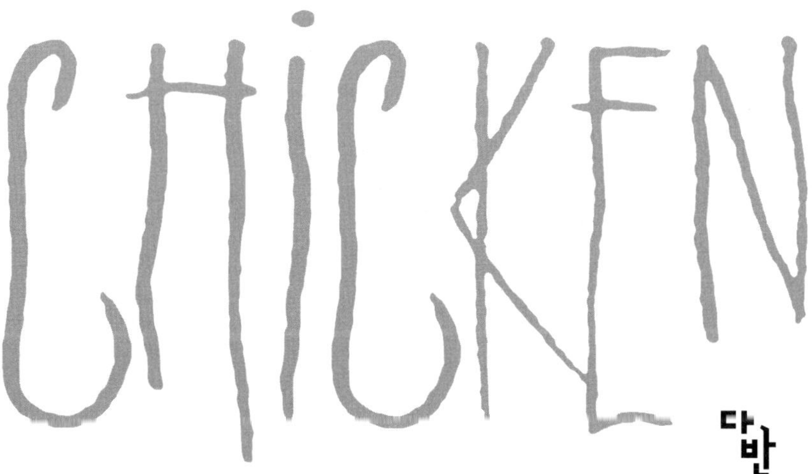

다반

인생에서 가장 불공평한 것은 그것이 끝나는 방식인 것 같다. 그러니까, 인생은 가혹하다, 그 말이다. 인생의 끝에서 얻게 되는 것이 무엇인가? 바로 죽음이다! 그것이 무슨 보너스라도 된단 말인가? 일생을 완전히 거꾸로 살면 어떨까 생각해 본다. 먼저 죽기부터 해서 죽음을 일찌감치 치러 버리는 것이다. 그런 다음 양로원에서 생활한다. 그러다가 너무 젊다고 양로원에서 쫓겨나, 금시계를 받고, 직장에 취직한다. 그렇게 40년을 일하며 은퇴를 즐길 만큼 젊어진다! 그러면 대학에 가고, 약을 하고, 술을 마시고, 파티를 즐기고, 섹스를 하다가, 고등학교에 갈 시기가 된다. 초등학교에 들어가서, 아이가 되어 아무 책임질 일도 없이 마음껏 놀다가, 아기가 되고, 자궁으로 다시 들어가 마지막 9달 동안 양수 속에 둥둥 떠 있다가, 마침내 누군가의 눈앞에서 뽕 하고 빛이 꺼지듯 생을 마감하는 것이다.

– 션 모레이

부모님께

SPRING 차례 CHICKEN

Prologue

불로장생의 묘약

너무 늙어서 이제는 더 젊어질 수 없다는 것은 있을 수 없는 일이다.

— 메이 웨스트

실험실 바닥에 쓰러져 의식을 막 잃으려는 순간에, 젊은 과학자는 광택제를 몸에 바르기로 한 것이 지금까지 낸 것 중 최고의 아이디어는 아닐 수도 있다는 것을 깨달았을지도 모른다. 하지만 그는 과학에 몸 바친 사람이었고, 호기심은 때로는 잔인한 유혹자가 되기도 한다.

젊은 과학자는 내구성이 있으면서도 연약하기 짝이 없고, 햇볕에 탈 만큼 민감하고, 외과용 메스보다 훨씬 무딘 칼날에도 쉽게 벗겨지는 인간 피부의 기능에 대해 한창 궁금증을 느끼던 차였다. 만약 피부를 모두 덮어 버리면 어떤 일이 벌어질지 그는 궁금했다.

그리하여 1853년 봄, 버지니아 주의 고풍스러운 리치먼드에 위치한 버지니아 의과대학에서, 평소라면 한적하게 실험실에서 하루를 보내고 있을 시간에 샤를 에두아르 브라운 세카르 교수—**모리셔스 태생의 영국 시민으로 (하버드를 거쳐) 직전까지 파리에서 근무했다**—는 옷을 홀딱 벗고는 페인트붓과 파리잡이 끈끈이용 최고급 광택제 한 통을 가지고 작업을 시작했다. 얼마 지나지 않아 그는 이 끈끈한 액체를 온몸 구석구석까지 빈틈없이 다 발랐다.

이 당시는 아직 과학자들이 대개 자기 자신을 실험용 쥐로 이용하던 시절이었다. 36세 때 브라운 세카르는 어떤 실험에서 소화액을 추출해 내겠다며 스펀지를 자기 위 속으로 밀어 넣었다가, 그 뒤로 남은 평생을 위산 역류로 고생해야 했다. 이런 행동들로 말미암아 그는 훗날 그의 제자 중 한 사람이 회고한 것처럼 "우리 학교 교수들 중 가장 별난 사람"으로 손꼽히게 되었다.

광택제 일화는 그에 얽힌 전설을 하나 더 늘렸을 따름이다. 학생 한 사람이 우연히 그를 발견했을 때, 교수는 실험실 한구석에서 웅크린 채 거의 초주검이 되어 떨고 있었다. 몸 빛깔이 짙은 갈색을 띠고 있어서, 학생은 잠깐 동안 도망친 노예가 아닌가 착각할 정도였다. 재빨리 상황을 판단한 젊은이는 끈적끈적한 갈색 액체를 미친 듯이 긁어내기 시작했다. 하지만 피해자로부터 돌아온 것은 호된 꾸짖음뿐이었다. 교수는 "어떤 주제넘은 작자가 광택제로 곤경에 빠진 자신을 구해 내고, 숨이 넘어가려는 순간에 몸에 발린 액체를 사포로 문질러 싹 벗겨 냈다"는 이유로 노발대발했다.

하지만 상황 판단이 빠른 그 의대생 덕분에 브라운 세카르는 19세기의 가장 위대한 과학자 중 한 사람이 될 수 있었다. 오늘날 그는 분비선과 거기서 나오는 분비물을 연구하는 내분비학의 창시자로 기억되고 있다. 마치 그것으로는 충분치 않다는 듯, 그는 척수 연구에도 중요한 기여를 해서, 어떤 특정한 형태의 마비는 지금도 브라운 세카르 증후군으로 불리고 있다. 하지만 그는 상아탑에

갇힌 학자와는 거리가 멀었다. 언젠가는 인도양 한가운데 외로이 떨어진 군도인 고향 모리셔스에서 몇 달 동안이나 치명적인 콜레라 전염병과 싸운 적도 있었다. 과연 그답게, 새로운 처방법을 자신에게 실험해 본다며 환자들의 토사물을 삼켜 일부러 콜레라에 감염되었던 것이다. (이번에도 역시 거의 목숨을 잃을 뻔했다.)

리치먼드에서의 그의 교수 생활은 그 해를 넘기지 못했다. 프랑스 사람식의 강한 억양과 짙은 피부색은 남부의 주도에는 어울리지 않았고, 결국 그는 파리로 돌아가 그 이후로 프랑스와 미국을 오가며 활동을 펼쳤다. 그는 일생 중 총 6년을 바다에서 보냈는데, 선장이었던 그의 돌아가신 아버지가 이 사실을 알았다면 퍽 자랑스러워했을 것이다. 하지만 거의 끊임없이 움직이던 그도 나이는 어쩔 수 없었다. 60대에 이르러 브라운 세카르는 예상치 않게 파리에서 살게 되었고, 그곳에서 콜레주드프랑스의 교수가 되었다. 그의 친구 중에는 저온살균법으로 유명한 루이 파스퇴르와 미국 의학의 선구자 중 한 사람인 루이 아가시가 있었다. 저 먼 모리셔스 출신의 불쌍한 고아였던 사내는 1880년 레종도뇌르 훈장을 수여받은 데 이어 여러 영예로운 상들을 수상했고, 마침내 1887년 생물학회 회장으로 선출되어 프랑스 과학계를 선도하는 인물 중 하나로서의 지위를 확고히 했다.

이때 그의 나이는 70이었고, 이제는 지쳐 있었다. 지난 10년 동안 그는 자신의 몸에 일어나는 변화들을 주시했는데, 그중 좋은 것은 하나도 없었다. 그는 언제나 주체할 수 없을 만큼 에너지가 넘쳤고, 계단을 성큼성큼 뛰어서 오르내렸으며, 속사포처럼 말을 쏟아 내다가 번뜩 좋은 생각이 떠오르면 가까운 데 있는 아무 종잇조각이나 집어 아이디어를 휘갈겨 쓰고는 주머니 속에 집어넣었다. 밤에는 네다섯 시간만 자고 새벽 3시에 집필용 책상 앞에 앉아 하루 일과를 시작할 때가 많았다. 그의 전기를 쓴 마이클 아미노프는 그에게 조울증이 있었을지도 모른다고 추측했다.

하지만 한때는 한계를 모르던 활력이 이제는 그를 떠나 버린 듯했다. 오랜 세월 동안 근력 등을 측정해 면밀히 기록하며 자기 몸의 추이를 살폈던 만큼, 그에게는 증거도 있었다. 40대 때 그는 한 손으로 50킬로그램을 들 수 있었다. 이제는 기껏해야 38킬로그램 정도를 들 수 있을 따름이었다. 쉽게 피로해졌고, 그런데도 잠은 잘 자지 못했으며, 변비로도 고생했다. 브라운 세카르라는 과학자가 문제를 해결해 보기로 마음먹지 않았다면, 그것이 이상한 일이었을 것이다.

1889년 6월 1일, 브라운 세카르 교수는 생물학회 연단 앞에 서서 자신의 경력과 명성, 노화에 대한 대중의 태도를 영원히 바꾸어 놓을 기조연설을 했다. 연설에서 그는 자신이 수행한 충격적인 실험에 대해 보고했다. 그는 젊은 개와 기니피그의 고환을 으깨어 추출한 액체에 고환의 혈액과 정액을 더해 자신에게 주사했던 것이다.

그의 생각은 그저 젊은 동물들 몸속의—**구체적으로 말하자면 생식기 속의**—무엇인가가 그 동물들에게 젊음의 활력을 주는 것처럼 보인다는 것이었다. 그것이 무엇이든 간에, 그는 그것을 원했다. 3주에 걸쳐 주사 요법을 실행한 뒤, 극적인 호전이 있었다고 그는 보고했다. "내가 몇 시간 동안이나 앉을 생각도 하지 않고 내내 서서 실험을 진행할 수 있게 된 것을 보고 내 수석 조수들은 놀라움을 금치 못했다"고 그는 주장했다.

다른 이득들도 있었다. 예전의 힘을 되찾은 것 같았는데, 이는 테스트를 통해 입증되었다. 이제 그는 무려 45킬로그램을 들어 올리는 장족의 발전을 보였고, 다시 밤늦게까지 글을 쓰고도 피로를 느끼지 않을 수 있었다. 심지어 그는 '오줌발'까지 측정해, 주사를 맞기 전보다 25퍼센트나 더 멀리 나간다는 것을 확인했다. 변비 문제에 관해서는 "오래전에 갖고 있었던 힘이 다시 돌아왔다"고 자랑스레 쓰고 있다.

청중석에 앉아 있던 그의 동료들은 공포와 당혹감에 휩싸였다. 개의…… 고환에서 뽑은 추출물이라고? 노망 난 거 아니야? 나중에 그의 동료 중 한 사람은 브라운 세카르의 기상천외한 실험이 증명한 것이라곤 "70대에 접어든 교수들을 퇴임시켜야 할 필요성"뿐이라고 혹평했다.

이에 아랑곳하지 않고, 그는 자기와 같은 결과를 얻으리라는 희망에서 자신의 마법 혼합물(이제는 소의 고환으로 만들었다)을 다른 의사와 과학자들에게 무료로 나누어 주었고, 몇몇 경우에는 실제로 그런 결과가 나오기도 했다. 동료들의 평은 여전히 냉혹했다. 맨해튼의 어느 의학박사는 「보스턴 글로브」지에 "의학계에 중세시대가 다시 도래했다"고 투덜거리는 글을 실었다.

하지만 학계 밖에서 브라운 세카르는 순식간에 영웅이 되었다. 거의 다음 날 아침부터 우편 판매업자들이 '세카르의 생명의 영약'을 판매하기 시작했다. 25개의 주사액을 2달러 50센트를 받고 팔았는데, 이 뛰어난 의사의 이름을 내걸긴 했지만, 실제로는 그와는 아무 연관이 없었다. 예상할 수 있듯, 신문들은 신이 나서 떠들어 댔다. 마침내 '고환액'이라는 단어가 신문 지면에 실렸다. 프로야구 선수인 피츠버그의 짐 '퍼드' 갤빈이 보스턴과의 시합에서 더 좋은 투구를 하는 데 도움이 되기를 바라는 마음에서 공개적으로 이 영약을 사용했다. 운동선수가 경기력 향상 물질을 사용한 근대 최초의 사례인 셈이다. 심지어 대중가요에서도 이 노교수를 기렸다.

요새 최고의 화제는 세카르 영약

골골하는 늙은이를 젊은이로 만들어 준다네

이젠 약값도 필요 없고 병원비도 필요 없네

교회 흙 마당에 사람들을 갖다 묻을 일도 없지

슬프게도 마지막 행은 그저 희망사항일 뿐임이 밝혀졌다. 1894년 4월 2일, 생물학회에서 기조연설을 한 지 5년이 지난 해에 샤를 에두아르 브라운 세카르는 77세 생일을 엿새 앞두고 사망했다. 명성에도 불구하고 그는 자신의 영약으로 단돈 1프랑도 벌지 않았다. 그리고 브라운 세카르가 자신의 '고환액' 덕분이라고 말하는 기적적 재활은 플라시보 효과에 기인한 것일 뿐이라고 동료 과학자들이 최종 결론을 내렸지만, 그는 회춘 열풍을 불러일으켰고, 가장 합리적인 사람들조차 정신을 잃고 이 열풍에 휩쓸렸던 것 같다.

그다음으로 유행한 것은 슈타이나흐 수술이라고 불린 것으로, 인간의 원기를 회복시켜 준다고 약속했지만 실제로는 정관 절제 수술에 지나지 않았다. 그럼에도 불구하고 이 수술은 유럽의 남성 지식인들 사이에 선풍적인 인기를 얻었는데, 그중에는 69세의 나이에 27세 여인과 결혼한 시인 윌리엄 버틀러 예이츠도 있었고, 남근 문제에서 둘째가라면 서러워할 지그문트 프로이트조차도 수술 결과에 만족한다고 선언했다.

미국에서는 존 브링클리라는 특허의약품 판매원이 기력이 빠진 중년 남성의 음낭에 신선한 염소 고환을 이식하는 것을 기본 골자로 하는 수술을 유행시키면서 1920년대에 회춘 열풍이 불었다. 브라운 세카르도 1870년대에 개를 대상으로 비슷한 실험을 시도한 적이 있었지만, 그조차도 종을 가로지르는 이식은 감히 시도할 생각을 하지 못했다. 브링클리에게는 그런 거리낌 따위는 없었는데, 아마도 그가 정식 의학 교육을 받은 사람이 아니었기 때문일 것이다. 하지만 그는 라디오 방송국을 소유하고 있어서, 이 수술의 놀라운 효과에 대한 추천사들을 끊임없이 방송했고, 중간중간에는 카터 패밀리나 심지어 젊은 엘비스 프레슬리의 공연을 내보냈다.

수십 년 동안 그는 수천 명의 환자를 수술해 미국 최고의 갑부 반열에 올랐다. 그러는 사이 수십 명이 그의 수술대 위에서 사망했고, 그 밖에도 수백 명이 그의 어설픈 수술로 불구나 장애인이 되고 말았다. 하지만 여전히 수많은 사람들이 그에게로 몰려들었다. 지치고, 기력이 쇠하고, 축 늘어져 발기가 되지 않는 미국의 나이 든 남성들과, 다시 한 번 젊음을 되찾고 싶어 몸부림치는 몇몇 여성들이 말이다.

그들은 죽지 않고 살아 있는 것만도 얼마나 다행인지 알지 못했다.

Chapter 1

두 형제

왜 사람마다 노화의 정도가 다른가?

나이 드는 것은 전투가 아니다. 그것은 학살이다.

– 필립 로스

초록빛 파도가 거품을 일으키며 솟아오르더니 우리 외할아버지를 덮쳤다. 한참 동안이나 외할아버지는 물밑에서 나타나지 않았다. 나는 모래사장에 서서 가슴을 졸이며 그 모습을 지켜보았다. 그때 나는 열 살이었다. 마침내 외할아버지는 비틀거리며 얕은 모래톱으로 걸어 나와, 눈에 맺힌 잔물방울들을 닦아 내고는, 몸을 돌려 다시 몰려오는 파도를 맞았다.

미시건 호수는 가끔 자기가 바다인 줄 알 때가 있는데, 그때가 바로 그랬다. 외증조할아버지께서 값싼 목재와 앵글로색슨족의 의지만으로 1919년에 손수 지으신 우리 가족의 낡은 오두막집 앞에 펼쳐진 호숫가에 미시건 호수는 아침 내내 1.5미터짜리 파도를 내다 꽂았다. 이 호숫가에서 맨몸 서핑을 하는 것은 세상에서 내가 제일 좋아하는 일 중 하나여서, 나는 파도가 이는 날만 손꼽아 기다렸다. 불행히도 이날은 파도가 너무 높아서, 물에 들어가는 것이 금지되었다. 그래서 부루퉁해서 현관에 앉아 있었다.

우리 외할아버지의 형인 에머슨 큰외할아버지께서 내 옆에 함께 앉아 계셨는데, 솔직히 말해서 내가 좋아하는 친척분은 아니었다. 엄격하고 유머감각도 별로 없으셔서 우리 같은 아이들에게는 입만 여셨다 하면 뛰어다니지 말라느니, 시끄럽게 굴지 말라느니 야단을 치셨다. 수영을 하지 않으셔서 호숫가에서 우리를 봐줄 수도 없으셨는데, 그러다 보니 우리에게는 더더구나 필요가 없는 분이었다. 농담도 일절 하지 않으셨고 다른 삼촌들처럼 우리와 놀아 주지도 않으셨다. 그저 그 자리에 앉아 멍하니 호수만 바라보고 계셨다. 열 살짜리 아이 눈에 큰외할아버지는 옛날 옛적 사람, 별로 좋지 않은 의미에서 화석이나 공룡 같아 보였다.

그사이 호수에서는 외할아버지께서 머리만큼 올라오는 파도와 장난치며 놀고 계셨다. 외할아버지 성함은 레너드로, 이미 60대의 나이셨지만 이 노 해병께서는 여전히 거친 서핑을 사랑하셨다. 나는 외할아버지가 포말을 일으키며 몰려오는 파도에 연달아 뛰어드시는 것을 부러운 눈길로 바라보았다. 외할아버지 옆에는 외삼촌과 이모가 있었는데, 둘 다 해군에다 나이도 20대밖에 안 됐지만, 외할아버지는 이 젊은이들에 전혀 뒤질 것이 없어 보였다. 외할아버지는 나의 우상이었다.

가족이 모인 것은 외할아버지 생신을 축하하기 위해서였는데, 외할아버지는 이날을 장난삼아 거창하게도 '성 레너드 축일'이라고 부르셨다. 집에서 만든 현수막에 이 문구를 적어 넣어 현관 울타리에 걸어 놨더니, 호숫가를 걷는 사람들이 보고는 고개를 갸우뚱거렸다. 이 집은 일종의 랜드마크 같은 것이었다. 이웃집들에 비해 너무도 오래되었기 때문이다. 이 집은 대공황도 버텨 냈고, 몇 번인지도 모를 매서운 겨울 폭풍들도 견뎌 냈는데, 그중에는 집이 지어진 모래언덕을 휩쓸어 가버린 1930년대의 거대한 폭풍도 포함되어 있었다. 이웃의 오두막집들은 거의 모두 완전히 무너져 버렸다. 가족들이 시카고에서 달려와 손수 집을 수리했고, 그 뒤로 이 집은 '노아의 방주'로 불렸다.

어른들은 6시에 모여 칵테일을 마셨다. 아니, 어쩌면 5시에 더 가까웠는지도 모르겠다. 그런 다음, 모래언덕이 날아가 버린 뒤 집을 지탱하기 위해 지은 아래층 주방에서 이모랑 외숙모들이 저녁을 준비했다. 저녁 식사를 마치자 남자 어른들이 호숫가에 모닥불을 피웠고, 우리 아이들은 부딪치는 파도 소리를 들으며, 잠자리에 들어야 할 때까지 마시멜로를 굽고 또 구웠다. 이것은 아름다운 어린 시절의 어느 하루로, 여러 해 동안 내 기억 속을 맴돌았는데, 그러다가 문득 그날의 진정한 의미를 깨닫게 되었다.

겉보기에는 거의 세대가 다른 분들처럼 보이긴 하지만, 레너드 외할아버지는 에머슨 큰외할아버지보다 겨우 17개월이 어릴 뿐으로, 두 분이 태어나신 1914~15년 무렵의 올곧은 중서부 프로테스탄트들 사이에서는 자칫 수치스럽게 여겨질 수도 있는 적은 나이 차이다. 두 분은 같은 유전자를 물려받고 태어나 똑같이 길러진 쌍둥이나 진배없다. 두 분은 어른이 되어서도 내내 무척 가깝게 지내셨다. 하지만 두 분의 운명은 그렇게 다를 수가 없었다.

아직도 그 이미지가 내 머릿속을 떠나지 않는다. 얼마 어리지도 않은 동생이 큰 파도를 타고 넘는 동안 현관 앞 흔들의자에 앉아 있던 에머슨 큰외할아버지의 모습 말이다. 그날로부터 얼마 지나지 않아 에머슨 큰외할아버지는 알츠하이머병의 징후를 보이기 시작하셨고, 결국 그 병으로 정신이 파괴되어 얼마 후 어느 요양소에서 74세를 일기로 돌아가시고 말았다. 한편, 우리 외할아버지의 은퇴 계획은 샌디에이고 북쪽의 산 속에 있는 작은 감귤 과수원을 사서, 70대를 넘길 때까지 이주민 일꾼들과 함께 일하는 것이었다. 86세의 나이에 사소한 감염으로 돌아가시기 전까지 외할아버지는 여전히 더욱더 강건해지고 계셨다.

두 형제의 운명이 이렇게 갈린 것은 적어도 부분적으로는, 뜻밖의 어떤 요소의 결과다. 바로 종교다. 외증조할아버지와 마찬가지로 에머슨 큰외할아버지와 큰외할머니도 크리스천 사이언스의 열렬한 신자셨다. 이 종파는 명칭부터가 잘못되었는데, 왜냐하면 이 종파의 신자들은 인간의 질병은 기도로 치유될 수 있다고 믿어서 과학적 의료를 사실상 거부하기 때문이다. 그래서 이들은 어떤 일이 있어도 거의 병원에 가지 않는다. 그래서 결국 에머슨 큰외할아버지는 자동차 파괴 경기에 참가한 캐딜락처럼 생물학적 피해를 몸 안에 쌓아만 가셨던 것이다. 잇달아 발생한 피부암의 치료를 거부하시는 바람에 왼쪽 귀를 잃어 콜리플라워처럼 일그러진 모습만 남게 되었다. 나중에 그분은 일련의 가벼운 뇌졸중을 앓으셨는데, 그 역시도 그대로 방치하셨다. 항생제만 쓰면 깨끗이 나을 감염증상에 매번 항생제를 쓰지 않으신 것도 그분께는 큰 타격이 되었다.

우리 외할아버지께서는 외할머니의 고집으로 크리스천 사이언스에 대한 신앙을 일찌감치 접으셨고, 종교처럼 변함없이 지키신 것이 있다면 그것은 바로 매일 칵테일 마시는 시간을 어김없이 지키는 것뿐이었다. 매일 정확히 6시에 얼음을 넣은 스카치위스키 혼합 음료를 드셨던 것이다. 외할아버지는 현대식 의료 진료를 이용하셨고, 덕분에 감염성 질병들과 심지어 심장병, 암도 물리치실 수 있었다. 그에 못지않게 중요했던 것이, 1957년에 담배를 끊으시고(큰외할아버지는 금연에 실패했다), 열정적이고 종종 야심만만하기까지 한 정원 가꾸기라는 형태로 매일 운동을 하셨다. 매일 칵테일을 드시기 전에 정원 일을 하셨던 것이다. 그 결과 외할아버지는 형보다 오래 장수하셨을 뿐 아니라, 형보다 훨씬 더 오래 건강하게 사실 수 있었다.

오늘날 공공보건 전문가들은 이것을 가리켜 '건강수명healthspan'이라고 부른다. 한 사람이 건강하게 사는 기간을 이르는 것인데, 이 책에서 중요하게 다루는 개념이 될 것이다. 우리 외할아버지의 수명은 형보다 14년밖에 길지 않았지만, 건강수명은 최소한 30년은 더 길었다. 만약 내가 제대로 썼다면, 이 책을 읽고 여러분은 어떻게 하면 불행한 그분의 형보다는 우리 외할아버지처럼 오래오래 건강하게 살 수 있는지 알 수 있을 것이다.

몇십 년 뒤, 또 한번의 완벽한 어느 여름날에 또다시 나는 어느덧 '방주'의 현관 앞에 앉아 있었다. 이곳에 온 것도 정말 오래간만이었다. 외할아버지 세대 분들은 모두 세상을 떠나시고, 집은 이미 먼 사촌에게 팔린 상태였다. 우리는 이제 그곳에 자주 가지 않아, 이번 방문도 정말 어쩌다 한 번, 가장 행복한 어린 시절의 추억이 어린 곳을 찾아온 것이었다. 이제 나는 40대 초반으로 접어들었고, 자연히 나이 들어가는 것의 우울함을 느끼고 있었다.

그렇게 된 것은 얼마간은 사려 깊은 내 직장 동료들 덕분이기도 했다. 그들은 내 40세 생일 때 촛불 한 개로 장식된 케이크를 선물했다. 마치 묘비처럼 생긴 케이크에는 이런 문구가 씌어 있었다.

청춘의
명복을 빕니다

눈물 나게 고마웠다. 하지만 얼마간은 잔인한 진실이기도 했다. 내가 사회생활에 뛰어든 이후로 내내 몸담고 있던 미디어 업계에서는 40세는 실제로 늙은이 취급을 받는다. 실제로는 늙지 않았더라도—**늙은 것과는 거리가 멀다 해도**—우리 문화는 아랑곳없이 당신에게 중년이라는 딱지를 붙인다. 인구통계학적으로 달갑지 않은 연령이라는 것이다. 경력상으로도 한물간 나이다. 심지어 아직도 2G폰을 쓰고 있을지도 모른다. 우리 어머니께서도 내게 이런 말씀을 하셨다. "한창 나이는 아니잖니."

어머니께서 제대로 짚으셨다. 나는 내부에서 무엇인가가 변하고 있는 것을 알 수 있었다. 대학 때부터 운동은 곧잘 했는데, 최근 들어 체형을 유지하기가 훨씬 더 어려워진 것을 깨달았다. 단 며칠만 달리기나 자전거 타기를 안 하거나 체육관에 가지 않아도 마치 몇 주는 소파에서 뒹굴뒹굴한 것처럼 근육이 젤리처럼 말랑말랑해졌다. 마침내 밖으로 나와 조깅을 시작하면, 이제 막 처지기 시작한 가슴이 출렁이는 것을 느낄 수 있었다.

숙취는 며칠을 가는 것 같았고, 지갑이랑 열쇠들은 숨바꼭질을 하기로 작정한 듯싶었다. 로맨틱한 촛불 옆에서 레스토랑 메뉴를 읽는 일 따위는 물 건너간 지 오래다. 도대체 한순간도 피곤하지 않은 때가 없는 것 같았다. 몇몇 친구들이 벌써 암으로 세상을 떠났거나 오늘 내일하고 있었다. 멍하니 있을 때는 중년의 회한에 사로잡혀, 내 절정기는 이미 지나갔고 이제는 신이 시계만 바라보고 있다고 생각할 때가 점점 더 많아졌다. 일부 과학자들은 중년의 우울증은 우리가 일종의 생물학적 '변곡점'에 도달해, 노화의 폐해가 우리 신체와 정신의 자가 치유 능력을 넘어서기 시작한 사실을 반영한다고 생각한다.

43세 무렵에 신체검사를 받으러 갔을 때, 나는 영문을 알 수 없이 체중이 7킬로그램이나 불고, 콜레스테롤 수치는 거의 초콜릿 우유의 콜레스테롤 수치와 비슷해졌다는 것을 알게 되었다. 처음으로 술배가 나오기 시작했는데, 맥주를 좋아하니 놀랄 일도 아니라 할 수도 있었지만, 그래도 기분이 영 좋지 않았다. 이 모든 것을 의사는 '정상적인 노화' 탓으로 돌렸다. 의사는 그 말을 하면서, 마치 전혀 걱정할 일이 아니며 무슨 조치를 취할 이유도 없다는 것처럼 미소를 지었다. 달리 할 것이 없다고 그녀는 어깨를 으쓱하며 말했다.

정말 그럴까? 나는 좀 더 알고 싶어졌다. 이를테면, 노화를 멈출 수는 없을까? 아니면 최소한 속도를 늦출 수는 없을까? 약간만이라도? 제발 어떻게 안 될까?

노화의 '치료법', 죽음을 물리치는 법을 찾는 것은 말 그대로 우리가 우리의 꿈을 글로 적기 시작한 이래로 인류가 꾸어온 꿈이었다. 현존하는 최고最古의 위대한 문학작품으로, 거의 4천 년 전의 작품인 『길가메시 서사시』는 어느 정도는 영생의 묘약을 찾아 나선 한 인간의 일대기이기도 하다. (스포일러가 있습니다.) 그는 실제로 가시나무 형태의 그 묘약을 발견해서 바다 밑바닥에서 되찾아오지만, 뱀에게 도둑맞고 만다. 영웅 길가메시는 이런 말을 듣는다. "신들이 인간을 창조했을 때, 그들은 인간에게 죽음을 할당했소. 하지만 생명은 신들 자신이 맡아 두었지."

젊음을 유지하는 것, 또는 최소한 젊은 외모를 유지하는 것에 우리는 무척 신경을 쓴다. 알려진 것 중 가장 오래된 의학 문서는 기원전 2500년경에 작성된 이집트의 파피루스로, "늙은이를 젊은이로 탈바꿈시키는 비법"이 적혀 있다. 불행히도 그 비법이란 것은 과일과 진흙을 이용한 얼굴 크림 제조법으로 밝혀졌는데, 아마도 지난해 미국인들이 천문학적인 액수의 돈을 갖다 바친 석류, 멜론, 우유 혼합 성분의 '노화 방지' 크림과 그리 다르지 않을 것이다. 내가 가장 즐겨 쓰는 것은 해초를 기초 성분으로 한 '크렘드라메Crème de la Mer'라는 이름의 묘약인데, 500그램에 1,000달러의 가격에 판매되고 있다. 윌 부캐넌이라는 영국의 화장품 화학자는 이 묘약의 실제 재료비가 약 50달러라고 밝혔다.

『길가메시』가 쓰인 당시에는 상대적으로 소수의 사람들만이 충분히 오래 살다가(또는 충분히 잘 살다가) 노령으로 사망했다. 기대수명은 25세 전후를 맴돌았으며, 그런 상태가 4천 년 동안 계속되었다. 여러분이 이 책을 읽고 있는 오늘, 1만 명의 베이비붐 세대 사람들이 65세 생일을 축하할 것이다. 내일은 또 다른 1만 명이 지미 버핏 노래를 크게 틀어 놓고 '노령'의 루비콘 강을 건널 것이고, 그다음 날도, 또 그다음 날도, 그렇게 20년 동안 같은 일이 반복될 것이다. 이런 추세라면 2060년이 되기 전에 생일용 초가 동이 날 것이고, 65세 이상의 미국인 수는 2배로 증가한 9,200만 명이 되어 미국 전체 인구의 20퍼센트를 차지할 것이다. 비교를 해보자면, 현재 플로리다 주에서 65세 이상 인구가 전체의 17퍼센트를 차지하고 있다.

지구 전체가 플로리다 주처럼 되는 중이다. 지금 지구에는 역사상 그 어느 때보다도 많은 노인 인구가 존재하며, 심지어 한자녀 정책으로 놀랄 만큼 짧은 기간에 인구 균형이 왜곡된 중국 같은 '개발도상국'들도 최근 같은 경향을 보인다. 인류 역사의 대부분의 기간 동안, 인간의 연령 분포는 피라미드 형태를 띠어, 아랫부분의 젊은이들이 다수를 차지하고 꼭대기로 올라갈수록 나이 많은 사람들이 점점 줄어드는 양상을 보였다. 오늘날에는 수명이 늘어나고 출생률이 줄어들면서, 윗부분의 노인층이 많아져 인구분포는 피라미드보다는 버섯 형태를 띠게 되었다. 「니케이」신문에 따르면, 일본에서는 곧 아기용 기저귀보다 노인용 기저귀의 판매량이 더 많아질 것이라고 한다. 이전 세대가 결핵이나 소아마비, 전염병에 무릎을 꿇었던 것과는 달리, 이 '신노년층'은 심장병, 암, 당뇨, 알츠하이머병—**노인병 묵시록의 네 기수**—으로 사망할 것이다.

이 만성 질환들은 피할 수 없는 것으로 보일 정도로 일반적이 되었다. 현재 65세 이상의 미국인 5명 가운데 4명이 하나나 그 이상의 장기적 질환—**고콜레스테롤, 고혈압, 당뇨병, 그 외 잡다한 불편사항들**—으로 약물 치료를 받는다. 갈수록 더 우리는 노년에 약에 의지해 살게 되는데, 그것은 곧 인생 후반기의 수십 년을 환자로, 다시 말해 아픈 사람으로 살 가능성이 크다는 소리다. 공공보건 전문가들은 이 시기를 우리가 인생에서 만성 질환을 앓는 시기라 해서 이환기罹患期라고 부른다. 현재로서는 대부분의 사람들에게 인생 후반부가 기본적으로 이런 시기인데, 생각만 해도 끔찍한 일이 아닐 수 없다. 훨씬 더 끔찍한 것은, 나이 들어가는 베이비붐 세대가 약이며, 무릎 관절 교체 수술이며, 심장 판막 치환 수술이며에 얼마나 많은 돈을 쏟아부어야 할지, 그리고 그들 중 많은 이들이 그러고도 몸 상태가 얼마나 안 좋을지이다.

인간에게 길가메시의 마법의 꽃이 필요할 때가 있다면, 지금이 바로 그때다.

몽테뉴가 말했듯이, 노화의 진정한 잔혹성은 그로 인해 노인이 죽는다는 데 있는 것이 아니라, 젊은이가 자신의 젊음을 빼앗긴다는 데 있다. 이것은 어마어마한 상실이라고 몽테뉴는 썼다. 유일한 자비는 그것이 거의 알아차리지 못할 정도로 서서히 진행된다는 것뿐이다. 그럼에도 불구하고, 자연은 "한 걸음 한 걸음 우리를 그 비참한 상태로 몰고 가서 …… 우리 안에서 젊음이 죽어 버릴 때도 우리는 그 타격을 감지하지 못하지만, 그것이야말로 점점 쇠약해지던 육체의 마지막 소멸보다도, 늙어 죽는 것보다도 진정 더 참혹한 죽음이다"라고 그는 썼다.

비록 베이비붐 시대의 막차(1964년)를 3년 차이로 놓치긴 했지만, 자신들은 어떻게든 결코 늙지 않을 것이라는 그들 세대의 엄청난 망상을 나도 품고 있었다. 늙는다는 것은 다른 사람들, 우리 부모님이나 조부모님한테나 일어나는 일이고, 우리는 해당이 없는 줄 알았다. 물론 이제는 그런 착각을 하지 않지만, 늙는다는 것이 마침내 내게 현실로 다가온 것은 우리 부모님이 70대가 되셔서도 아니고, 심지어 내 자신이 조만간 중년이라는 사각의 링 위에 오르게 되어서도 아니었다. 내가 그것을 절감하게 된 것은 우리 집 개들에게 일어난 일 때문이었다.

우리 집에는 어린이 책의 고전 『나의 올드 댄, 나의 리틀 앤 *Where the Red Fern Grows*』에도 등장하는 남부 혈통의 레드본 쿤하운드 잡종 한 쌍이 있었다. 테오는 강아지 때부터 길렀고 리지는 아주 어릴 때 우리 집에 데려왔는데, 이제는 두 녀석 다 견공 세계에서는 어르신 축에 들게 되었다. 재미있는 것은, 테오는 강아지 때 모습을 어느 정도 유지한 데 반해, 리지는 7살 때인가 8살 때인가부터 주둥이 부분이 허옇게 쇠더니, 다리가 뻣뻣해져 번정다리로 걷기 시작했다. 길을 가다가 우리와 마주치면 사람들은 리지가 얼마나 자존심이 센지 모르고 이렇게 물었다.

"이 녀석이 어미인가 보네요?"

그럴 리가. 두 녀석은 한 배에서 난 남매지간이다. 하지만 둘은 너무도 달라 보여서, 마치 우리 외할아버지와 에머슨 큰외할아버지를 다시 보는 것 같았다. 한쪽이 훨씬 나이 들어 보이지만 실은 같은 나이였으니 말이다. 다만 개들 쪽은 크리스천 사이언스 같은 분명한 이유를 찾을 수가 없었다. 기본적으로 유전자도 동일하고, 어릴 때부터 밥도 같은 것을 먹었고 산책도 똑같이 했다. 우리 외할아버지와 큰외할아버지와 마찬가지로 두 녀석도 그렇게 비슷할 수가 없었지만, 그렇게 다를 수도 없었다.

모든 이가 사람들의 노화 속도가 서로 얼마나 다른지에 주목해 왔다. 동창회에 나가 보면, 어떤 친구는 그 시절 자기 부모님 같은 모습이 되어 나타나는데, 또 어떤 친구들은 방학이 끝나서 다시 학교에 나온 것 같다. 어째서 이런 차이가 생긴 것일까? 대부분의 사람들이 생각하는 것처럼 그저 '좋은 유전자' 때문일까? 아니면 몸에 좋은 음식을 먹거나 수분 크림을 바르는 것처럼 우리가 조절할 수 있는 어떤 것 때문일까? 이 굉장한 질문—**왜 어떤 사람은 다른 사람들보다 노화의 속도가 더딘가?**—에 대한 답을 찾는 것이 이 책의 핵심 임무가 될 것이다.

테오와 리지가 그렇게 된 것을 나는 우연 탓으로 돌렸다. 실제로 과학자들은 노화에서 우연이 중요한 역할을 한다고 믿는다. 하지만 실은 그렇지가 않았고, 겉모습만으로 판단해서 될 일이 아니었다는 것이 밝혀졌다. 10월의 어느 일요일, 자전거 타기를 하고 집에 돌아와 보니, 테오가 잔뜩 흥분해서 현관 앞에서 기다리고 있었다. 녀석은 젊을 때는 내 옆에서 함께 달리는 것을 무척 좋아했고, 12살이 다 된 지금도 마을 둘레를 빠른 걸음으로 걷고 싶어 안달을 했다. 그래서 나는 문을 열어 주었고, 녀석은 보통 걸음으로 나와 함께 동네를 한 바퀴, 두 바퀴, 세 바퀴를 돌았다. 그래도 지친 기색이 없어 얼마든지 더 산책할 수 있을 것 같아 보였다. 그래서 나흘 뒤 녀석을 수의사에게 데려갔다가 암이라는 판정을 받은 것은 정말이지 충격이 아닐 수 없었다.

우리 도시의 수의사는 트레이시 세인이라는 마음씨 좋은 남자로, 맨해튼에 고립된 시골 소년 같은 사람이었는데, 우리 개 두 마리를 볼 때마다 약간은 탐나는 듯한 눈빛으로 "정말 멋진 개들이에요" 같은 말을 했다. 나는 조그맣게 자라난 살을 제거하기 위해 테오를 병원에 데려갔는데, 분명 별일은 아닐 것이라고 생각했다. 수술을 하려면 마취를 해야 했기 때문에, 세인 선생은 청진기를 끼고 테오의 심장 소리를 체크했다. 테오의 가슴에 청진기를 대고 있던 그의 표정이 어두워졌다. "심장 잡음이 좀 있군요." 의사가 말했다.

잡음이 있다는 것은 곧 테오의 심장이 커지고 약해졌다는 것을 뜻했다. 사람에게도 그런 일이 일어나며, 노화의 가장 일반적인 신호 가운데 하나다. 그리고 보통은 다른 어딘가에 문제가 있다는 것을 의미했다. 가슴 엑스레이를 찍어 보자 무엇이 문제인지가 드러났다. 비장과 간이 위치한 자리에 대략 장난감 미식축구 공 크기만 한 커다란 형체가 희미하게 찍혀 있었다. "문제가", 세인 선생이 말했다, "좀 심각하네요". 그는 그것을 '비장 덩어리'라고 불렀는데, '종양'을 돌려 말한 것이었다. 안전하게 제거만 할 수 있다면 들어낼 필요가 있다고 그는 말했다. 우리는 월요일 이른 아침으로 수술 약속을 잡았다. "테오한테는 험난한 길이 될 겁니다." 그는 침울한 표정으로 그렇게 일러 주었다.

주말 내내 내 여자친구 엘리자베스와 나는 테오와 녀석의 종양에 대해서는 생각하지 않으려고 애썼다. 뉴스에서는 온통 조만간 우리 도시를 덮칠 예정인 샌디라는 이름의 허리케인 이야기뿐이었다. 지금까지 뉴욕을 강타한 폭풍 중 가장 강력한 것 중 하나가 될 것이라고 했다. 토요일에 우리는 이웃에 있는 농산물 가게까지 걸어갔는데, 그곳에서 테오와 리지는 자기들이 가장 좋아하는 판매대로 우리를 끌어당겼다. 거기서는 칠면조 소시지를 판매하면서 개들에게 공짜로 시식을 하게 해주었던 것이다. 집에 돌아와서 우리는 소파에 바싹 달라붙어 앉아 텔레비전으로 거대한 여객선 바운티 호가 노스캐롤라이나 앞바다에서 침몰하는 광경을 지켜보았다. 샌디가 다가오고 있었다.

일요일에 우리는 폭풍을 맞을 준비를 하며, 신문을 읽고 커피를 마시다가 나중에는 와인으로 바꾸었다. 저녁 식사를 마친 뒤 우리는 개들을 데리고 마지막으로 산책을 하려 했는데, 테오가 나가려 하지 않았다. 전에 없던 일은 아니었다. 테오는 폭풍을 싫어했고, 밖에 나가 비를 맞으며 소변을 보기보다는 몇 시간 동안 참는 쪽을 택하곤 했다. 워낙에 고집이 센 녀석이어서 억지로 끌고 나갈 수는 없었다. 나는 자기 침대에 누워 있는 테오의 등을 아래위로 쓰다듬으며 일종의 개 마사지를 해주어 녀석을 진정시키려고 했다. 하지만 녀석은 궂은 날씨만큼 끔찍한 것도 없다고 생각하는 모양이었다. 우리는 다음 날 아침, 폭풍이 지나간 뒤 수술을 위해 녀석을 병원에 데려가려 했다. 3주만 더 있으면 녀석의 열두 살 생일이었다.

하지만 테오에게는 나름의 계획들이 있었고, 수술은 거기에 포함되어 있지 않았다. 동 트기 전, 우리는 테오가 자기 침대 옆에 누워 있는 것을 발견했다. 입술만 빼고 몸은 아직 따뜻했다. 나는 녀석의 눈을 감겨 주고, 엘리자베스는 담요로 몸을 감싸 주었다. 그리고 우리는 함께 울었다.

테오가 세상을 떠나고 몇 주 동안에, 아버지가 돌아가셨을 때보다 기르던 개가 죽었을 때 더 슬피 울었다고 털어놓은 친구가 몇 있었다. 그 친구들이 아버지를 덜 사랑해서 그런 것이 아니다(적어도 순전히 그래서 그런 것은 아니다). 하지만 우리 부모님은 천천히 나이 들어가시고, 그래서 우리는 어느 정도 마음의 준비를 한다. 애완동물들의 짧은 수명과 좀처럼 받아들이기 힘든 빠른 죽음에는 무엇인가가 있다. 우리의 존재라는 것이 덧없기 그지없다는 것을 너무도 강력히 일깨워 주는 것이다. 테오와 함께 사는 동안, 나는 서른을 갓 넘은 아직 파릇한 젊은이에서 쉰을 바라보는, 이제는 더 이상 젊지 않은 나이가 되었다.

노화에 대한 책을 쓸 만큼 나이를 먹은 것이다.

나는 사실상 살아 있는 모든 것에 영향을 미치는, 보편적이면서도 여전히 미지의 영역으로 남아 있는 이 노화라는 과정에 대해 모든 것을 알고 싶었다. 직업이 저널리스트인 만큼, 나는 리포트 형식의 조사로 이 문제에 접근해, 증거를 찾을 수 있는 곳이면 어디라도 발 빠르게 쫓아가기로 마음먹었다. 모든 연구들을 뒤적이고 노화에 관한 책은 닥치는 대로 다 읽을 생각이었다. 쥐꼬리만 한 연구비로 엄밀한 과학적 연구를 진행하는 실험실들을 기웃거려 보고, 이 분야의 전문가와 선구자들을 찾아내려 했다. 하지만 동시에 현재의 정설이나 유행에는 아랑곳하지 않고 새로운 통찰을 밀고 나갈 용기를 지닌 이단아들, 과학계의 반항아들 역시 찾아다니고자 했다. 또한 우리의 귀감이 될 만한 연장자들도 찾아다녔다. 그중에는 70대의 나이에 장대높이뛰기를 하는 사람들도 있었고, 80대의 사상적 지도자들도 있었으며, 심지어 100세가 넘는 나이에 주식 투자에 성공한 사람들도 있었다.

나는 궁금한 것이 많았다. 시간은 어떻게 우리를 탈바꿈시키는가? 중년에 접어들고, 또 그 이후로 계속 나이 들면서 내게는 어떤 일이 일어나게 되는가? 40대 중반의 내 자아는 10대 때의 내 자아와 어떻게 다를까? 40대에서 70대 사이에는 무엇이 변하게 되는가? 이와 관련해서, 12살짜리 내 조카는 '어린데', 왜 12살 된 내 개는 늙어 버렸는가? 내가 아는 모든 이들에게 영향을 미치는 노화라는 이 보이지 않는 힘의 정체는 무엇인가? 이 책을 읽고 있는 모든 사람들에게, 아니 지금껏 살았던 모든 사람들에게 영향을 끼치는 바로 그 힘 말이다.

더 중요한 질문이 있었다. 노화란 어느 정도까지 우리가 통제할 수 있고, 어느 정도가 운명이나 우연에 의해 결정되는 것일까? 내 동기는 개인적인 것이었다. 솔직히 말해서, 젊음이나 젊음의 특성들을 잃고 싶지가 않았다. 나는 우리 외할아버지처럼 노년에도 파도 속으로 뛰어들고, 과일나무를 직접 가지치기하고 싶었다. 불쌍한 에머슨 큰외할아버지처럼 안락의자에 꼼짝 않고 앉아 있는 것이 아니라 말이다.

조사 초기에는 우울한 증거들만 잔뜩 나오면 어쩌나 걱정을 했지만, 결국 결코 그렇지 않다는 것이 밝혀졌다. 과학자들은 노화가 우리가 생각하던 것보다 훨씬 더 외부의 영향을 많이 받는다는 것을 발견하는 중이다. 다시 말해, 사실상 조종이 가능하다는 것이다. 여러분은 여러분 할아버지와 같은(내 경우에는 큰외할아버지와 같은) 노년을 보낼 필요가 없다. 얼마나 잘 나이 드는가는 적어도 부분적으로는 여러분이 어떻게 하는가에 달려 있다. 노년의 대표적인 질병 중 두 가지—**심혈관 질환**

과 당뇨병—는 대개 피할 수 있으며, 심지어 어떤 경우에는 원상회복될 수도 있다. 세 번째 질병인 무시무시한 알츠하이머병은 50퍼센트까지 예방이 가능할 수 있다.

우리 개들에게 일어난 일은, 장수란 의사를 찾아가 매주 얼굴 손질을 받고 안 받고의 문제 이상의 것이라는 사실을 내게 가르쳐 주었다. 수수께끼는 그것보다 훨씬 더 심원하다. 하지만 정말로 멋지고 놀라운 것은, 노화의 많은 측면들이 세포 차원에서 조절 가능하고, 심지어 지연될 수도 있다는 사실이다. 과학은 우리 세포 깊은 곳에 숨겨진 장수 촉진의 비밀의 길과 메커니즘을 발견했으며, 이를 이용해 노화의 일부 효과들을 물리치거나 둔화시킬 수도 있을 것이다. 그 길로 통하는 문을 여는 법만 알아낼 수 있다면 말이다. 진화상의 이 길들 중 일부는 태곳적부터 있던 것이어서, 미세한 벌레나 심지어 효모균 같은 가장 단순한 생명 형태들에서도 찾아볼 수 있다. 다른 것들은 게놈 서열의 엄청난 힘을 통해 이제 겨우 알아내기 시작한 상태다.

이미 우리는 어떤 유전자들은 극단적인 장수나 건강함과 연관이 있는 듯하다는 것을 알며, 수백 개의 그와 같은 유전자들이 조만간 더 발견될 예정이다. 심지어 그중 일부는 이미 연구 진행 중인 합성 약물로 활성화나 복제가 가능할지도 모른다. 하지만 모든 것이 그림의 떡은 아니다. 그저 나가서 잠깐 조깅을 하거나, 한두 끼를 건너뛰는 것만으로도 우리 생체에 내장된 주요 장수 촉진 메커니즘이 지금 당장 활성화될 수 있다. 알고 보면 약간의 지식과 예방으로 여생을 맨몸 서핑을 즐기며 사느냐, 아니면 현관 앞 안락의자에 앉아 보내느냐가 결정될 수도 있다.

Chapter 2

노화의 시대

수명에 한계가 있을까?

우리의 연수가 칠십이요 강건하면 팔십이라도, 그 연수의 자랑은 수고와 슬픔뿐이요, 빠르게 지나가니, 마치 날아가는 것 같습니다.

–「시편」 90장 10절

에머슨 큰외할아버지와 레너드 외할아버지의 너무도 다른 운명은, 지난 세기에 벌어진 인간 수명의 엄청난 증가를 반영하고 있다. 에머슨 큰외할아버지는 크리스천 사이언스가 생겨난 19세기 말 사람과 같은 삶을 사셨다. 즉 짧고 화려한 청춘을 보낸 뒤 중년 나이 때부터 오래고 고통스러운 쇠락의 길을 걸으셨던 것이다. 솔직히 말해, 일흔을 넘기신 것만 해도 약간 놀라울 정도다. 반면 우리 외할아버지는 그야말로 20세기 사람이라 할 수 있다. 전향적인 사고와 과학 정신으로 외할아버지는 현대 의학의 혜택을 최대한 활용하셨다. 외할아버지가 형보다 훨씬 오랫동안, 건강하게 산 것은 놀랄 일도 아니다.

하지만 두 분 다, 심지어 에머슨 큰외할아버지조차도 태어날 때 예상되었던 기대수명을 훨씬 넘어서까지 사셨다. 두 분이 태어난 1914~15년에는 일반적인 백인 미국인 남성이 이 세상에서 살다 가는 기간이 약 52년이었다. 당시 미국인의 주 사망 요인은 지금과 마찬가지로 심장병이었다. 항생제의 출현 덕분에 폐결핵과 폐렴을 막 제치고 선두에 올라섰던 것이다. 1918년의 독감 유행 기간에는 잠깐 인플루엔자가 순위의 맨 위에 오르기도 했지만, 역사상 처음으로 다른 원인보다 노화로 사망하는 사람의 수가 많아졌다. 노화의 시대가 시작된 것이다.

세계보건기구에 따르면, 오늘날 미국인 남성들은 기대수명이 약 77세에 이르며, 여성의 경우는 거기에 덤으로 5년을 더하면 된다. 하지만 전 세계적으로 보면 이 정도로는 명함도 내밀지 못한다. 미국은 일인당 의료비는 훨씬 더 많이 지출하는데도 코스타리카, 포르투갈, 레바논에 뒤처진 세계 32위에 불과하다. 게다가 순위는 계속 떨어지고 있다. 미국 인구 중 일부 하위집단에서는 이미 기대수명 감소가 시작되었는지도 모른다. 반면 일부 추정치에 따르면, 올해 태어난 전체 독일 아이들 가운데 절반이 살아서 105세 생일을 맞이할 것으로 예상된다.

이와 같은 장수 인구의 폭발적 증가는 인류 역사상 유례없는 일이다. 이따금씩 옛 공동묘지를 거닐며 묘비에 새겨진 생몰연도를 읽어 보라. 유아와 어린아이들, 아이를 낳다가 세상을 떠난 젊은 여인들의 비극적 기록들이 넘쳐 날 것이며, 좀 더 운이 좋은 남성들은 대개 40대까지 살았을 것이고, 아주 특별한 몇몇 사람들만이 70대—**성경에서 말하는 60하고 10년**—를 넘겼을 것이다. 옛날에도 아주 오래 사는 것이 가능했다. 1621년 매사추세츠에서 태어난 최초의 영국인 아이는 부모님이 메이플라워 호를 타고 미국으로 건너온 엘리자베스 올든 파보디라는 여성인데(그런데 이분이—**세상에나!**—내 조상이시다) 거의 한 세기를 살다가 1717년에 96세를 일기로 사망했다. 당시, 특히 매사추세츠 만 식민지의 바위투성이 지역에서는 나이 드는 것은 고통이 아니라 하나의 성취였다. 몽테뉴가 “노령으로 죽는 것은 드물고도 특별하고, 기이하며, 따라서 그 어떤 죽음보다도 훨씬 덜 자연스러운 죽음이다. 그것은 최후의 가장 극단적인 종류의 죽음이다”라고 말했듯이 말이다.

1800년대 중반에 도시 하수로와 현대 의학에 가까운 의학이 등장하면서 사정이 달라지기 시작했다. 의사들이 손을 씻는 관례가 널리 퍼지면서 그것만으로도 사망률이 엄청나게 줄어들었다. 예를 들어 1881년에 제임스 가필드 대통령은 암살자가 쏜 총탄 때문이 아니라, 의사들이 더러운 손으로 상처를 치료하는 바람에 생긴 심각한 감염 때문에 사망했다. 아이를 낳다가 사망하는 일은 한때 흔하디흔했지만 마취술과 항생제, 제왕절개술의 기적 덕분에 점점 드물어졌는데, 이런 것들이 없었다면 4.3킬로그램짜리 우량아를 낳다가 생긴 외상으로 우리 어머니도 나도 틀림없이 목숨을 잃었을 것이다. 깨끗한 물을 더 쉽게 사용할 수 있게 되고(또한 미처리 하수는 주거 환경에서 더 멀어지고), 의학이 감염질환 치료에서 진보를 이루고, 유아 사망률이 급격히 떨어지면서, 기대수명은 가파르게 상승했다. 그리고 그 어느 때보다 많은 사람들이 노화라고 불리는 기이하고도 불가해한 자연현상을 경험하게 되었다.

런던의 웨스트민스터 사원을 이리저리 둘러볼 기회가 생긴다면, 남쪽 익랑에 있는 다소 특이하게 생긴 대리석 묘비를 보게 될 수도 있다. 그곳은 토머스 파라는 사람이 영면을 취하고 있는 곳으로, 묘비명에 따르면 10명의 왕의 치세 기간을 거치며 152년을 살았다고 한다. 오자가 난 것이 아니다. 파는 슈롭셔의 시골 지역에 살던 노동자로, 한 세기를 훨씬 넘게 살았다고 주장해 유명해졌다. 과연 그는 상당히 늙어 보였고, 122세의 나이에 아들을 보았다는 소문도 있었다. 어떤 백작이 파에 대한 이야기를 듣고 1635년에 그를 찰스 1세의 궁전으로 초대했는데, 그곳에서 파는 잠깐 동안 유명인사가 되어 다른 사람도 아닌 루벤스가 그의 초상화를 그리기도 했다. 하지만 질병이 들끓는 런던과 그곳의 끔찍한 오염에 몇 주 동안 노출된 뒤 그만 세상을 떠나는 바람에, 그의 호강도 막을 내리고 말았다.

파 노인Old Parr은 역사상 가장 장수한 인간일 것이다. 그가 주장하는 나이가 약간이라도 진실에 가깝다면 말이다. 유명한 외과의사 윌리엄 하비가 부검을 실시하고 얼마 안 있어 의혹이 제기되기 시작했다. 하비는 파의 장기가 한 세기 반을 산 사람 치고는 상태가 썩 좋은 편이라고 적었다. 묘비에 적힌 나이와는 상관없이, 현대의 학자들은 '파 노인'이 실은 원조 파 노인의 손자이며, 이 명칭이 대를 이어 전해졌을 뿐이라고 믿는다. 1500년대의 슈롭셔의 출생 기록은 꽤 허점이 많은 만큼, 확실히 알 수 있는 사람이 누가 있겠는가?

좀 더 최근인 1960년대에는 소련의 코카서스 산맥 깊은 곳에 위치한 아브하지아 지역의 주민들이 보통 140세 넘게까지 산다는 주장이 제기되었다. 이들이 장수하는 것은 요거트를 항상 먹기 때문이라고 알려지면서 요거트가 엄청난 인기를 누리게 되었고, 이들의 주장이 거짓임이 밝혀진 지 이미 오래인데도 그 인기는 계속 이어지고 있다. 지난 몇 년 사이에 볼리비아나 중국의 시골 같은 곳들에서 주름이 자글자글한 사람들이 나타나 나이가 125세나 그 이상 된다고 주장하는 일이 다시 벌어졌다. 이 주름투성이 사기꾼들과 파 노인의 공통점이 하나 있다면, 이들 역시 믿을 만한 출생증명서가 없어서 이들의 주장을 검증할 수가 없다는 점이다.

문서로 확인되는 사람 중에 역사상 가장 오래 산 사람은 마담 잔 칼망이라는 평범한 프랑스 여성으로, 1875년 아를에서 태어났으며 삼촌의 화랑에서 빈센트 반 고흐를 만난 적이 있다고 한다. (그녀 생각에 그리 좋은 사람은 아니었단다.) 여든 무렵에 마담 칼망은 당시 40대 후반인 어느 변호사 친구에게 아파트를 팔았다. 프랑스에서는 통상적으로 있는 일인데, 계약에 따라 구매자는 여생 동안 그녀에게 매달 2,500프랑을 지불하고 그녀가 사망하면 아파트를 소유하기로 했다. 딱 하나 문제가 생겼는데, 이듬해에도 그 이듬해에도 또 그 이듬해에도 도무지 그녀가 세상을 떠날 기미가 보이지 않는다는 것이었다. 그녀는 100세까지 자전거를 타고 다녔고, 117세가 되어서야 담배를 끊었다. 그러고 겨우 5년을 더 살고 122세의 나이로 숨을 거두었으니, 금연은 괜한 짓이었는지도 모른다. 이때는 그 불쌍한 멍청이는 이미 세상을 떠난 뒤였다. 아파트의 실제 가치보다 2배나 되는 돈을 그녀에게 지불하고서 말이다.

그녀는 이런 말을 한 것으로 유명하다. "평생 주름이 딱 하나 생겼는데, 그냥 내버려두고 있어요."

이런 것이 수명이다. 그 이전에도 그 이후로도 마담 칼망보다 오래 산 사람은 없었다. 얘기 끝.

그런가 하면, 기대수명은 그해 태어난 아기가 얼마나 오래 살지를 생명표라 불리는 따분해 보이는 문서에 의거해 통계적으로 예상한 것이다. 여러분에게나 나나 생명표는 보고 있노라면 눈이 감기는, 임의의 숫자들이 나열된 일람표 정도로 보여서 꼭 전화번호부를 보는 것 같은 느낌이 든다. 생명표는 현재의 사망률을—**즉, 매 연령마다 개인이 사망할 수 있는 확률을**—열거한다. 예를 들어 2010년에 40세의 미국인 여성이 사망할 확률은 1000분의 1.3 또는 0.13퍼센트였는데, 60세 여성은

1000분의 6.5여서 확률이 5배가 증가했다. 가상의 아이를 설정해 이 통계표를 적용해 계산하면 이 아이의 평균 기대수명을 얻을 수 있다.

인구통계학자들은 생명표 대하기를 탈무드 떠받들 듯한다. 보험업과 은퇴 시스템이 바로 이 생명표를 기반으로 설립되어 있다. 또한 생명표는 미래를 내다볼 수 있는 일종의 창문 역할을 하기도 한다. 미국 사회보장국에서 편찬해 온라인 계산기의 기반으로 사용되고 있는 생명표에 따르면, 47세의 백인 미국인 남성(즉, 나)은 35년을 더 살 수 있다고 한다. 그렇다면 나는 82세까지 사는 셈이다. 나쁘지는 않지만, 우리 외할아버지만큼은 살지 못한다는 소리다. 그래서 나는 제2의 견해를 찾아보기로 했다. 나는 성별, 나이, 거주국에 근거해 역시 남은 기대수명을 계산해 준다고 주장하는 '살날Days of Life'이라는 앱을 (정말로) 다운로드받았다. 불행히도 그 앱에서는 고작 30년 정도라는 더 적은 시간이 내게 남은 것으로 나왔다. 그리고 그 뒤로 몇 주 동안 내 핸드폰에는 매일같이 "띵똥" 하는 알림음과 함께 "당신의 살날은 앞으로 10,832일 남았습니다 ……" 운운하는 메시지가 떴다.

말할 것도 없이 나는 그 앱을 삭제해 버렸다. 현실 세계에서 우리는 82세에 죽을지, 62세에 죽을지, 92세에 죽을지 알 수가 없다. 어쩌면 내일 오후 2시에 죽을 수도 있다. 다행인 것은, 일기예보와 마찬가지로 기대수명 예측에서도 유일하게 믿을 수 있는 것은 그것이 바뀔 수 있다는 사실이라는 점이다.

1920년대에 메트로폴리탄 생명보험사의 최고 보험계리사였던 저명한 미국의 인구통계학자 루이스 I. 더블린은 인간의 평균 기대수명은 정확히 64.75세에 정점에 이른다고 선언했는데, 우연히도 1933년의 사회보장법에서 지정한 공식 퇴직연령인 65세에서 딱 3개월 모자라는 수치였다. 당시에는 일반적인 65세 사람은 노인네처럼 보이고, 노인네 느낌을 풍기고, 노인 냄새가 났던 것이 틀림없다. 하지만 그것은 결코 한계선이 아니었다. 더블린은 뉴질랜드 여성들의 평균 기대수명이 이미 66세를 넘었다는 소식을 듣고, 자신의 추산치를 70세까지 상향 조정했다. 하지만 이마저도 너무 낮은 것이어서, 불쌍한 우리 에머슨 큰외할아버지도 그보다는 더 사셨다.

전 세계적으로 거의 2세기 동안 기대수명은 끊임없이 높아졌다. 약 10년 전 또 다른 유명한 미국의 인구통계학자인 제임스 보펠이 출생과 사망을 놀랍도록 꼼꼼히 기록한 18세기 스웨덴으로까지 거슬러 올라가는, 역사상 알려진—**또한 믿을 만한**—모든 수명 통계를 찾을 수 있는 대로 모아 편집했다. 보펠과 공동저자 짐 외펜, 그리고 그들의 초인적인 연구팀은 이용 가능한 데이터에 의거해 해마다 사람들이 가장 오래 산 나라를—**말하자면 수명 선두주자를**—밝혀냈다. 놀랍게도 수명은 마치 JFK 공항에서 이륙하는 비행기처럼 직선의 끝없는 상승 궤도를 그리고 있었다.

보펠의 그래프가 보여 주듯, 1840년 무렵부터 시작해 세계에서 가장 수명이 긴 나라의 여성의 평균 기대수명은 10년에 약 2.4세 꼴로 꾸준히 상승했다. 또한 선두국 자리는 스웨덴에서 노르웨이, 뉴질랜드, 아이슬란드, 그리고 이제는 일본으로 주인이 몇 차례 바뀌었지만, 한 가지 사실만큼은 변하지 않았다. 4년마다 인간의 잠재적 기대수명이 1년씩 꾸준히 늘어나는 것이다. 매일 6시간씩을 더 벌고 있다고 하면 더 와 닿을지도 모른다.

"직선을 그리는 것을 보고 입이 다물어지지 않았습니다." 독일의 막스 플랑크 인구통계학 연구소의 사무실에서 보펠은 그렇게 말한다. "그

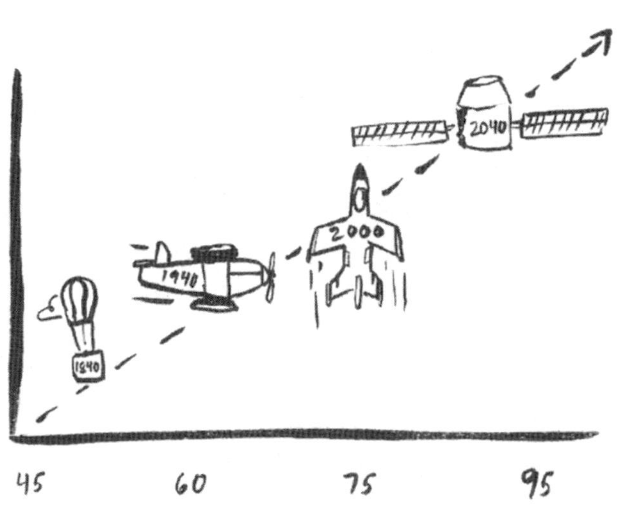

런 상태가 2세기 동안 지속되었다는 것은 정말로 놀라운 일입니다." 그뿐 아니라 이 상승선은 수명은 어느 선에 이르면 더 이상 상승하지 않을 것이라는, 다양한 UN 기구들에서 더블린과 다른 라이벌 인구통계학자들에 이르는 수많은 똑똑한 사람들의 예측 또한 여지없이 무너뜨렸다. 보펠은 자신의 연구에 '기대수명의 한계선 붕괴'라는 도발적인 제목을 달았다.

이처럼 수명이 끊임없이 늘어나는 이유를 설명해 달라고 하면, 어김없이 우리가 이미 논의했던 몇 가지 요소들이 제시된다. 즉 위생 상태가 개선되고 의학 기술이 발달한 덕분이라는 것이다. 페니실린이나 살균법, 심지어 혈압약 같은 것들 덕분에 우리는 우리 선조들을 덮쳤던 때 이른 죽음을 면하고 더 오래 살 수 있게 되었다. 또한 개발도상국들에서는 이런 변화가 여전히 진행 중이다. 세계보건기구에 따르면,

1990년 이래로 전 세계의 평균 기대수명은 6년이 증가했다고 한다.

하지만 선진국에서 나타나는 수명의 지속적인 증가는, 사실상 우리 모두가 나이 드는 방식에 영향을 미치는 훨씬 더 깊은 환경적 변화를 반영한다고 보펠은 주장한다. "1950년 이전의 기대수명 증가는 대부분 어린 연령대의 사망률이 대폭 낮아진 데 따른 것이었다." 그는 2002년 「사이언스」 지에 발표한 중요한 논문에서 그렇게 썼다. "20세기 후반기에는 65세를 넘어서까지 사는 사람들이 늘어난 것이 인간 수명 상승의 주요인이 되었다."

의료 기술의 발달이 그것을 가능하게 했다. 미국의 전 부통령 딕 체니가 여러 차례의 심장마비와 수술을 겪고도 아직 생존해 있다는 사실 자체만 해도 경이로운 일로 간주되어 마땅하다. 설령 새 심장 판막을 이식받지는 않았다 해도, 우리는 모두 심지어 50년 전에 비해서도 더 깨끗한 물, 더 깨끗한 공기, 더 나은 주거환경을 누리며 살고, 대형 전염병도 더 적다. 에머슨 큰외할아버지가 현대 의학을 완전히 거부하고서도 70대 초반까지 사실 수 있었던 것도 이런 환경 덕분이라고 할 수 있다. 큰외할아버지는 선조들보다 훨씬 더 깨끗하고 더 안전한 세상에서 사셨던 것이다. 사실 담배만 피지 않으셨다면—**크리스천 사이언스 교리 가운데 그분께서 유일하게 어기신 항목이었다**—에머슨 큰외할아버지도 거의 동생만큼 오래 사셨을는지도 모른다.

실제로, 흡연 금지가 확산된 덕분에 잠재적 발암물질인 담배 연기에 모든 사람이 덜 노출되게 되었고, 아마도 이로 인해 기대수명은 훨씬 더 늘어날 것이다(비록 마담 칼망에게는 몇 모금 빼끔거리는 것이 별로 해가 되지 않았던 것 같지만 말이다). 그 어느 때보다도 더 보호를 받는 환경 덕분에 우리는 때 이른 죽음을 면할 뿐 아니라, 지저분하고 불편한 환경에서 연기를 들이마시며 질병과 싸워야 했던 우리 선조보다 사실상 더 느리게 노화를 겪는다고 보펠은 주장한다. 그는 이렇게 말한다. "노화는 놀라울 정도로 유동적이다. 오늘날의 70대는 몇십 년 전의 60대만큼이나 건강하다. 질병과 장애도 더 나중에 겪으며, 인생 최후의 고통스러운 5년도 오늘날에는 70세가 아니라 80이나 85세에 찾아온다."

다시 말해, 이제는 늙어도 그렇게 늙은 것이 아니다. 사람들은 60에 접어들면서 벌써 노쇠해진 에머슨 큰외할아버지보다는, 70대까지 상대적으로 젊음을 유지한 우리 외할아버지와 비슷한 삶을 살고 있다. '늙었다'는 것의 경계는 전통적인 은퇴 연령에 몇 개월 모자란 64세의 나이에 쿠바에서 키웨스트까지 헤엄쳐서 바다를 건넌 다이애나 니아드 같은 사람들에 의해 계속 밀려 올라가고 있다. 그에 못지않게 놀라운 것은 그것이 그녀의 5번째 시도였다는 사실이다. "60대는 새로운 40대다"가 그녀의 주문 같은 것이었다. 그녀가 완전히 별종인 것도 아니다. 늘 나와 함께 자전거를 타는 사람들 중에 두 분은 노인 의료보험 혜택을 받는 사람들인데, 그들을 따라잡으려면 땀깨나 흘려야 한다. 하지만 험프리 보가트가 1942년에 〈카사블랑카〉에서 세상 다 산 듯한 노쇠한 모습의 릭을 연기했을 때, 그의 나이 겨우 마흔둘이었다. (도박을 못 해서 스트레스를 받아서 그랬을까?)

60대가 새로운 40대라면, 95세는 새로운 80세라고 할 수 있을 것이다. 인지 노화에 대한 덴마크의 어느 최근 연구에 따르면 오늘날의 95세 노인 집단은 바로 10년 전의 동일 집단보다 지적 능력이 훨씬 뛰어난 것으로 밝혀졌다. 보펠과 다른 사람들은 이들 노년층이 지난 세대들보다 실질적으로 더 느리게 노화를 겪는다고 믿는다. "지난 30년 사이에 뚜렷해진 사실은, 장수의 지속적 증가를 촉진하는 완전히 새롭고도 전혀 예상치 못했던 동인動因이 등장했다는 것이다." 영국 뉴캐슬 대학의 저명한 생물학자로, 85세 이상의 '초고령층' 연구를 이끌고 있는 토머스 커크우드는 이렇게 말한다. "그것은 바로 사람들이 그 어느 때보다도 양호한 상태로 그 나이에 도달한다는 사실이다."

하지만 2세기 동안 지속된 이러한 수명 증가가 계속될 수 있을까? 보펠의 그래프는 계속 상승을 이어 가게 될까?

모든 사람이 그렇게 생각하는 것은 아니며, 내로라하는 어느 전문가는 인간의 장수는 지금 잘못된 방향으로 한 걸음을 성큼 내디디려 하고 있다고 믿는다.

제이 올샨스키와 나는 시카고 교외의 그의 집 문 앞에서 만나, 차를 타고 '슈퍼도그'라는 유명한 핫도그 가게로 갔다. 시카고에서 잘하는 것이 하나 있다면, 그것은 바로 포장육 제품일 테니 말이다. 올샨스키는 핫도그를 정말 좋아한다고 털어놓았고, 비록 자주 먹지는 않지만 어디 가야 최고의 핫도그를 맛볼 수 있는지는 빠삭하게 알고 있는 듯했다. "매일 먹지만 않으면 이런 것도 괜찮아요." 주차장에 들어가는 동안 그가 나를 안심시켰다.

이런 모습은 꽤 흥미로웠는데, 그는 '건강한 생활방식' 같은 것이 궁극적으로 장수에 그리 큰 영향을 미치지 않는다고 굳게 믿는 것으로 유명했기 때문이다. 기대수명 업계에서 그는 지독한 회의론자로 통했다. 운전을 하는 내내 그는 프루덴셜 투자증권사의 광고 간판에 쓰인 "150세까지 살게 될 최초의 인물이 지금 여러분 중에 있습니다. 준비하세요"라는 문구에 대해 불평을 늘어놓았다.

"제멋대로 숫자를 갖다 붙이고 있어요." 그는 씩씩거렸다. "과학적 근거가 없다고요."

더 나쁜 것은, 만약 프루덴셜 사가 옳다면 올샨스키는 큰 내기에서 지게 된다는 것이다. 2000년에 그는 동료인 스티븐 오스태드(나중에 만나게 될 것이다)라는 진화생물학자와 내기를 했다. 오스태드는 2150년에는 150세가 넘는 사람이 이 지구상에 적어도 한 명은 있을 것이라는 데—**다시 말해, 프루덴셜 사가 옳다는 쪽에**—걸었다. 올샨스키는 말도 안 된다고 일축했다. 두 사람은 상징적으로 각자 150달러씩 판돈을 걸었다. 하지만 자기가 기민하게 그 돈을 금에 투자해서 원래 300달러이던 것이 지금은 1,200달러 이상으로 불어났다고 올샨스키는 자랑했다. 이런 추세의 이익률이 계속된다면 2150년에 이르면 판돈은 거의 10억 달러에 이를 것인데, 그는 자기 증손자들이 이 돈을 받게 될 것이라는 기대에 부풀어 있다.

올샨스키는 마담 칼망의 122세가 인간 수명의 상한선이며, 이 한계선이 우리 유전자와 어쩌면 우리의 생리 자체에 프로그래밍되어 있다고 믿는다. 그리고 이 최대치는 변하지 않았다. 그 프랑스 할머니는, 어느 쪽인가 하면, 약간 별종이라 할 수 있다. 그녀가 1997년에 사망한 이후로는 아무도 그 나이 근처에 이르지 못했다. 이 글을 쓰고 있는 지금, 세계 최고령자는 1898년생인 미사오 오카와라는 일본 여성으로 나이가 116세이며, 그 뒤를 아칸소 주의 소작인 부모 사이에서 태어난 거투르드 위버라는 아프리카계 미국인 여성이 바짝 뒤쫓고 있다. 두 사람 다 역사상 최장수자 10위 안에는 들지만, '라 칼망'에게서 왕관을 빼앗아 오기에는 역부족일 것 같다.

평균 기대수명에 관해서는 올샨스키는 세계 대부분 지역에서 85세

전후가 정점이 되지 않을까 생각한다. 그리고 몇몇 나라, 이를테면 미국 같은 경우에는 오히려 하락하기 시작할 것으로 예상한다.

하지만 보펠의 그래프는 어떻게 된 것일까?

"그건 환상입니다. 순전히 환상이에요." 그는 고기 영양소를 베어 무는 사이사이마다 으르렁거린다. 그 까닭을 그는 이렇게 설명한다. "만약 같은 방법으로 역사상에 나타나는 1마일 달리기 기록들을 모아서 추론한다면, 앞으로 200년 뒤면 사람들이 눈 깜빡할 사이에 1마일을 달릴 수 있다는 결론이 나오게 될 겁니다. 터무니없는 소리죠."

물론 그렇다. 비록 한 가지 중요한 차이점이 있기는 하지만 말이다. 그것은 바로 1마일 달리기 기록은 짧아지고 있지만 수명은 길어지고 있다는 점이다. "1마일을 0초에 뛸 수 없는 이유는 있지만, 얼마나 오래 살 수 있는지에는 한계가 없다"고 보펠은 주장한다. 그리고 수명이 언젠가는 무한해질 것이라고 주장하는 사람도 없다. (뭐, 그렇게 주장하는 사람이 사실 한 명 있는데, 그 사람도 곧 만나게 될 것이다.)

올샨스키-보펠 논쟁은 지나치게 과열되고 개인적인 감정싸움으로까지 번져서, 얼마간 두 사람은 자기도 모르게 서로에게 달려드는 일이 없도록 같은 회의에 참석하는 것을 일부러 피했다. 하지만 두 사람의 경쟁의 핵심에는 중요한 질문이 놓여 있다. 인간의 장수는 정확히 얼마나 가변적인가? 만약 한계가 있다면 그 한계는 어디인가?

올샨스키의 기본 논점은 연구해 볼 가치가 있다. "우리가 얼마나 빨리 달릴 수 있는지에 영향을 미치는 생물학적 힘들이 있으며, 우리가 얼마나 오래 살 수 있는지를 한정 짓는 생물학적 힘들도 있다"고 그는 주장한다. "그것은 타이어에 공기를 넣는 것과 같다"며 그는 또다시 사용자 친화적인 비유를 들어 말을 잇는다. "처음에 펌프질을 시작할 때는 쉽지만, 타이어에 공기가 가득 차면 펌프질은 점점 더 힘들어진다."

예를 들어 어떻게 해서 우리가 치명적인 암—**미국에서 두 번째로 큰 사망 원인이다**—의 절반을 치료할 수 있게 되었다고 해도, 평균 기대수명은 3년 조금 넘게 증가할 뿐이라고 그는 말한다. 그것이 다다. 또한 우리가 어찌어찌 해서 3대 사망 원인인 심장병, 암, 그리고 뇌졸중을 치료할 수 있게 된다 해도, 우리는 겨우 약 10년 정도를 벌 수 있을 뿐이다. 상당한 도약이긴 하지만 100세가 되기에는 아직도 모자라다. 올샨스키는 이렇게 말한다. "당신은 100세 근처에 오지 못했고, 120세는 수백, 수천 배는 더 정신 나간 소리다."

하지만 수많은 그의 동료들은 고개를 저을 것이다. 보펠부터 시작해서 말이다. 그는 자신의 유명한 그래프가 올샨스키가 예측했던 기대수명 한계치를 이미 넘어섰다는 사실을 신이 나서 지적한다. 1990년에 올샨스키는 기대수명은 곧 85세 근처에서 최고점을 찍을 것이라고 자신 있게 선언했다. 하지만 10년도 채 안 되어 일본인 여성의 기대수명은 이미 88세에 육박하고 있었다. 세계에서 가장 부유한 '국가'인 모나코의 남성과 여성은 이미 90세의 문턱을 넘어서려 하고 있다.

"이 그래프를 가능성의 극한으로 보아도 좋을 겁니다. 기대수명의 성취라는 면에서 인간이 할 수 있는 바의 극한 말입니다." 보펠은 내게 그렇게 말했다.

좋다, 극한은 그렇다 치자. 하지만 사람들이 실제로 어떻게 살고, 더 중요하게는 어떻게 죽는지 하는 것은 다른 문제다. 이것이 올샨스키의 이야기다. 어느 쪽인가 하면, 그는 선진국의 많은 지역에서 조만간 수명이 줄어들기 시작할 것이라 믿는 사람이다. 전쟁 때나 질병이 크게 유행했을 때를 빼고는 현대 역사에서 좀처럼 볼 수 없었던 일이 벌어진다는 것이다. "수명을 줄어들게 할 수 있는 일은 무척 많은데, 수명을 늘이는 것은 얘기가 다르죠." 그는 그렇게 말한다.

통계적으로 볼 때 수명을 줄이기 위한 가장 좋은 방법은 비만해지는 것이다. 올샨스키는 1980년대 초에 미국에서 시작된 땅딸막한 체형의 확산으로 이미 기대수명의 증가가 둔화되고 있다고 말한다. 인구의 3분의 1이 공식적으로 비만으로 분류되고, 또 다른 3분의 1은 체질량지수body-mass index, BMI가 25에서 30 사이인 과체중으로 분류된다. 그 결과, 미국의 전체 군郡 중 거의 절반에서 수십 년 동안 줄어들던 여성 사망률이 이미 다시 증가하기 시작했고, 특히 남동부의 시골 군들 중에 그런 지역이 많다. 미시시피와 웨스트버지니아의 일부 지역에서는 남성과 여성의 기대수명이 과테말라보다도 낮다.

문제는 시골 사람들에 국한되지 않는다. 「미국의학협회 저널Journal of the American Medical Association, JAMA」 최근호에 실린 어느 연구에 따르면, 베이비붐 세대는 수세기 만에 처음으로 부모 세대보다 건강이 좋지 않은 세대가 된 것으로 밝혀졌는데, 대부분은 당뇨병, 좋지 않은 식습관, 일반적으로 몸을 움직이기 싫어하는 성향 때문이었다. 전혀 신체활동을 하지 않는다고 답한 여성의 비율이 1994년 이후로 3배가 늘어나, 19퍼센트에서 거의 60퍼센트가 되었다. 더 젊은 세대는 상황이 더 심각해서, 그 어느 때보다도 젊은 나이에, 그러니까 19세에서 31세 사이에 비만이 되는 비율이 늘어나고 있다. 64세 이전에 사고로 목숨을 잃은 사람들의 부검 데이터를 조사한 또 다른 연구에서는 이들의 심혈관상의 위험 요소가 예상보다 훨씬 심각한 것으로 드러났다. 1960년대 이래로 미국인들의 심장 건강이 꾸준히 향상되던 것이 이제는 중단된 셈이다.

이런 사람들에게 60대는 새로운 40대가 아니다. 오히려 40대가 새로운 60대라 할 수 있다.

"인구의 전체적인 건강은 좋아지는 게 아니라 나빠지고 있습니다." 올샨스키는 그렇게 말한다. "그리고 나빠지는 속도도 우리가 생각하는 것보다 훨씬 더 빠르고요." 그의 추산으로는 미국 전체의 기대수명은 향후 20년 사이에 2~5년이 줄어들 수 있는데, 보펠의 그래프와는 전혀 다른 결과다.

미국만의 문제도 아니다. 비만과 당뇨의 비율은 인도나 100세 넘게 사는 사람들이 많아 '청색 지대'로 유명한 일본의 오키나와 같은 곳에서도 치솟고 있다. 미군이 주둔하고 있는 탓도 있어서인지, 중년의 오키나와인들은 패스트푸드를 많이 먹어서 이제는 일본에서 가장 건강하지 못한 사람들 중 하나가 되었다. '청색 지대'가 적색 지대가 되고 있는 셈이다.

모든 사람이 노화하지만 모두가 똑같이 노화하지는 않는다. 가난한 나라들이나 가난한 주, 가난한 이웃들의 기대수명은 평균에 훨씬 못 미치기 쉽다. 런던 거주자들에 대한 어느 연구에 따르면, 심지어 지하철 어느 역에서 내리는가에 따라 수명에 큰 차이가 있는 것으로 나타났다. 교육수준이 낮은 것은 이른 죽음에 대한 훨씬 더 강력한 예측요인이라고 올샨스키는 말한다. 또 다른 연구는 모친의 교육수준이 인생 말년의 건강에 핵심적인 결정요인이라는 의견을 내놓는다. "미국은 분열되고 있습니다." 그는 그렇게 말했다. "우리는 어떤 사람들은 수명이 비약적으로 늘어나는 반면, 인구 가운데 많은 하위집단들은 기대수명이 뚝 떨어지는 것을 보게 될 겁니다."

그는 내가 커다란 폴란드 소시지에 머스터드소스와 양파를 듬뿍 곁들인 웁스키도그 마지막 조각을 입에 집어넣는 것을 물끄러미 바라보더니 묻는다. "그건 맛이 어땠어요?"

"제이 올샨스키는 똑똑한 사람입니다. 저하고 친구 사이죠." 새된 목소리로 매 음절을 발음할 때마다 풍성한 턱수염을 씰룩이며 오브리 드 그레이가 말한다. "하지만 그는 어이없을 정도로 멍청한 소리도 하죠. 거의 당황스러울 지경입니다."

이 평결은 드 그레이의 영국 기숙학교식의 딱딱한 억양 탓에 더 단호하게 들리는데, 그는 바로 이 목소리로 10년 넘게 비판자들을 묵살하고 반박하고 겁을 주거나, 반대자들과 논쟁을 벌였다. 그의 재단 사무실에 놓인 꾀죄죄한 소파에서 이야기를 나누던 중 긴급 사태가 벌어졌다. 맥주가 바닥나고 말았던 것이다. 그래서 우리는 근처 술집에 새로 진을 쳤는데, 건강에 넘치는 산업 중심지 실리콘밸리에 위치한 이곳 마운틴뷰의 오후 4시 치고는 손님이 없는 편이었다.

그는 수명 자체에 한계가 있어서, 인간은 120년밖에 살지 못하리라라는 성서의 계명이 만고불변의 법칙으로 우리 유전자 안에 프로그래밍되어 있다는 올샨스키의 주장에 대해 이야기했다. 오브리가 보기에 인간의 잠재적 수명은 120년으로 끝나지 않는다. 아니, 그것은 오히려 시작에 불과하다. 그가 무엇으로 유명한지를 역순으로 나열해 보면, 우선 맥주 주량(엄청나게 마셔 대는데도 끄떡없다), 그다음이 턱수염(덕 다이너스티가 오사마 빈 라덴을 만난 꼴이랄까[덕 다이너스티는 루이지애나 시골 대가족의 생활을 그린 미국 리얼리티 TV프로그램으로, 등장인물들이 풍성한 턱수염으로 유명하다 - 옮긴이]) 이다. 그리고 들 수 있는 것이 노화에 대한 그의 시각인데, 한때는 극단적인 것으로 간주되었지만 점점 더, 마지못해서이긴 할지라도, 일부 주류 과학자들도 받아들이고 있다.

런던 포그 코트 차림에 눈가는 시뻘겋고 꼭 헤로인 중독자 같은 몰골을 한 52세의 드 그레이는, 캘리포니아의 화사한 햇살 아래서는 마치 유람선에 탄 은둔 수도사처럼 눈에 띄지 않으려야 않을 수가 없다. 사실, 그는 은둔과는 거리가 멀다. 테드TED 강연자 모임에 참석했다가 바로 영국으로 돌아가는 사람이다. 미팅과 강연, 회의, 지금과 같은 인터뷰들로 숨넘어가는 일정을 소화하는 와중에 5분에 한 통꼴로 오는 이메일에 답신까지 한다.

혹자는 몇 년 전 〈60분60 Minutes〉에서 커다란 맥주잔을 들고서 몰리 세이퍼에게 지금 살아 있는 사람들 중에서 일부는 1천 살까지 살 수 있을 것이라고 말하는 그의 모습을 보았을지도 모르겠다. 비슷한 시기에 발행된 과학 저널에 발표한 한 글에서 그는 훨씬 더 멀리 나가서 이 세기 말에 태어나는 사람들은 5천 년이나 그 이상의 수명을 누리게 될 수도 있다고 주장했다. 대략 말하자면, 청동기 시대에 태어난 사람이 페이스북 계정을 개통할 정도로 오래 사는 셈이다.

이런 종류에 이야기에 올샨스키는 진저리를 친다. "그 친구는 이야기하는 상대가 누구냐에 따라 그때그때 숫자를 바꾼다고요"라고 그는 식식거린다. 하지만 드 그레이는 이런 불평을 단순 명쾌한 논리로 맞받아친다. "아직까지 일어난 적이 없다고 해서 앞으로도 일어나지 말라는 법은 없습니다."

사례 A. 동력으로 나는 비행체는 레오나르도 다 빈치가 1500년경에 처음으로 제시했는데, 약 4세기 후 라이트 형제에 의해 실현되었고, 그 뒤 겨우 50년 만에 제트 엔진을 달게 되었으며, 그로부터 10년 뒤에는 음속을 돌파하기에 이르렀다. 아, 그리고 우리는 달에도 갔다 왔다. 각각의 도약은 "그 이전의 획기적 혁신자들이 기술적으로 감히 상상도 하지 못했던 것이었다"고 드 그레이는 썼다. 노화라고 해서 다를 이유가 무엇인가?

자칭 예술가인 홀어머니 밑에서 자란 오브리 니콜라스 데이비드 제스퍼 드 그레이는 상류층 자제들이 다니는 런던의 해로스쿨Harrow School을 나와서 케임브리지 대학에서 컴퓨터 과학을 공부했다. 소프트웨어 엔지니어로 사회에 첫발을 내디뎠지만, 얼마 안 있어 그는 자신이 훨씬 더 다루기 힘든 어떤 문제에 끌리는 것을 알게 되었다. 바로 노화였다.

그의 흥미는 학술적인 것에 그치지 않았다. 1991년, 20대 후반의 나이에 그는 19살 연상의 케임브리지 대학 유전학 교수 애들레이드 카펜터와 결혼했다. 그녀의 지도 아래 그는 독학을 시작해, 노화 과학에 대한 연구 논문들을 닥치는 대로 찾아 읽고 당시의 온라인 토론방들에 글을 올렸다. 그의 학습 속도는 놀라울 정도로 빨라서, 1997년에 첫 연구 논문을 발표해 우리 몸의 모든 세포들 속에 있는 작은 발전소인 미토콘드리아의 역할에 대한 새로운 이론을 내놓았다. 이 논문을 기초로 그는 나중에 책을 출간하는데, 케임브리지 대학은 이 책의 가치를 인정해 실제로는 그곳에서 연구하지 않은 비통상적 학생들을 위한 자교의 '특별 규정'을 적용해 그에게 박사 학위를 수여했다(철학자 루트비히 비트겐슈타인도 같은 방식으로 케임브리지 학위를 얻었다). 이로써 자격증까지 갖춘 드 그레이는 노화 과학계를 종횡무진 누비고 다니며 속사포처럼 쏘아 대는 논쟁 스타일을 자랑했고, 그에 걸맞은 만만치 않은 오만

함까지 과시했다. "난", 그는 맥주 거품을 튀기며 내게 말했다, "오늘날 노화 분야에서 가장 중요한 인물입니다".

아마 그럴지도 모른다. 지난 10년 넘는 세월 동안 드 그레이는 단순하지만 도발적인 질문을 던져 왔다. 만약 우리가 노화 자체를 '치료'할 수 있다면 어떻게 될까? 천연두와 소아마비를 퇴치한 것처럼 노화 또한 완전히 물리칠 수 있다면 어떻게 될까?

2007년에 나온 그의 책 『노화의 종말*Ending Aging*』은 2002년에 발표한 선언문을 확장한 것인데, 이 선언문에서 드 그레이는 노화 퇴치가—**이론적으로**—가능해질 수 있는 7대 강령을 제시했다. 그가 SENS('노쇠 무력화 조작 전략, Strategies for Engineering Negligible Senescence'의 준말)라고 부르는 그의 계획은 기본적으로 조작을 통해 노화 효과가 우리의 세포 자체에 미치지 못하도록 하는 것이다 …… 어떤 식으로든 말이다. 예를 들어, 한 가지 방법은 우리 세포 내에 축적되는 '쓰레기'를 장기간에 걸쳐 깨끗이 제거하는 것이다. "쓰레기를 매주 치우면 집이 깔끔하게 정리되지요. 그 정도 쓰레기는 얼마든지 쉽게 처리할 수 있는 양이니까요." 그는 그렇게 말한다. "문제가 생기는 건 쓰레기를 한 달 내내 치우지 않았을 때입니다."

그러니까 이런 특정 노화 효과들을 멈추거나 둔화시키기 위해서 우리는 우리 세포 속의 쓰레기들을 어떻게 비울 수 있는지를 알아내기만 하면 된다. 어떻게든 말이다.

SENS는 야심차다는 말로는 부족하다. 7대 강령 중 다른 하나는 실제로 암 치료를 포함한다. 하지만 이것이 성공하면 보펠의 그래프 기울기는 더 가팔라져서, 마침내 우리는 드 그레이가 말하는 '장수 탈출속도'를 달성하게 되고 이 지점에 이르면 해마다 12개월 이상씩 수명이 늘어나게 된다고 드 그레이는 주장한다. 그리하여 이론적으로는 우리 가운데 일부는 페이스북을 체크하는 대신 3015년 사람들이 하고 있을 어떤 일들을 할 수 있을 만큼 이 세상에 오래 머물 수 있을지도 모른다.

미친 소리처럼 들리고, 심지어 약간 오싹할 수도 있다. 2005년에 올샨스키와 27명의 다른 저명한 과학자들이 공동으로 드 그레이와 그의 SENS 프로젝트를 공격하는 글을 발표했는데, 기본 논조는 이봐, 카우보이, 적당히 좀 하시지였다. "SENS 의제를 구성하는 각각의 구체적인 제안들은, 현재 상태의 우리의 무지에 비추어 보면, 유례를 찾을 수 없을 만큼 낙관적이다." 그나마 온건한 구절 중의 하나다. 이 글에는 터무니없는, 망상, 심지어 잡탕(혼란스러운 뒤범벅, 또는 뒤죽박죽) 같은 말들이 난무한다. "글을 팔아야 하거나 방송 시간을 채울 거리가 필요한 저널리스트들은 우리가 영원히 살 수 있도록 돕는 법을 안다는 케임브리지 과학자의 아이디어에 흔히들 속아 넘어간다"고 그들은 기를 올린다. 그들은 또한 드 그레이는 사실 '케임브리지 과학자'도 아니라고 지적한다. 그 대학에서 어떤 학술 직책도 맡은 적이 없고, 그것은 다른 어떤 곳에서도 마찬가지라는 것이다. (케임브리지 대학에서 일한 적은 있지만, 유전학 실험실의 컴퓨터 기술자로서였다.)

아마 예상할 수 있는 일이었겠지만, 이 공격은 역효과를 불러일으켰다. 사실상 드 그레이의 위상을 드높였던 것이다. 과학자들은 그를 무시한 것이 아니라 논쟁의 대상으로 삼았다. MIT에서 발행하는 「테크놀로지 리뷰」지는 중립적인 심사위원들에게 드 그레이의 이론을 결정적으로 논박하는 사람에게는 2만 달러를 상금으로 주겠다고 공표했다. 세 그룹의 과학자들이 도전장을 던졌지만, 그들의 반박 논리 중 어느 것도 상금을 타기에 충분치 못했다. 다시 한 번 드 그레이가 승리를 거둔 셈이다.

논란은 지금까지도 이어지면서 노화 과학계를 두 진영으로 갈라 놓았다. 단순히 드 그레이에 찬성하는 측과 반대하는 측으로 갈린 것이 아니라, 우리가 노화에 대해 할 수 있는 일이 별로 없어서 어렵사리 80세에 이르면 몇 년 정도 더 건강하게 살다 갈 수 있게 하는 것이 전부라고 생각하는 사람들과, 드 그레이처럼 우리가 할 수 있는 일은 훨씬 더 많아서 심지어 인간의 생명활동을 재조정해서 이전의 모든 한계들을 넘어설 수 있다고 생각하는 사람들로 양분되었다.

언제 이런 일이 일어날 것인지에 대해 판단할 수 있는 사람은 단연코 존재하지 않으며, 드 그레이조차도 이런 판단을 내릴 수 있는 사람이 조만간 등장하리라고는 생각지 않고 있다. 그 자신도 사후에 오스틴 파워처럼 냉동 보존 처리되는 데 서명을 했다. 액화 질소 탱크 속에 담겨 있다가 언젠가 다시 살아나게 할 수 있도록 말이다. 그런 사람이 그만 있는 것도 아니다. 수십 명, 어쩌면 수백 명이 이런 조치를 받기 위해 신청서에 서명하고 20만 달러에 이르는 금액을 지불했다. 냉동 보존된 인간, 또는 인간의 일부 중 가장 유명한 것은 테드 윌리엄스의 머리로 현재 피닉스 교외의 액화 질소 냉동 탱크에 보존되어 있다. 유일한 문제점은 살아 있는 생물을, 하다못해 쥐라도 냉동시켰다가 다시 소생시키는 기술이 아직 존재하지 않는다는 점이다. 테드 윌리엄스의 머리를 가져다가 새 몸에 붙일 수 있으리라는 생각은—**먼 미래의 문명에서는 이것이 해야 할 일 목록에 포함되리라는 것은 고사하고**—우리가 영원히 사는 방법을 만들어 낼 수 있을 것이라는 생각보다 더 설득력이 없다. 그래서 나는 이것을 드 그레이에게 득이 되는 주장으로 치지 않았다.

하지만 묘하게도, 서로 못 잡아먹어 안달일 만큼 견해가 갈리는데도 불구하고 드 그레이와 올샨스키는 사실상 같은 이야기를 하고 있는데, 그것은 바로 노화는 해결해야 할 문제라는 것이다. 현실적인 문제로서, 한시라도 빨리 말이다. 일부 주류 과학자들이 그를 어떻게 생각하든 간에, 드 그레이가 크게 공헌한 것은—**그토록 오랫동안 인간 존재의 당연한 사실로만 간주되던**—노화 자체를 분노의 대상으로 삼았다는 점이다.

"노화는 오늘날의 세계에서 가장 큰 사망 원인이다." 그는 『노화의 종말』에서 그렇게 썼다. 주요 사망 요인들—**심혈관계 질환, 암, 당뇨병, 알츠하이머, 뇌졸중**—의 목록을 조사해 보면, 전 세계에서 매일 10만 명의 목숨을 앗아 가는 질병들의 근원적 원인 또는 중심적 위험 요소가 바로 노화라는 사실을 발견하게 될 것이다. 드 그레이가 즐겨 말하는 식으로 하자면, 그로 인해 "매일 9.11 테러 30배만큼의 사망자"가 나오고 있는 것이다.

하지만 대략 1952년 이후로는 '노령' 자체가 사망 진단서에 사망 원인으로 기재되는 일이 없다.

드 그레이는 이것이 노화의 존재 자체를 부정하는 끈질긴 사회적 동향의 산물이라고 생각한다. 통계학자들도 그의 이런 생각을 뒷받침한다. 다음의 표에서 알 수 있듯이, 끔찍한 만성 질환들, 그러니까 중년에 심혈관계 질환부터 시작해서 당뇨병, 암, 결국은 알츠하이머병에 걸릴 위험성은 나이가 들면서 기하급수적으로 증가한다(뇌졸중과 호흡기관계 질환 역시 나이가 들면서 극적으로 증가한다).

이 모두를 합해 보면 사망 위험성이 대략 8년마다 2배씩 높아지는 이유가 설명이 되는데, 침울한 19세기의 수학자 벤저민 곰페르츠가

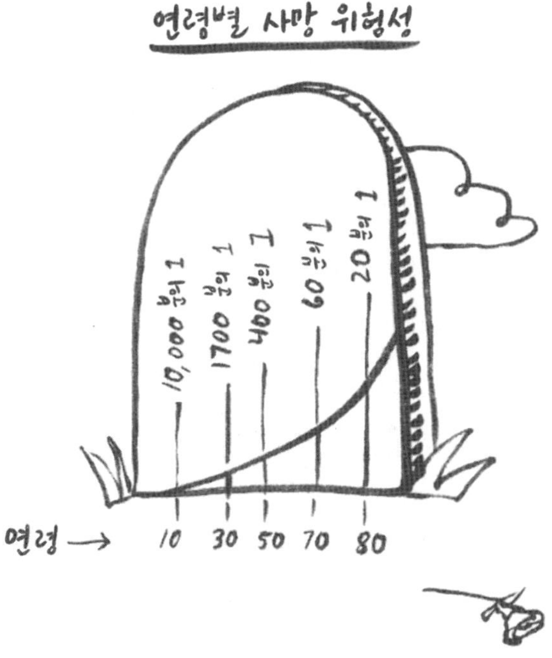

1825년에 이러한 현상을 처음으로 관찰했다. 젊을 때는 위험성은 얼마 되지 않는다. 25세에서 약 35세까지는 사망 위험성에 큰 차이가 없다. 하지만 35세에서 45세 사이에는 위험성이 확 올라가며, 50세에 이르면 흉부암이나 대장암, 고혈압, 또는 다른 무시무시한 질병에 걸리는 사람들이 속출한다. (관절염이 시작되는 것은 말할 것도 없는데, 죽는 것은 아니지만 아프기가 이루 말할 수가 없다.)

서구 의학이 한 세기 넘게 해온 것처럼 이런 질병들을 하나하나 공격하는 것으로는 큰 성과를 거둘 수 없다. 지난 40년 동안 심장병으로 인한 사망률은 절반으로 떨어졌는데, 왜냐하면 할아버지들이 이제는 혈압약과 콜레스테롤약을 먹고, 심지어 혈관 협착 방지용 튜브 삽입 수술이나 판막 치환 수술을 받을 수도 있기 때문이다. 몇십 년 전만 해도 가능하지 않던 일들이다. 50세의 나이에 치명적인 심장마비가 찾아오는 것은 이제 옛날이야기이지만, 수명은 과학자들이 예상했던 것만큼 늘어나지 않았다. 환자는 질병 하나는 견뎌 낼 수 있지만, 결국 이어서 찾아오는 다음 질병의 희생자가 되고 만다.

"우리가 심혈관 질병을 치료해서 생명을 구해 놓으면, 2년 뒤에 그 환자는 암이나 다른 질병으로 죽어 가고 있습니다." 브롱크스의 알버트 아인슈타인 의대 노화 연구소 소장인 니르 바질레이는 그렇게 말한다. 사실, 암은 현재 심장 질환에 이어 두 번째로 높은 사망 원인이며 비율도 급속히 늘어나고 있다. 왜냐하면 사람들이 이제는 심장마비를 일으켜도 생존할 수 있고 심장 질환도 관리가 가능해서, 살 만큼 살다가 덜컥 암에 걸리기 때문이다. 마치 지뢰밭을 건너는 것 같은데, 그 끝에는 인지 능력의 감퇴를 불러일으키는 가장 무서운 질병, 우리가 알츠하이머라고 부르는 그 병이 도사리고 있어서, 85세 넘게 사는 행운을 누리는 사람들 가운데 거의 절반에게 마수를 뻗친다.

따라서 만약 우리가 수명 연장을 이루어 내기는 하지만 더 여러 해를 골골거리며 살아야 한다면, 조너선 스위프트의 스트럴드브러그보다 나을 것이 없다. 이 가상의 인종은 영생을 선사받았지만 영원한 젊음은 얻지 못해서, 한없이 늙어간다. 우리의 이상은 그와는 정반대다. 우리는 85세나 90세(아니면 몇 세가 되었건)까지 즐겁고 건강하게 살다가 단숨에 세상을 뜨기를 바란다. 오토바이를 몰던 중에 가거나 건물 위에서 낙하산을 메고 뛰어내리다가 가면 그야말로 금상첨화고 말이다.

불행히도 의학 연구계는 여전히 노화에 따른 질병들을 개별적으로 다루기를 고집한다. 예를 들어 미국국립보건원은 산하에 각각 수십억 달러의 예산을 지닌 암 연구소, 당뇨병 연구소, 심장 및 순환계 질환 연구소 등등을 따로따로 두고 있다. 이것을 나 홀로형 의학 연구 모델이라 부르는데, 각 질병이 다른 질병들로부터 고립되어 있기 때문이다. 오늘날에조차 노화를 이 모든 문제들을 관통하는 결정적인 근본 위험 요소로 인식하는 주류 과학자들은—**정치가나 정책 입안자들은 말할 것도 없고**—상대적으로 소수다. 국립암연구소는 매년 58억 달러 이상의 기금을 받고, 국립심장, 폐, 혈액연구소는 30억 달러를, 국립당뇨병, 소화계 및 신장질환연구소는 20억 달러를 받는다. 한편 국립노화연구소는 11억 달러만을 지원받는데, 대부분이 알츠하이머병 연구에 할당된 금액이다. 우리가 정부 기금 형태로 노화 질환 연구에 투자한 금액에 거의 맞먹는 액수를 미국인들은 2012년 한 해에 성형수술에 쏟아부었다(110억 달러). 실질적인 노화 생물학 연구 자체에는 파이의 조그만 한 조각에 불과한 4천만 달러 남짓만이 돌아갔다. 맨해튼에는 그보다 더 비싼 아파트도 있다.

일부 연구자들이 노화 자체가 당뇨병이나 심장병, 암, 알츠하이머 등의 주된 위험 요소이며 노화 과정 자체에 내재한 무엇인가가 이 모든 것을 연결하고 있는지도 모른다는 것을 깨닫기 시작한 만큼, 이것은 몹시 유감스러운 일이다. 각각의 질병은 오랜 잠복기를 거쳐 진행되는데, 그사이에 우리는 아무 증상도 느끼지 못한다. 알츠하이머로 이어지는 세포 기능장애는 우리가 인지 능력의 변화를 알아차리기 수십 년 전에 벌써 시작된다. 그것은 곧, 실제로 발병했을 때는 대개는 이미 손쓸 수 없이 늦은 뒤라는 뜻이다. 그렇다면, 무엇이건 간에 우리를 이런 질병들로 내모는 노화의 어떤 측면을 좀 더 깊이 연구하는 것이 어떨까?

실험실에서는 과학자들이 노화 방지 분야에서 장족의 발전을 이루어, 대개는 간단한 유전자 조작만으로 벌레나 쥐, 파리의 수명을 놀라울 만큼 연장시켰다. 하등동물들은 물론 심지어 쥐조차도 단 하나의 유전자를 자극해 수명을 2배나 그 이상으로 연장시킬 수 있다. 오브리 드 그레이에게 이것은 시작에 불과하다. 그는 노화가 세포에 미치는 영향을 제거하거나 감소시키는 것을 목표로, 가능할 수도 있고 결코 가능하지 않을 수도 있는 인간 생명 활동의 근본적 재조작을 주장하고 있다. 누가 뭐래도 이것은 도발적인 아이디어여서, 우리가 노화 과정 자체를 근본적으로 변화시킬 수 있다고 믿는 사람들과, 우리가 할 수 있는 최선의 일은 약간 더 오래 훨씬 더 건강하게 사는 것뿐이라고 믿는 사람들 사이에 좀처럼 결론이 나지 않는 논쟁을 불러일으켰다.

미국의 대중들은 후자면 충분하다고 생각한다. 2013년에 퓨 리서치에서 시행한 조사에서는 미국인의 '이상적 수명의 중간치'—**실제로 몇 세까지 살고 싶어 하는가**—가 90세, 다시 말해 현재의 실제 수명에 약 10년을 더한 나이로 나타났다. 대단히 큰 도약이다. 하지만 100세 넘게 살고 싶다는 사람은 8퍼센트에 지나지 않았는데, 아마 자신도 스트럴드브러그인들처럼 휘청거리며 한 걸음을 내디딜 때마다 신음을 내뱉으면서 인위적으로 연장된 노쇠기를 살아가지 않을까 하는 걱정 때문일 것이다. 조너선 스위프트가 직감한 것처럼 영생의 매력은 제한적이다. 그런가 하면, 이른 나이에 죽는 것도 그다지 매력 있는 일은 아니다. 공공보건 사상가 에제키엘 이매뉴얼은 「애틀랜틱」지에 실린 에세이에서 자신은 75세에 죽고 싶다고 말하면서 "최근 몇십 년 동안 장수의 증가는 장애의 증가를 동반한 것으로 보인다"고 주장했다. 격렬한 반발이 일어났다.

일부 종교적 보수주의자들도 노화 연구를 반대하는 대열에 함께했다. 그들이 보기에, 노화에 손을 대는 것은 신의 뜻을 거스르는 짓이다(신께서 창조하신 미생물들에 손을 대는 항생제에 대해서는 같은 주장을 펼치지 않는다). 지난번 교황은 생명 연장 과학에 대해 강력히 반대했고, 조지 W. 부시 대통령의 공식 생명윤리 위원회—**미국에서 태아 줄기 세포 연구를 효과적으로 금지했던 바로 그분들**—는 2003년 보고서를 발행해, 기본적으로 노화 연구는 결국 할 일 없이 지내며 계속 병치레만 늘어나 다른 사람들의 돈을 축내고, 휴일 저녁 밥상머리에서 심통이나 부리는 불행한 노인네를 대량으로 양산하고 말 것이라고 주장했다.

물론 이들의 말은 완전히 틀렸다. 조사 결과들을 보면 일반적으로 노인들이 중년의 자기 자녀나 손주들보다 훨씬 더 행복한 것으로 나타난다. 더 중요한 것은, 이 위원회의 보고서와 대중의 회의론은 이매뉴얼에게서도 찾아볼 수 있는 일반적인 두려움을 반영한다는 점이다. 즉 더 오래 사는 것은 더 오래 골골거리며 사는 것을 뜻한다는 두려움 말이다. 이런 두려움은 아주 근거가 없는 것은 아니다. 덤으로 얻은 10~15년의 삶을 요양원에서 보내고 싶은 사람이 누가 있겠는가?

이 책에서 만나게 될 과학자들은 노화의 미래를 전혀 다르게, 훨씬 더 밝게 바라본다. 그들은 노화 과정에 대한 우리의 이해와, 그 과정을 이 책을 읽고 있는 사람 대부분이 더 오래, 더 건강하게—**큰외할아버지가 아니라 우리 외할아버지처럼**—살 수 있는 방향으로 수정하기 시작할 수 있는 방법에 대한 이해에서 큰 돌파구가 열리기 직전이라고 생각한다.

비관주의자로 유명한 제이 올샨스키조차도 이 점에 대해서는 동의한다. "우리는 어떤 돌파구에 가까이 와 있는 것 같은데, 그 영향력은 페니실린의 발견에 비길 만할 것입니다." 그는 나와 함께 시카고 소시지를 우걱우걱 먹어 대던 중에 뜻밖에도 그런 말을 했다. 이 돌파구는 아마 모종의 약물로, 신진대사에 영향을 미치는 것일 가능성이 큰데, 심신을 쇠약하게 하는 노화성 질병들을 대부분의 사람들이 적어도 잠시 동안은 지연시킬 수 있도록 해줄 것이다. 게다가 그것은 우리의 의료뿐 아니라, 그가 '장수 배당'이라고 부르는 수조 달러 규모의 산업을 만들어 내, 경제 또한 탈바꿈시킬 것이다. "하지만 아직은 그런 단계가 아닙니다." 그는 그렇게 경고했다.

이것은 약간의 딜레마를 야기한다. 만약 그런 것이 나온다면, 장수 알약에 의존하면서 최대한 생명을 이어 가도록 노력할 것인가? 아니면 나가서 핫도그나 더 사 먹어야 하나? (이왕 쓰는 김에 핫도그 대신 담배로 할까?)

물론 그러지는 않을 것이다. '청춘의 샘'을, 인류가 말 그대로 수천 년 동안 갈망해 오던 노화의 치료와 죽음의 극복을, 눈앞에서 놓치고 싶은 사람은 아무도 없을 테니 말이다. 무엇이 되었건 간에 나오려면 빨리 나오는 것이 좋을 것이다. 노화를 이겨 보려고 기를 쓰는 사람들—**이매뉴얼이 '미국의 불사신들'이라고 부르는 사람들**—이 실은 자신의 상황을 악화시킬 뿐인 경우가 많으니 말이다.

Chapter 3

청춘의 샘

주사기로 영생을 얻을 수 있는가?

젊어 보이려고 애쓸 때보다 더 늙어 보일 때는 없다.

– 칼 라거펠트

브라운 세카르 교수라면 수잔 소머스를 어떻게 생각했을지 궁금해질 때가 있다. 1970년대 말에 시트콤 〈스리 컴퍼니〉에서 크리시 역을 연기했던 짧은 핫팬츠 차림의 금발머리 아가씨는 이제 인기 있는 건강 전도사이자 20권이 넘는 책의 저자가 되었다. 그녀의 많은 책들은 노화의 악령들과의 그녀 자신의 치열한 전투를 상술하고 있다. "전 저 자신을 가지고 실험을 하죠." 그녀는 2012년 5월 올랜도에서 열린 제20회 미국노화방지의학회American Academy of Anti-Aging Medicine, A4M 회의에서 귀를 쫑긋 세운 의사와 다른 참가자 청중들에게 그렇게 말했다.

그러면 어떻게? 수많은 시청자가 지켜본 2009년의 인터뷰에서 오프라 윈프리에게 밝혔던 것처럼, 매일 아침 그녀는 40종류도 넘는 보충제를 삼키고 난 다음, 순수 에스트로겐을 질에 직접 투여한다. 그뿐 아니라 그녀는 매일 성장 호르몬 주사도 맞는데, 이 덕분에 늘 젊은 기분을 유지할 수 있다고 본인은 주장한다. 저녁에는 다시 알약 20알이 나오는데, 그녀가 자신의 웹사이트에서 판매하는 '수면 회복제', '뼈 회복제', '섹시한 다리 회복제' 같은 처방제들이기 십상이다. 인간의 뇌를 컴퓨터에 업로드할 수 있는 '특이점'을 두 눈으로 볼 때까지 살 계획이라고 말했던 미래학자이자 발명가 레이 커즈와일이 매일 보충제 200알을 먹는 것에 비하면 아무것도 아니지만, 썩 괜찮은 출발이라 할 수 있다.

소머스는 격년으로 열리는 A4M 회의의 기조연설자였고, 미국에서 가장 빠른 성장세를 보이는 의료 분야인 노화 방지 의학을 지지하는 사람들 중에서 여전히 가장 잘 알려진 유명인이다. 그녀 자신도 최근에 65세가 되었지만, 후광을 발하는 금발 머릿결이며, 옮은 크림빛 어깨며, 보고 있노라면 무엇이라도 가능할 것 같은 생각이 드는 강렬한 함박웃음에 이르기까지, 한 15번째 줄쯤에 있던 내 자리에서는 아름답기 그지없어 보였다.

그녀의 여전히 탄력 있는 엉덩이 오른쪽으로 A4M의 핵심인사인 로널드 로텐버그 박사와 로버트 골드만 박사가 몇 걸음 뒤에 서 있었다. 역도 선수이자 접골사로, 벨리즈 의대를 졸업한 골드만은 1993년 A4M을 공동 창립했다. 그 당시 이 조직의 연례 회의는 몇 명 안 되는 비주류 의사들과 장수에 미친 사람들이 접이식 의자에 앉아 텐트 안에서 진행했다. 하지만 이날 아침에는 2천 명이 넘는 의료 관계자들이 올랜도의 매리엇 월드 센터 리조트, 컨퍼런스 센터의 대연회장을 가득 메우고 있었고, 12월에는 라스베이거스에서 훨씬 더 큰 규모의 회의가 열릴 예정이었다. 전 세계에 2만 명의 회원이 있다고 A4M은 주장한다.

20년 전에는 거의 존재하지도 않았던 분과—**사실, 지금도 이 분야의**

결정권자인 미국의학분과협회에서 정식 분과로 인정하고 있지 않다—로서는 나쁘지 않은 성적이다. 노화 방지 의학은 의료 업계에서는 여전히 치열한 논란의 대상이다. 몇 년 전 올샨스키와 그의 동료 토머스 펄스가 오스트레일리아에서 열린 어느 회의에서 골드만과 A4M의 공동 창립자(이자 역시 벨리즈 의대 졸업생인) 로널드 클라츠 박사에게 빈정거리는 의미의 '은 양털Silver Fleece' 상을 수여한 적이 있다. 클라츠와 골드만은 올샨스키와 펄스를 고소해 1억 5천만 달러의 손해배상을 청구했지만, 이 소송은 결국 기각되었다. "'노화 방지 의학' 같은 것은 없습니다." 올샨스키는 핫도그를 먹으며 이렇게 주장했다. 그가 보기에 노화의 비밀은 비밀이 없다는 것이다. "노화를 되돌리는 효과를 보여 준 약품, 호르몬, 보충제, 크림은 어디에도 없습니다. 단연코."

많은 A4M 참가자들은 분명 이와는 다른 믿음을 갖고 있다. 소머스의 기조연설에 외에도, 개업의들은 나이 든 남성에게 테스토스테론을 처방하는 방법에 대한 강연(67세의 로덴버그가 진행했는데, 그는 이 처방으로 자신의 테스토스테론 수치를 20세 수준으로 끌어올려, 그 덕분에 계속 서핑을 즐길 수 있다고 자랑스레 말한다)을 들을 수 있었다. 또한 시술비를 전액 현금으로 청구할 수 있는 방법에 대한 사업 세미나도 큰 인기를 끌었다. 노화 방지 시술은 거의 보험 적용이 안 되는데, 오바마케어가 금기어였음은 말할 것도 없다. 대연회장 근처에 있는 엑스포 홀에서는 40세쯤 되어 보이는 조각 같은 여성들이 복도를 돌아다니고 있었는데, 물어보니 다들 60세가 넘는 듯했다. 이 여성들은 무엇을 먹어야 하는지 알려 주는 체중계에서부터 6천 달러짜리 산소 공급 수면 캡슐에 이르기까지, 상품들을 꼼꼼히 살피느라 정신이 없었다. 올샨스키는 "무엇인가를 팔고 있는 사람들"과 이런저런 종류의 보충제나 특별 식이요법, 호르몬 요법, 복잡한 테스트, 시간의 가차 없는 흐름을 격퇴한다는 장치 같은 것을 팔러 다니는 것 같아 보이는 사람들 거의 모두를 조심하라고 내게 경고한 바 있다. 내가 제일 끌린 것은 아마 한의학에서 가져온 것으로 보이는 '버진 어게인'이라는 이름의 약초 성분 보충제였다.

"이런 사업은 역사가 깊어요." 올샨스키는 한숨을 쉬며 말했다. "그리고 십중팔구는 추잡하기 짝이 없죠."

소머스는 주로 책을 팔고 있었다. 노화와의 싸움에 대해서는 입을 다무는 대개의 할리우드 스타들과는 달리 소머스는 자신의 싸움을 만천하에 공개해, 2004년 출간된 『섹시한 시절*The Sexy Years*』부터 시작되는 일련의 저작들에 그 전투를 낱낱이 기록했다. 그리고 그녀의 충고 대부분이 기본적으로 상식적인 것이고(신선한 야채를 먹을 것, 적당한 운동을 할 것, 숙면을 취할 것, 스트레스를 관리할 것), 나이 든 여성을 그녀 말마따나 '알약에 중독돼 살게' 하는 현대 미국 의학에 대한 그녀의 비판에 이의를 제기하기는 어렵지만, 그 모든 것은 결국 호르몬 대체 요법으로 귀결되고 마는 것 같다. "정말 기분이 끝내줘요. 전 제 삶을 사랑하고, 성욕도 왕성하죠." 그녀는 A4M에 청중들에게 소녀처럼 활짝 웃으며 그렇게 말했다. "정말 대단해요! 제 친구들요, 이 나이까지 섹스하는 친구는 한 명도 없어요, 단 한 명도요! 여러분도 알게 될 거예요."

폭스 뉴스의 숀 해니티를 당혹스럽게 만들었던 그녀의 말에 따르면, 그녀와 여든 얼마가 되는 그녀의 남편은 하루에 두 번씩 한다고 한다.

브라운 세카르 교수라면 탄복했겠지만, 소머스의 왕성한 성생활 때문은 아닐 것이다. 그는 섹스가 생명력을 약화시킨다는 19세기의 일반적인 믿음을 지지해서 섹스에는 별로 신경 쓰지 않았다. 하지만 고환이 남성에게 활력을 주는 어떤 물질을 만들어 낸다는 그의 직관은, 나치 독일의 과학자들이 1935년에 테스토스테론 호르몬을 찾아냈을 때(그리고 이 발견으로 1년 뒤 노벨상을 받았을 때) 옳은 것으로 증명되었다. 아돌프 히틀러 자신도 엄청난 피로를 이겨 내기 위해 소의 고환에서 추출한 오치크린이라는 물질을 주사했던 것으로 알려지는데, 세카르르의 묘약과 매우 흡사한 물질이었다. (히틀러는 부작용이 마음에 들지 않아 곧 중단했다.)

또한 브라운 세카르르는 여성에게도 그에 상응하는 물질이 틀림없이 있을 것이라고 생각했는데, 그것 역시 옳았다. 역시 1930년대 독일에서 에스트로겐이 발견되었던 것이다. 1941년에 미국식품의약국FDA에서 사용 승인이 난 지 15분 뒤부터 수백만 명의 여성들이 소머스가 폐경의 '일곱 난쟁이'라고 부르는 것—**"가려움, 성마름, 땀 흘림, 졸음, 부기, 건망증, 건조증"**—을 극복하기 위해 에스트로겐 대체 요법을 사용했다.

본인들이 알았건 몰랐건 간에, 이 홀에 있던 대부분의 의사들은 의학으로 노화에 맞서고자 한 최초의 근대적 의사인 이 용감한 프랑스인 선구자에게 어마어마한 빚을 지고 있다. 하지만 오늘날에는 미즈 소머스에게 모든 영광이 돌아간다. 10년 동안 그녀는 A4M의 핵심적인 유명인사 대변인으로서, 호르몬으로 재충전하라는 메시지를 대중에게 전달했다. 그녀의 책은 1천만 부 이상이 팔렸으며, 새 책이 나올 때마다 케이블 채널들에서는 앞다퉈 그녀를 초대하려고 난리였다. 저널리스트들은 그녀가 스타니슬라브 버진스키와 리처드 곤잘레스처럼 오랜 논란의 전력을 지닌 비주류 암 전문의들 편으로 사람들을 돌아 세우려 했다고 비난하곤 했다. 버진스키는 FDA 및 텍사스의료위원회와 충돌을 일으킨 바 있으며, 곤잘레스는 췌장암 환자들에게 하루에 두 번 정도씩 커피 관장을 하는 것을 중심으로 하는 특이한 식이요법을 처방한다. 2009년 「뉴스위크」지는 '미친 대담'이라는 표지 제목 아래 그녀와 오프라 윈프리의 대담을 통렬히 비판하는 기사를 실었다. 지금은 미디어는 대부분 입을 다물고 있고, 소머스는 멈출 기세를 모른다. A4M 회의에서 그녀는 출판사와 또 다른 3권의 책 출간 계약에 서명했노라고 선언했다. "절 없애 버릴 순 없을 거예요!" 그녀는 자랑스레 말했다.

하지만 출판업계가 그녀와 그녀의 오프라스러운 경이로운 판매부수를 사랑하는 반면, 많은 전문가들은 소머스가 지지하는 공격적인 호르몬 처방법에 난색을 표한다. 그녀는 에스트로겐과 테스토스테론 수치를 성적 절정기인 30세 때 수준까지(그러니까 〈스리 컴퍼니〉의 크리시만큼) 끌어올린다. 2006년 『노화는 없다*Ageless*』가 출간된 이후, 7명의 저명한 여성 건강 전문가—**그중 3명은 그녀가 이 책에서 인용하기도 했다**—가 공개서한을 써서 그녀가 '와일리 프로토콜'을 추천하는 것을 비판했다. '와일리 프로토콜'은 인류학 학사 학위로 의료 자격증을 딴 (또한 명의) 어느 작가 겸 여배우가 고안한 집중적 호르몬 요법이다. "나이 예순에 서른 살 때만큼 호르몬을 투여받는 게 건강에 좋다고요?" 버지니아 대학 의료원의 중년기 건강 센터 소장인 조앤 핑커턴 박사는 이렇게 묻는다. "증거를 보여 주세요."

호르몬 요법은 노화의 가장 뚜렷한 문제 중 하나를 풀기 위한 시도다. 나이가 들면 피부가 축 처진다. 몸의 수분도 사라진다. 남자는 덜 남자다워지고, 여자는 덜 여성스러워진다. 에스트로겐은 여성 신체의 가임성과 피부의 두께와 부드러움을 유지하게 해주는 놀라운 물질이다. 또한 테스토스테론은 근육을 형성하고 남자들에게 그들이 갈망하는 자신감을 준다. 두 호르몬 모두 중년이 되면 줄어든다. 남성의 경우는 점차적으로, 여성의 경우는 급격히. 이 호르몬들이 없으면 우리는 우울해지거나 굼떠지고, 때로는 신경질적이 되기도 한다. 그러니 호르몬을 회복하면 문제는 해결되지 않을까?

그렇게 생각할지도 모르지만, 사실 증거들을 살펴보면 한 가지 문제를 해결하는 것이 다른 문제, 훨씬 더 좋지 않은 문제를 초래할 수도 있는 것으로 보인다. 폐경기 여성에게 호르몬 요법을 시행하는 것은 2002년까지 크게 유행했고, 제약업계에서도 대대적으로 홍보했다. 하지만 2002년, 에스트로겐 대체 요법을 시행받은 여성들이 예상했던 것보다 높은 비율로 유방암에—**심장병, 혈전, 뇌졸중, 심지어 치매까지**—걸리기 시작하면서, 대규모의 여성보건계획Woman's Health Initiative, WHI 연구가 중단되었다. 말하자면, 호르몬은 실질적으로는 노화를 가속화했던 것이다.

날개 돋친 듯 팔리던 호르몬 대체 약품의 판매가 하룻밤 사이에 바닥으로 떨어졌고, 제조사인 와이어스 사의 주가 역시 마찬가지였다. 떨어진 것이 또 하나 있었는데, 바로 유방암 발생률로 WHI 연구가 중단된 지 2년 만에 거의 9퍼센트 가까이 하락했다. 많은 과학자들이 두 가지 사이에 상관관계가 있다고 생각한다. 호르몬 대체 요법 처방을 받은 여성이 줄어든 덕분에 유방암 발생 건수도 줄어들었다는 것이다. 하지만 일부 여성들은 여전히 치료를 간절히 원하고, 그것은 충분히 이해할 수 있는 일이다. 그래서 소머스는 2년 뒤 『섹시한 시절』에서 그 공백을 메우는데, 이 책에서 그녀는 하나의 대안을 제시한다. 이른바 인체동일형 호르몬이 그것으로, 여성의 몸에서 생성되는 호르몬과 화학적으로 동일한 호르몬이다. 그녀는 이런 호르몬들은 임신한 암말의 소변pregnant mares' urine을 합성한 와이어스 사의 제품(그래서 제품명도 '프레마린'이다)보다 안전하다고 주장했다. 소머스는 위험성이 적고 더 '자연적'이라고 주장하면서 그 후로 인체동일형 호르몬들을 끊임없이 추천했다.

"인체동일형 호르몬들은 자연 물질이어서 특허를 낼 수 있는 것이 아니다." 그녀는 『노화는 없다』에서 그렇게 썼다. "따라서 폐경기 여성들을 위한 최상의 비법을 팔아서 돈을 벌 수는 없다."

사실은 그렇지 않다. 인체동일형 호르몬들은 조제 약국들에서 주문에 따라 합성해 주며, 이 약국들은 이 호르몬들을 팔아 이윤을 얻을 것이다. (또한 이 호르몬들은 보험 적용이 거의 되지 않고, 따라서 여성들은 더 많은 돈을 지불하게 된다.) 이런 호르몬들에는 대개 에스트로겐만이 아니라 프로게스테론 같은 균형 호르몬들, 그리고 때로는 테스토스테론도 함유되어 있다. 이런 방식의 밝은 측면은 의사들이 각각의 환자에게 맞는 정확한 합성을 처방할 수 있다는 것이다. 어두운 측면은 이 호르몬들이 어떻게 만들어지고 그 안에 무엇이 들어가는지와 관련이 있다. 조제 약국들은 FDA의 엄격한 규칙의 적용을 받는 제약회사들과는 달리 규제가 심하지 않다. 조제 약품들에 대한 연구들에 따르면 실제 투여량이 천차만별인 것으로 나타났고, 2012년에는 매사추세츠 프레이밍햄의 한 조제 약국에서 오염으로 인한 곰팡이성 수막염이 발생해 64명이 사망하고 700명이 넘는 사람들이 감염되는 사태가 발생했다. 약제사들은 2014년 9월에 기소되었다.

"제 진료는 [소머스를] 믿었던 사람들을 정상으로 돌려놓는 것으로 끝나죠." 덴버 콜로라도 대학의 폐경 전문의인 나네트 산토로 박사는 그렇게 말한다. "조제 약국에서 실수로 잘못된 처방전을 내리는 바람에 빠진 머리카락을 비닐봉지에 담아 들고 온 여성 환자도 있었어요."

여성들은 조제사들을 찾아갈 필요가 없다. 새로 FDA의 승인을 받은 인체동일형 호르몬제 몇 종류가 시장에 나와 있는데, 소머스는 이런 사실은 한 번도 언급하지 않는다. FDA의 승인을 받았다는 것은 안전성, 효과, 투약과 흡수 등의 테스트를 거친 약품이라는 것을 의미한다. 또한 그에 못지않게 중요한 것은, 주치의가 당신이 실제로 어느 정도 약품을 섭취하는지 알 수 있다는 것이다. 하지만 조제된 약품과 달리, FDA 승인을 받은 호르몬들은 무시무시한 '블랙박스' 경고 라벨을 붙여야 한다. 내용물은 기본적으로 동일한데도 말이다.

본인의 말에 따르면, 소머스는 지난 20년 동안 호르몬 요법을 사용해 왔고, 심지어 유방암 투병을 마친 뒤에도 사용을 멈추지 않았다. 가장 최근에 출간된 책인 『이러기엔 너무 젊다고요!*I'm Too Young For This!*』에서 그녀는 30대 후반 이후의 더 젊은 여성들을 위한 호르몬 요법을 추천한다. 따라서 그녀는 본질적으로 여성들에게 인생의 절반 이상을 호르몬을 사용하라고 홍보하는 셈이다. 그렇게 장기적으로 사용하는 것은 분명히 안전하지 못하다는 증거가 있는데도 말이다. "결정적인 문턱 같은 것이 있어서 이때 폐경기 전후의 여성들이 짧은 기간 동안 호르몬을 투여받으면 심장과 두뇌에 이로울 수 있다는 것이 현재 통용되는 이론입니다." 핑커턴은 그렇게 말한다. "하지만 동맥에 플라크가 생기거나 뉴런들이 노화하기 시작한 상태라면, 에스트로겐 주입은 이런 문제들을 가속화할 수도 있습니다."

"여성들이 대개 예민한 것은 인생에서 이런 갑작스러운 변화를 겪기 때문이에요." 산토로는 말한다. "거기서 얻는 지혜도 있지만, 다른 모든 것은 다 문제예요."

여성들이 삶의 모든 영역에서 남성들을 따라잡고 있는 것처럼(동등한 임금, 가정폭력, 생식권 등은 빼고 말이다), 현재 남성들도 한 가지 중요한 부분에서 동등성을 주장한다. 남성에게도 폐경이 있다는 것이다. 이것을 남성 갱년기라고 부르는데, 40세 무렵에 드러나는 장기간의 테스토스테론 감소를 가리킨다. 폐경과는 분명히 다른 것인데도—**여성의 호르몬들이 절벽에서 뚝 떨어진다면, 남성의 테스토스테론 수치는 완만한 경사를 타고 미끄러져 내려간다**—남성들을 위한 테스토스테론 대체 요법은 거의 WHI 연구가 판을 깨기 전까지의 에스트로겐 대체 요법만큼이나 큰 성황을 이루고 있다. 일부 추정치들에 따르면, '테스토스테론 저하' 치료는 현재 20억 달러 규모의 사업이며, 2019년에 이르면 거의 2배로 성장할 것이라고 한다.

브라운 세카르라면 분명 우리가 이루어 내고 있는 이와 같은 진보에 경탄을 금치 못할 것이다. 그의 끔찍한 소 고환 추출물 대신, 나이 든 남성들은 이제 프로 미식축구 시합 때마다 광고되는 편리한 겨드랑이 젤을 사용할 수 있다(하지만 경고 문구에 따르면, 아내들은 어떤 경우에도 절대 이 약품에 손을 대서는 안 된다). 광고에서는 땅딸막한 몸집의 애처로운 중년 남성들이 자신감 넘치는 미소를 보이는 사티로스로 변신한다. 현실은 그렇게 단순하지 않은데 말이다. 단기간에 걸친 소규모 연구들에서는 테스토스테론이 근육량을 늘리고 총명한 기운과 전반적인 건강을 향상시키는 것으로 (또한 과학자 사이에 격한 논쟁이 오가고는 있지만, 리비도를 강화시키는 것으로도) 나타났다. 심지어 테스토스테론을 투여하면 남성들이 드러누우려는 성향이 줄어든다는 것을 보여 주려 한 연구까지 있었다. 하지만 장기적으로 사용해도 안전한지에 대한 데이터는 거의 없다. 가장 일반적인 우려는 그것이 전립선암을 유발한다는 것인데, 이를 뒷받침하는 증거는 없다. 사실 이런 관념은 1941년에 보고된 단 한 건의 사례에서 비롯되었다. 최근의 연구에서는 의사들이 테스토스테론을 이용해 전립선에 발생하는 문제들을 예방하거나 치료하려 해보았지만, 제한적으로만 성공을 거두었을 뿐이다.

하지만 또 다른 심각한 문제가 있다. 심장에 문제가 있는 남성들에게 테스토스테론을 투여하는 실험을 하던 2010년의 한 연구는, 심장 발작의 위험성이 높아지는 징후가 나타나는 바람에 중단되어야 했다. 또 다른 연구도 뇌졸중의 위험이 증가하는 것으로 보고했다. 제조업체들의 자금 지원을 받아 진행된 다른 연구들에서는 위험성 증가의 징후가 거의 또는 전혀 없는 것으로 나왔지만, 어느 연구 동향 보고서의 저자들이 신랄하게 지적하는 것처럼 "테스토스테론이 심혈관 관련 문제들에 어떤 영향을 미치는가는, 연구 자금이 어디서 나왔느냐에 따라 달라진다".

이런 의문점들 중 많은 것들이, 여성보건계획 연구에 비길 수 있는 미국국립보건원NIH의 65세 이상 남성에 대한 테스토스테론 임상 실험에서 밝혀지기를 바란다. 여성보건계획 연구는 10년 이상 지연되다가 마침내 다시 재개되었지만, 결과는 2015년 말이 되어서야 나올 예정이다. 그러나 한편, FDA는 테스토스테론 대체 요법이 심장마비와 뇌졸중, 사망을 야기했다는 보고들을 조사 중이고, 뒤에서는 원고 측 변호사들이 칼을 갈고 있는 중이다. 하지만 오스트레일리아의 테스토스테론 연구자 데이비드 핸들스먼에 따르면, 의사들은 실질적인 의료적 필요 때문이 아니라 광고와 홍보에 떠밀려 더 빠른 속도로 처방전을 써대고 있는 실정이다. 핸들스먼은 테스토스테론이 엄청나게 과잉 처방되고 있다고 말하면서, 남성 갱년기라는 개념 자체가 폐경이라는 지극히 실제적이고 지극히 가혹한 인생의 변화에 대한 '허위적 유사물'이라고 일축한다.

테스토스테론에 대한 임상 실험 또는 법적 소송의 결과가 어떻게 나오든 간에, 설령 나쁜 결과가 나온다 해도 소머스나 그녀의 A4M 추종자들의 기세가 조금이라도 꺾일 것 같지는 않다. 무대에서 그녀는 자신감을 사방으로 발산하면서 열정적인 강연으로 청중을 휘어잡았다. 그녀는 핏속을 돌아다니면서 정보를 수집해 몸 내부에서 우리를 치료하는 작은 물질인 '나노입자'의 등장에 몹시도 흥분해 있었다. 이 물질에 대해 그녀에게 말해 준 것은 레이 커즈와일이었다.

"예순다섯 살이 되는 게 이렇게 멋질 거라고는 생각도 못 했어요!" 그녀는 정신없이 떠들어 댔다. "레이 커즈와일이 저한테 몇 살까지 살 것 같으냐고 묻기에 제가 그랬어요. '솔직히 말해서, 레이, 난 110살 정도까지는 끄떡없을 것 같아요. 정말로요. 지금 기분이나 지금 기력대로라면요.'"

그곳 청중석에 앉아서 내 10대 시절의 눈부신 금발의 섹스심벌을 넋 놓고 바라보면서, 나는 110세가 된 수잔 소머스는 어떤 모습일지 상상해 보려 했다. 아마도 110세 치고는 상당히 양호할 것이라는 생각이 들었다. 틀림없이 그녀는 싸워 보지도 않고 그 나이가 되지는 않을 것이다. 하지만 나는 그녀가 선택한 방법으로 그 나이에 이를 수 있을지 무척 의심스러웠다.

지적인 측면에서, 나의 궁금증은 그녀 자신은 넌지시 내비치기만 했지만 사실상 A4M 회의에서 논의된 많은 것의 전제가 된 어떤 것에 의해 촉발되었다. 바로 참석한 노화 방지 전문의들의 대부분까지는 아니라도 그중 많은 이들이 처방하는 인간 성장 호르몬, 즉 HGHhuman growth hormone였다. 이름 자체가 거의 마력적이다. 인간 성장 호르몬이라니. 마다할 사람이 누가 있겠는가?

소머스가 이 호르몬을 매일 투약할 뿐 아니라, 노화 방지 운동의 기본 텍스트 중 하나가 A4M의 공동 창설자 로널드 클라츠가 1997년에 쓴 책 『HGH로 젊어지기: 의학적으로 증명된 놀라운 노화 되돌리기 계획*Grow Young with HGH: The Amazing Medically Proven Plan to Reverse Aging*』이기도 하다. 이 책은 주로 성장장애가 있는 학생들과 배리 본즈처럼 적극적으로 부정행위를 저지르는 운동선수들만 이용하는 강력한 약물인 인간 성장 호르몬의 놀라운 효능을 홍보했다. 그 이후로 HGH 시장이 형성되었다. 참석한 의사들 몇 명과 대화를 나눠 본 결과, HGH와 호르몬 대체 주사가 이들의 주 수입원이 되는 것이 분명했다. 주사와 거기에 수반되는 혈액 검사까지 합치면 환자들은 한 달에 2천 달러까지 비용이 들 수 있다. "그걸로 제 인생이 바뀌었습니다." 예전에는 가정 주치의로 일했다는 플로리다에서 온 어떤 남자 의사는 늙어 가는 베이비붐 세대에게 호르몬제를 판매하기 시작하면서 수입이 3배로 뛰었다며 그렇게 말했다.

하지만 '의학적으로 증명된' 부분은 어떻게 된 것일까? HGH가 정말로 클라츠의 책이 주장하는 대로 '노화를 되돌릴 수' 있을까? 정말로 그것은 마법 열쇠일까? 물론 암스트롱에서 알렉스 로드리게스에 이르기까지, 부정을 저지른 운동선수들은 그것이 모종의 효과가 있다고 생각했던 것 같다. 또한 소머스가 이런 약제를 복용하는 유일한 할리우드 인사인 것도 아니다. 예를 들어 실베스터 스텔론은 몇 해 전 이런 약품들로 가득 찬 여행 가방 때문에 단속에 걸린 적이 있으며, 고인이 된 모델 겸 여배우 안나 니콜 스미스 역시 2007년 39세를 일기로 세상을 떠날 당시 HGH를 복용하고 있었다.

"내가 왜 다른 것들을 제쳐 두고 HGH를 복용하는지 알려드리죠." '할리우드에서 잔뼈가 굵은 영화 제작자'라는 어느 60세가량의 남자가 2012년 「베니티 페어Vanity Fair」지에 그렇게 말했다. "난 섹스하는 걸 무지 좋아하거든요."

이보다 훌륭한 광고는 생각할 수도 없다. 연합통신사의 조사에 따르면, 2005년에서 2011년 사이에 미국의 성장 호르몬 판매액은 69퍼센트가 증가해 14억 달러에 이르렀다. 중국과 인도, 멕시코에서 불법적으로 들어오는 양이 얼마나 되는지는 아무도 모른다. 이 엄청난 수치는 HGH를 합법적으로 처방하기가 지극히 어렵다는 사실과 모순된다. 이 호르몬은 아이들의 '왜소증'이나 에이즈 환자들의 기력 소진과 같은 상당히 드문 질환에 대해서만 FDA의 승인이 나 있다. 이 약품의 FDA 승인 조건에 명시되지 않은 질환들에 승인 없이 처방을 내리는 것은 공식적으로 금기시된다. 실제로 HGH는 의약용 코카인보다 더 엄격한 규제를 받고 있는데, 주로 운동선수들의 남용을 금지하기 위한 것이다. 노화 방지 전문의들은 환자들에게 이른바 '성인 성장 호르몬 결핍'이라는 진단을 내려 이를 피해 간다. 성인 성장 호르몬 결핍이라는 것은 정의가 모호한 질환으로, 성장 호르몬은 대략 20세 이후로는 자연적으로 감소하기 때문에 거의 모든 성인에게 적용할 수 있다. 화이자 사는 2007년 승인 없는 HGH 사용을 불법적으로 홍보한 혐의로 거의 3천5백만 달러에 이르는 벌금형을 받았지만, 이 액수는 이 호르몬의 판매액에 비하면 그야말로 새발의 피였다. 연합통신사에 따르면, "2011년 판매분의 최소한 절반은 합법적으로는 이 약품을 사용할 수 없는 환자들이 구입한 것이다".

최근 연방정부는 알렉스 로드리게스가 자주 찾았던 마이애미의 진료소와 같은 노화 방지 진료소들에 대한 함정 수사에 나서면서 엄중 단속에 들어갔다. 아마 놀랄 일도 아니겠지만, A4M 사람들은 공식적으로 HGH에 대해 언급하기를 꺼렸다. 실은 '꺼렸다'는 말로는 충분치 않다. 그들의 여성 홍보원은 툭 내던지듯이 자기 단체가 나를 고소하는 방안을 검토할 수도 있다는 말을 했다. 올샨스키에게 그랬듯이 말이다. 가만있을 수는 없는 노릇이었다. 그래서 나는 내가 찾을 수 있는 사람 중 가장 노골적으로 성장 호르몬을 사용하는 사람, 바로 그 유명한 닥터 라이프Dr. Life를 만나러 라스베이거스로 날아갔다.

비행기 잡지의 뒤 페이지들을 휙휙 넘겨 본 적이 있는 사람이라면, 닥터 라이프를 알고 있을 것이다. 믿을 수 없을 만큼 탄탄한 근육질 몸매를 자랑하며 활짝 웃고 있는 그 대머리 할아버지 말이다. 놀랍게도 닥터 라이프는 그의 본명이다. 75세 나이지만 치펜데일 쇼의 25세 무용수 같은 몸매를 지닌 닥터 제프리 라이프는 라스베이거스에 본거지를 두고 전국에 20곳이 넘는 노화 방지 진료소를 운영하는 세네제닉스라는 회사의 대표 인물이다.

직접 만나 본 제프 라이프는 세상 물정에 밝고 친절하며, 라스베이거스 번화가에서 약 20분 거리에 있는 하얀 대리석의 세네제닉스 본사 건물의 자기 사무실에 걸려 있는 그의 유명한 초상화 그대로 군살 하나 없는 탄탄한 근육의 소유자였다. 그는 먼지 한 톨 없는 책상 위에 발을 올리고 의자에 기대앉아 있는데, 깔끔한 검은색 티셔츠 소매가 그 유명한 이두박근으로 불룩 솟아 있다. 서가는 온통 그의 2권의 베스트셀러 『인생 계획*The Life Plan*』과 『인생 계획 완성하기*Mastering The Life Plan*』로 가득 차 있다. 실제로 많은 업무를 처리하는 사무실로 보이지는 않았다. 유명인이 좋긴 좋구나 싶었다.

내 눈에 띈 또 다른 사실은, 그가 몸통은 마치 게이 포르노 스타 같은데, 얼굴과 머리 모양은 래리 데이비드(미국의 영화배우 겸 작가. 벗어진 머리가 특징이다 - 옮긴이)를 닮았다는 것이었다. 성형수술은 물론이고 모발 이식 시술조차 받은 적이 없는 것이 틀림없었다. 커다란 가슴 근육을 제외하면 그는 자기 나이에 걸맞은 모습으로 보였다. 그래서 나는 그가 좋아질 것만 같았다. 수잔 소머스가 좋아질 것 같았던 것과는 다른 이유로 말이다.

그의 사무실 다른 쪽에는 술배 나온 땅딸막한 남자가 탁한 물빛의 호수에 떠 있는 배 위에 맥없이 앉아 있는 사진이 커다란 액자 속에 걸려 있다. 이 사진 속의 남자 역시 닥터 라이프다. 아니, 닥터 라이프였다고 하는 편이 맞을 것이다. 이 사진을 찍을 때 그는 펜실베이니아 북동부에서 개업한 57세의 가정 주치의였는데, 결혼생활은 엉망진창에 배는 축 처지고 늘 술에 절어 살았다. 당시 본인은 아직 몰랐지만 제2형 당뇨병이 한창 진행 중이었고, 이미 관상동맥 질환을 앓고 있었다. 본인 말에 따르면, 그로부터 2년 뒤 어떤 환자가 우연히 보디빌딩 잡지를 병원 대기실에 두고 갔는데, 그것을 집으로 가져가 처음부터 끝까지 통독했다고 한다.

그 잡지를 몇 호 더 구해 읽은 다음에 그는 해당 잡지사에서 후원하는 경연 대회에 나가기로 마음먹었다. 웨이트 트레이닝을 통해 가장 극적으로 몸이 좋아진 남성과 여성에게 상금을 수여하는 대회였다. 지금은 아내가 된 여자 친구 애니가 마루를 깐 그의 집 지하실에서 '운동 전' 사진을 찍어 주었다. 그는 체육관에 등록하고 트레이너와 영양사를 고용한 다음, 미친 듯이 근육 단련 운동을 했다. 12주 뒤 그는 자신의 '운동 후' 사진을 제출했는데, 그 사진 역시 벽에 걸려 있다. 보트 위의 술배 나온 멍한 사람은 지하실의 아널드 슈워제네거로 탈바꿈해서, 유명한 광고들 속의 슈워제네거보다 오히려 더 울룩불룩한 근육을 과시했다. 그는 '바디 포 라이프Body-for-Life' 경연대회에서 우승을 차지했지만, 자신의 인생 자체를 바꾸기도 했다. 12주 만에 그는 사실상 다른 사람이 되었다.

"믿을 수가 없군요." 내가 말했다.

그는 고개를 끄덕인다. "전 사람들한테 그럽니다. 내가 할 수 있다면, 누구라도 할 수 있다고 말입니다." 그가 말한다. "난 특별한 사람이 아닙니다. 사실은 나쁜 유전자를 타고났는데 그 유전자를 이겨 낸 겁니다. 알고 보면 난 뚱뚱한 사람인데 늘씬한 몸매가 된 거죠."

하지만— **지금쯤이면 여러분도 눈치챘을지도 모르는데** —운동과 적절한 식습관만이 그의 비결은 아니다. 그는 집중적인 운동을 계속했지만, 60대 중반에 이르자 몸이 나빠지는 것을 느꼈다. "여전히 체육관에 나가고 좋은 음식들만 먹으려고 했지만, 뱃살이 다시 나오고 근육량과 근력이 떨어지고 있었습니다." 그는 그렇게 말한다. 2003년에 그는 라스베이거스에서 열린 세네제닉스 회의에 참석했다가 '건강한 호르몬 수준'의 중요성에 대해 알게 되었다. 그는 하루를 더 머물면서 3천 달러의 비용이 드는 세네제닉스 사의 초기 환자 검사를 받았다. 여기에는 혈액 검사, 체력 검사, 그리고 체 성분을 분석하고 암을 찾아내기 위한 다양한 신체 스캔이 포함되어 있었다.

혈액 검사에서 그는 테스토스테론과 성장 호르몬이 그의 나이대의 정상치에서 최저 수준에 있는 것으로 나왔다. 세네제닉스 사에 소속된 그의 새 의사는 강도 높은 근육 단련 운동을 계속하되 일주일에 2번씩 테스토스테론을 투약하고, 매일 HGH 주사를 맞는 요법을 실시하게 했다. "2주 만에 몸이 좋아지기 시작했습니다." 그는 그렇게 말한다.

그로부터 1년이 채 되지 않아 그는 라스베이거스로 이사를 갔고, 그곳에서 곧 세네제닉스 사의 포스터 모델에, 당시 60대 초반의 나이로 전직 방사선 전문의이자 역도 선수인 세네제닉스 사의 창립자 앨런 민츠 박사의 제자가 되었다. 민츠는 다른 것들은 물론이고 인간 성장 호르몬의 사용을 공개적으로 지지하고 그 자신도 열성적으로 사용하는 사람이었다. 전해지는 이야기에 따르면, 민츠는 언젠가 (무릎 부상 때문에) 진통제 주사 링거를 달고서 뉴욕 마라톤 대회에서 달렸다고 한다.

닥터 라이프가 실행하는 프로그램의 또 하나의 축은 물론 거의 잔인할 정도로 철저한 운동 프로그램으로, 강도 높은 근력 단련 운동과 마찬가지로 강도 높은 심장 강화 운동—**〈브레이킹 배드〉 같은 액션 드라마 DVD를 보면서 라이프사이클('생활 주기'와는 상관이 없는 실내 자전거 제품명이다) 타기**—을 번갈아 가며 시행한다. 그는 관상동맥 질환 때문에 협착 방지용 튜브를 2개나 혈관에 삽입한 상태지만 전혀 아랑곳하지 않는다. 적절한 식이요법 식사를 하고—**오늘 저녁 식단은 껍질을 벗긴 닭가슴살과 현미, 브로콜리다**—술은 여러 해 전에 이미 끊었다. "술을 마시면서 이런 모습을 유지할 수는 없습니다"라고 그는 인정한다. (자기 자신에게 하는 말일 것이다.)

하지만 여전히 그는 주사 역시 필수적이라고 주장한다. "잃어버린 고리는 바로 호르몬이라는 사실을 깨달았습니다." 그는 말한다. 인간 성장 호르몬이 아니었다면 "100퍼센트 장담하는데, 지금 같은 모습을 하고 있을 수도, 지금 같은 기분을 느낄 수도, 지금처럼 활동하거나 생각할 수도 없었을 겁니다".

멋진 일이 아닐 수 없다. 서명만 하면 75세에 닥터 라이프 같은 외모를 지닐 수 있다니 말이다. 하지만 인간 성장 호르몬에 대한 실제 과학적 연구를—**또한 세네제닉스 사 자체의 최근 역사를**—파고들어가 보고서 나는 이 말 많은 약품이 사람들이 믿는 것처럼 청춘의 샘은 아니라는 사실을 알게 되었다. 그렇기는커녕, 사실 많은 과학자들이 이 약품이 오히려 노화 과정을 가속화할 수도 있다고 믿고 있다.

놀랍게도 HGH 광고의 많은 부분이 1990년에 발표된 단 한 편의 소규모 연구에 근거를 두고 있다. 게다가 이 연구가 발표된 학술지는 그 이후로 이 논문의 수록을 철회했다. 이 연구에서 대니얼 러드먼이라는 위스콘신 의대의 연구자는 자기 나이대의 평균 수준에 못 미치는 성장 호르몬 수치를 보이는 60세 이상의 혈관 이상 환자 10여 명에게 HGH를 주사했다. 일주일에 3번씩 6개월 동안 주사를 놓은 뒤, 러드먼은 남성 환자들이 '무지방 신체 질량'(일명 근육)이 4.5킬로그램 이상 늘고 지방은 거의 3.6킬로그램이나 줄어든 것을 발견했다.

그때까지만 해도 재조합된 HGH는 잘 알려지지 않은 보잘것없는 약품에 지나지 않아서, 주로 성장 장애가 있는 아동들을 치료하는 소아과 의사들이나 알고 있었다. 이 연구가 등장한 뒤 성인 성장 호르몬 시장은 거의 하룻밤 새에 폭발적으로 성장했다. 마침내 한 약품이 근육량을 증가시키고 지방은 사라지게 하는 것이 '과학적으로 증명'되었던 것이다. 로널드 클라츠는 『HGH로 젊어지기』를 기쁜 마음으로 러드먼에게 헌정했다. 하지만 1994년에 사망한 러드먼 본인은 자신의 연구가 오용되는 실태에 경악하고 있었다. 우편 주문 약품과 엉터리 노화 방지 클리닉 광고들에서 그의 소연구를 하도 많이 끌어다 쓰는 바람에 「뉴잉글랜드 의학 저널」은 2003년 강한 어조의 논설을 통해 "이 연구의 발견들이 생물학적으로 흥미롭기는 하지만, 부작용들을 확인하기에는 시술 기간이 너무 짧았던 만큼, 이 결과는 시술을 권장하는 근거로 삼기에는 불충분하다"면서 논문 수록을 철회하는 이례적인 조치를 취했다.

이미 늦은 뒤였다. 말은 이미 마구간을 떠났고, HGH 판매는 줄어들 줄을 몰랐다. 하지만 다른 연구들을 통해 내가 알아낸 바에 따르면, HGH는 광고들이 떠들어 대는 것과는 좀 다를 수 있다. 실제로 근육량을 증가시키고 신체 지방을 줄어들게 하긴 하지만, 실제 근력을 증가시키는 것으로 보이지는 않는다. 역기를 드는 운동을 하면 (거기에 테스토스테론까지 섭취하면) 근력이 향상된다. 또한 웨이트 트레이닝과 달리기 같은 격한 운동은 자연적으로 성장 호르몬 수치를 높이는 것으로 나타났다. 숙면을 취하는 것 역시 마찬가지다. 이런 사실을 알고 보니, 닥터 라이프에게 그런 약품이 굳이 필요했을까 하는 생각이 들었다. 그는 잘 먹고, 술도 안 마시고, 근력 강화 운동과 유산소 운동을 섞어 가며 운동도 열심히 한다. 완벽하지 않은가. 그런데도 정말로 다른 도움이 필요한 것일까?

그는 필요하다고 주장한다. 성장 호르몬 주사는 그 나이대 사람들이 그러니까, 닥터 라이프 같은 외모를 유지할 수 있는 유일한 방법이라는 것이다. 하지만 불행히도 이 주사는 다른 효과도 가져온다. 성장 호르몬은 부종, (손목골 증후군과 같은) 관절 통증, 포도당 과민증과 나이 많은 환자, 특히 남성 환자의 경우 당뇨병 발병의 위험이 부쩍 높아지는 것 등을 포함해 많은 부작용을 갖고 있다. 장기적인 효과에 대해서는 말하기 어렵다. 에스트로겐과는 달리, 나이 든 성인의 HGH 사용에 대한 대규모의 장기적 임상 실험은 시행되지 않았는데, 원칙적으로 노화 방지 목적으로 이 약품을 사용하는 것이 불법인 데에도 얼마간 이유가 있지만, 이 약품을 만드는 제약 회사나 처방하는 의사들이나 이런 연구에 별로 열성을 보이지 않기 때문이기도 하다. 이 때문에 수백만 명이나 되는 그들의 환자들은 스스로 실험 대상이 될 수밖에 없다. 수잔 소머스처럼 (또한 브라운 세카르처럼) 말이다.

잠깐 동안 나도 한번 테스토스테론 대체 요법에, 여차하면 인간 성장 호르몬 주사도 몇 번 맞아 보고 기분이 어떤지나 알아볼까 하는 생각을 했다. 검사까지 받아 보았는데, 테스토스테론 수치가— **자랑하는 것은 아니지만** —이미 꽤 높았다. 성장 호르몬은 여전히 흥미로웠다. 하지만 얼마 안 가서 나는 성장 호르몬을 많이 투여하는 것이 왜 별로 좋은 생각이 아닌지를 설명하는 흥미로운 실험을 알게 되었다. 실험과 〈프린세스 브라이드〉라는 영화도 말이다.

실험부터 이야기해 보자. 지금까지 실험실에서 관찰된 것 중 가장 오래 산 생쥐들은 세포에 사실상 성장 호르몬 수용체가 없었다. 이 생쥐들은 이 호르몬에 영향을 받지 않도록 유전적으로 수정이 된 녀석들이었다. 1분 동안만 머리를 싸매고 생각해 보시라. 성장 호르몬이 없으면 더 오래 산다. 이 현상을 발견한 것은 홀리 브라운 보그라는 박사후 과정 학생으로, 자신이 계획한 노화 연구를 위해 한 무리의 생쥐들을 분류해서 그중 나이 든 놈들을 골라내다가, 나이 많은 생쥐들 중에 '에임스 왜소형'이라고 불리는 유형의 생쥐가 많다는 것을 알게 되었다. '에임스 왜소형'은 성장 호르몬 수용체가 고갈되어 버리는 이상한 돌연변이를 지닌 개체들이다. 또한 이런 생쥐들은 다른 녀석들보다 오래 산다. "우와, 어쩌면 성장 호르몬이 오래 사는 것과 관련이 있을지도 모르겠다 싶었죠." 지금은 노스다코타 대학의 교수가 된 브라운 보그는 그렇게 말한다.

이야기가 길지만 간략히만 살펴보자. 브라운 보그와 그녀의 멘토인 서던일리노이 대학의 안드레이 바트케는 성장 호르몬과 장수가 반비례 관계에 있다는 것을 발견했다. 어떤 종류의 성장 호르몬 '고갈' 생쥐들은 일반 생쥐보다 거의 2배나 오래, 그러니까 거의 5년을 더 산다. 이런 생쥐들은 암처럼 고령에 생기기 쉬운 질병들에도 훨씬 덜 걸리는데, 그것은 곧 이 녀석들이 정말로 노화가 더디게 진행된다는 것을 뜻한다. 반면 성장 호르몬을 정상보다 더 생성하도록 사육된 생쥐들은 수명이 일반 생쥐의 약 절반밖에 안 되는 경우가 많았다. 이 모든 것을 종합하면, 지나친 성장 호르몬은 건강에 좋지 않을 수도 있다는 결론이 나온다. 그렇다면 주사까지 맞아 가며 몸을 해칠 이유가 어디 있는가?

"전 나이 들어도 성장 호르몬을 투여받진 않을 거예요." 브라운 보그는 말한다. "장기적으로 보면 노화를 촉진하는 셈이니까요. 사람들이 왜 그런 주사를 맞을 생각을 하는지 도무지 이해가 안 가요."

나는 이해할 수 있다. 주사를 맞는 사람들은 HGH가 최소한 잠시 동안이라도 젊어진 기분을 느끼게 해준다고 생각하는 듯하다. 하지만 젖꼭지에 피어싱을 해도 젊어진 기분은 느낄 수 있을 것이다. 결국 어느 쪽도 그다지 현명한 선택은 못 되지만 말이다.

더 많은 증거를 원한다면, 지역의 개 산책 공원만 나가 보면 된다. 치와와처럼 작은 개들은 15년이나 그 이상을 사는 반면, 그레이트데인 종의 개는 수명이 7~8년을 넘는 경우가 드물다. 개들이 종마다 몸집이 크게 다른 것은, 세포에게 성장과 분열을 지시하는(또한 성장 호르몬과 함께 작용하는) 전달체인 인슐린 유사 성장 인자 1insulin-like growth factor 1, IGF-1의 유전자 때문이다. 몸집이 큰 개들은 IGF-1을 더 많이 생성하는 반면, 작은 개들은 수백 년간의 선택적 사육을 통해 이 인자를 걸러 내버렸다. 작은 개들이 거의 언제나 큰 개들보다 오래 사는 것도 이것으로 설명이 될까? 그리고 인간에게도 같은 원리가 적용이 될까?

지나친 성장 호르몬이 프로 레슬러에서 인기 배우가 된 앙드레 더 자이언트에게 좋지 않았던 것은 분명하다. 그는 말단 비대증이라는 희귀 질병을 앓았는데, 뇌하수체에 생긴 양성 종양 때문에 성장 호르몬이 너무 많이 생성되어 나타나는 병이다. (동기 전문 강사 앤서니 로빈스도 이 병을 앓았다.) 그는 2미터 10센티미터가 훌쩍 넘는 키에 한창때는 몸무게가 225킬로그램이 넘었다. 한마디로 '기골이 장대한' 사람이었다. 그의 삶 또한 거인다웠다. 헐크 호건을 납작하게 메다꽂거나 〈프린세스 브라이드〉의 배역을 따낼 때가 아니면, 앉은자리에서 맥주를 100잔 넘게 해치우는 것으로 유명했다. 그것이 1993년 46세를 일기로 세상을 떠난 그의 때 이른 죽음을 재촉했을 수도 있지만, 말단 비대증 환자는 상당히 이른 나이에 세상을 떠날 때가 많다.

한 가지 원인은 암과 연관이 있을 수도 있다. 제대로 된 연구가 이루어진 적이 없어서 성장 호르몬을 이용하는 사람들의 발암 위험성이 더 높은지 여부는 알 수 없지만, 성장 호르몬 과잉은 암세포의 증식을 촉진하는 것으로 알려져 있다. 2003년에는 캘리포니아에서 하네케 홉스라는 이름의 56세 여인이 노화 방지 치료를 받으러 세네제닉스를 찾았다. 앞으로도 계속 마라톤을 뛰고, 승마도 하면서 활동적인 삶을 즐기고 싶었던 것이다. 대부분까지는 아니더라도 많은 다른 세네제닉스 환자들과 마찬가지로 그녀는 성장 호르몬 주사를 맞았는데, 한 달 비용이 1천에서 2천 달러에 이르렀다(주사비, 필요한 검사비, 사무실 방문비). 그녀는 곧바로 몸무게가 7킬로그램이나 줄었다. "정말 날아갈 것 같은 기분이에요." 그녀는 「샌프란시스코 크로니클」지에 그렇게 말했다. 하지만 치료는 오래 계속되지 않았다. 6개월 뒤에 그녀가 간에 번진 악성 종양으로 사망했기 때문이다. 그녀의 가족들은 성장 호르몬 치료가 암을 유발했거나 가속화했다고 주장했지만, 민츠 박사는 그렇지 않다고 맞섰다.

몇 년 뒤 TV 프로그램 〈60분〉이 노화 방지 의학을 둘러싼 논란을 다루면서 민츠를 소개했다. 하지만 방송이 나가기 전에 민츠 역시 수수께끼 같은 상황에서 사망했다. 처음에 세네제닉스 사는 그가 역기를 들다가 심장마비를 일으켰다고 발표했지만, 나중에 그가 뇌 조직 검사에서 생긴 합병증으로 쓰러졌다는 것이 밝혀졌다. 다시 말해 엑스레이를 통해 암일 수도 있는 병변이 발견되어 의사들이 조사 중이었던 것이다. 조직 검사 결과는 깨끗했다고 회사 측에서는 주장했다. 하지만 검사 보고서는 한 번도 공개되지 않았고, 2007년 69세라는 그리 많지 않은 나이에 세상을 떠난 그의 진정한 사인은 끝내 밝혀지지 않을 수도 있다.

분명한 것은, 노화는 많은 사람들이 생각하는 것보다 훨씬 더 까다로우며, 단순히 성장 호르몬이나 당시 유행하는 어떤 보충제를 투여하는 것으로는 세카르의 묘약 이상의 효과를 보지 못한다는 것이다. A4M 회의의 수많은 장사꾼들이 무엇을 추천하든 간에, 빠른 해결이란 있을 수 없다. 호르몬 대체 요법이든, 뇌파 동조기든, 산소 공급 수면실이든, 나이 들어가는 것의 이런저런 불행한 부작용들을 제거한다고 약속하는 줄줄이 이어지는 보충제들이든 말이다.

"여기 모차르트 교향곡이 한 곡 있다고 칩시다." 서던캘리포니아 대학의 생물학 교수이자 노화 분야의 최고 연구자로 손꼽히는 발터 롱고는 말한다. “성장 호르몬이니 보충제니 뭐니 하는 것들을 투여하는 건, 첼로 연주자한테 가서 ‘그냥 훨씬 더 크게 연주할 수 없어요?’라고 말하는 것이나 마찬가집니다. 엉망진창이 되기 딱 십상이죠.”

그래도 브라운 세카르는 중요한 어떤 것을 발견해 낼 가능성이 있었고, 잘못된 방식으로이긴 하지만, 수잔 소머스와 닥터 라이프도 마찬가지다. 그것은 바로 나이 든 몸은 젊은 몸과 내부부터 근본적으로 다르다는 것이다.

1970년대 초반에 독일 출신 과학자인 캘리포니아 어바인 대학의 프레더릭 루트비히는 참신하면서도 급진적인 실험을 통해 이것이 얼마나 중요한지를 보여 주었다. 그는 3개월 된 쥐의 몸 오른쪽과, 사람으로 치면 60세에 해당하는 18개월 된 다른 쥐의 몸 왼쪽을 잘라 냈다. 그런 다음 두 쥐를 어깨부터 옆구리까지 샴쌍둥이처럼 이어 붙였다. 그는 이 일을 계속 반복해서 늙은 쥐와 어린 쥐, 늙은 쥐와 늙은 쥐, 어린 쥐와 어린 쥐 등 235쌍의 다른 조합들을 만들어 냈다.

이 기술은 병체결합이라고 불렸는데, 어딘지 모르게 브라운 세카르 시대에 나온 것 같은 느낌이 든다면, 바로 맞힌 것이다. 1860년대에 폴 베르라는 프랑스 의사가 백색증 쥐 두 마리를 이어 붙이면서 처음 등장한 기술이니 말이다. 폴 베르는 두 마리 쥐의 순환계가 합쳐져 같은 피가 두 개체의 몸속을 흐르게 되는 것을 발견했다. 그 이후로 병체결합은 면역 체계, 신장 기능, 암, 방사선의 효과 등의 연구를 위해 사용되었다. 루트비히의 질문은 단순 명쾌했다. 나이 든 동물의 몸에 젊은 피를 흐르게 하면 어떤 일이 벌어질 것인가?

이 아이디어는 루트비히 자신만의 것은 아니었다. 늙은 동물과 젊은 동물을 짝 짓는 '이시성' 병체결합이라는 관념은 그보다 몇 해 전에 알렉스 컴퍼트라는 영국의 초창기 노인학자가 제시한 것이다. 그는 젊은이들이 부모보다 스트레스와 부상, 질병에 훨씬 더 강력히 저항한다는 점에서, 젊음에는 무엇인가 특별한 것이 있다는 것을 직감했다. "만약 우리가 평생 동안 스트레스, 부상, 질병에 10세 때처럼 저항할 수 있다면, 지금 여기 있는 우리 중 절반은 700세까지도 살 수 있을 것이다"라고 그는 썼다.

오자가 아니다. 분명히 700세이다. 오브리 드 그레이가 꿈꾸는 나이 아닌가. 그러기 위해서는 생물학적으로 10세 때와 같은 수준을 평생 유지하기만 하면 된다. 바로 그것이 비결이다.

컴퍼트는 젊은이들의 몸 안에 그들에게 놀라운 젊음의 저항력과 재생력을 부여하는 무엇인가가 있으며, 이 물질은 지극히 강력하지만 수명이 짧기도 해서 10년 정도 안에 사라져 버리는 것이 아닌가 생각했다. 하지만 컴퍼트는 60 몇 세의 나이에 자신의 최고의 인기작이 될 『성의 즐거움 *The Joy of Sex*』이라는 삽화를 곁들인 소책자 안내서를 마무리하느라 정신이 없어서 직접 실험을 할 여력이 없었다. 그리하여 이 무거운 임무는 루트비히와 그의 연구실 동료들에게 떨어졌고, 이들은 몇 주 동안을 동물들을 이어 붙이면서 보냈다.

병체결합은 약간 섬뜩한 것이 사실이며, 실제로 독일에서는 금지하고 있다. 하지만 실상은 이 단어가 풍기는 느낌만큼 그렇게 기괴하지는 않다. 나는 브롱크스의 알버트 아인슈타인 의대 실험실에서 진행된 병체결합 수술 2건을 직접 목격했는데, 동물들을 절개하고 봉합하는 데 약 20분이 걸렸고, 피도 그다지 많이 흐르지 않았다. 한 일주일 정도가

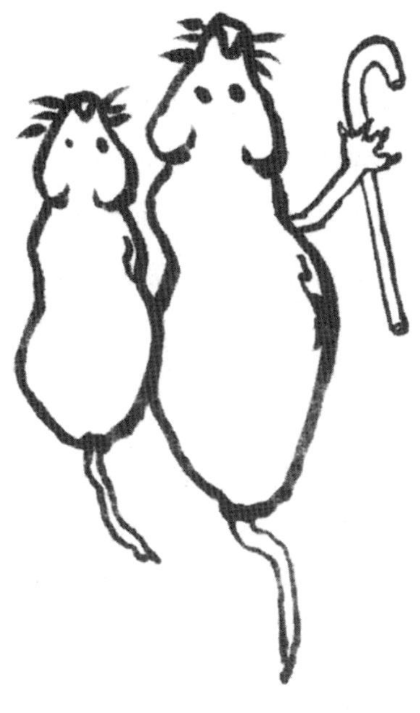

지나면 절개 부위가 아물고 두 개체의 순환계도 결합되어서 같은 피가 두 개체의 몸속을 흐르게 된다. 루트비히의 실험동물들 가운데 3분의 1 이상이 목숨을 잃은 것은 사실이지만, 이제는 생존율이 훨씬 높아졌고, 볼룸댄스에서처럼 둘 중 어느 쪽이 '리드'할 것인지를 일단 결정하면 비교적 만족스럽게 삶을 영위해 간다. 녀석들에게도 우리에 하루 종일 혼자 갇혀 있는 것보다는 이렇게 결합된 새로운 존재가 된 것이 더 재미있을 것이 분명하다. 병체결합 수술에 참여했던 어느 과학자가 반은 농담조로 이렇게 말했던 것처럼 말이다. "생각해 보면, 실험용 쥐로 지내는 건 정말 지루하기 짝이 없어요."

다음으로, 루트비히와 그의 팀은 과학자들이 노화 연구에서 늘 하는 일을 했다. 실험동물들이 언제 죽는지 기다리며 지켜본 것이다. (지루할 만도 하겠다.) 하지만 결과는 따분한 것과는 거리가 멀었다. 젊은 놈들과 짝이 된 늙은 쥐들은 놀라울 정도로 수명이 길어져서, 비슷한 나이의 파트너와 짝이 된 쥐들보다 4~5개월은 더 오래 살았다. 심지어 충격적인 수술을 받지 않은 65마리의 대조군 쥐들보다도 약간 더 오래 살았다. 실험용 쥐들이 보통 2년 조금 넘게 사는 것을 감안하면, 인간으로 치면 수명이 대략 80세에서 거의 100세로 늘어난 것이나 다름없었다.

다시 말해 루트비히는 젊음이 전염될 수 있다는 것을 발견한 것이다. 하지만 왜 그런 것일까?

그가 내놓을 수 있었던 최선의 설명은, 나이 든 동물들이 젊은 면역 체계에 접하게 된 덕분에 감염으로부터 보호받았기 때문이라는 것이었다. 앞으로 보게 되겠지만, 면역 체계가 노화에 중요한 것은 분명하다. 하지만 좀 더 깊은 이유는 없었을까? 젊은 피에 젊음을 부여하는 모종의 비밀 인자 같은 것이 있어서 나이 든 쥐들이 더 오래 살 수 있도록 도왔던 것은 아닐까?

이것은 아주 오래되고도 오래된 질문이다. 13세기에 이미 연금술사이자 철학자인 로저 베이컨은 늙은 사람은 성경험이 없는 젊은이(아마도 남자)의 숨결을 들이마시면 회춘할 수 있다고 주장했다. 그 이후로 수많은 늙은 남자(와 여자)들이 성적인 관계를 갖든 아니든 젊은이를 옆에 두려고 안달을 했는데, 마음속에 품은 목표는 아마 똑같았을 것이다. 16세기에는 프랜시스 베이컨(로저 베이컨과는 아무 관련도 없는 사람이다)이 젊은 개의 피를 늙은 개에게 수혈했는데, 그가 보기에 늙은 개는 상당히 젊음을 되찾은 것 같았다. 젊은 피 이야기를 할 때, 오로지 피만을 마시면서 몇 세기를 살았다고 하는 소설 속의 주인공 드라큘라를 빼놓을 수는 없다. 현실 세계에서 실제 '꼬챙이' 공작 블라드 드라큘라는 겨우 40대 중반까지밖에 살지 못했지만 말이다.

한동안 루트비히조차 자신이 관찰한 것에 대해 더 나은 설명을 내놓지 못했고, 병체결합은 이내 다시 한물 간 기술 취급을 받았다. 하지만 그것이 제기한 질문은 심원했다. 젊은 피에 함유된 무엇인가가 늙은 동물들에게 젊음을 되돌려주었는데, 그것이 과연 무엇인가? 그리고 왜 우리는 나이를 먹으면서 그 무엇인가를 잃어버리게 되는 것일까? 무엇이 우리 안에서 그토록 근본적으로 변하기에, 우리의 피 자체의 구성이 달라지는 것일까?

아니면 질문이고 뭐고 다 그만두고 어린 조카한테 가서 수혈이나 받아야 하는 것일까? 조카는 이 글을 쓰고 있는 지금 때마침 딱 10살이 되었다.

내가 풀어야 할 숙제는 바로 그것이었다.

Chapter 4

당신의 벗, 쇠락

인간 대 시간

매일 내 마음에 가장 큰 충격을 주는 것은 바로 거울이다.
저것이 내 모습이라니 믿을 수가 없다.
–닐 영

동이 틀 무렵 잠에서 깨어 보니 웬 낯선 사람이 침대 옆에 서서 고무 마스크를 내 얼굴에 씌울 준비를 하고 있었다. 재빠르면서도 부드럽게 손을 놀려 그는 마스크를 내 코와 입에 맞추었고, 비몽사몽하고 있던 나는 즉시 폐쇄공포증에 빠졌다. "괜찮아요." 그가 부드럽게 말했다. "마음 편하게 가지세요."

"으으으음" 나는 발작적으로 팔을 버둥거리며 마스크 뒤에서 신음했다.

"쉬이이이!" 그가 사방팔방으로 돌아다니는 내 팔을 양손으로 꼭 붙들면서 말했다. "그냥 거기 가만히 누워 계세요."

나는 누워서 얼굴에 꽉 끼는 마스크와 나의 절박한 질식 공포증에 대해서는 생각하지 않으려고 노력했다. 내 방에 있던 남자는 에드거라는 사람으로, 내가 사흘 밤을 연달아 보내고 있는 볼티모어 하버 병원의 야간 간호사였다. 내가 이 병원에 있는 것은 아파서가 아니라, 건강해서였다. 인간의 노화에 대한 세계에서 가장 장기간에 걸친 연구인 '볼티모어 노화 종적 연구' 또는 BLSA Baltimore Longitudinal Study of Aging라 불리는 것에 자원했던 것이다. 1958년부터 정부 연구자들은 관찰 대상자 집단이 요동치는 시간의 흐름 속에서 성장해 가는 모습을 쭉 지켜보고 있는 중이다.

이 연구는 노화라는 것을 처음으로 연구하기 시작한 미국 과학자 중 한 사람인 노인학의 선구자 네이선 쇼크의 머리에서 나온 것이다. 대학원을 졸업한 뒤 쇼크는 미국국립보건원 볼티모어 지부에 들어갔는데, 여기서 그는 사람들이 자연적으로 어떻게 나이 들어가는지를 과학자들이 기본적으로 알지 못한다는 사실을 깨닫게 된다. 하긴 20세기 중반까지는 나이 많은 사람들이 주위에 그리 많지 않기도 했다. 또한 당시의 노인학자들은 이미 늙은 사람 또는 심지어 사망한 사람들만을 연구하는 경향이 있었다.

쇼크의 아이디어가 지닌 천재성은 바로 '종적'이라는 부분에 있다. 노인들을 선정해 이것저것 조사하는 것이 아니라, 그는 나이가 그리 많지 않은 건강한 사람들에서 출발해 이들이 천천히 나이 들어가는 과정에서 어떤 일들이 벌어지는지를 관찰하기로 했다. 그래서 가정상의 평균적인 70대를 가정상의 평균적인 40대와 비교하는 대신, 그들은 각 개인이 자신만의 방식으로 나이 들어가는 과정을 추적했다. 그는 대부분 볼티모어 의학계의 동료 과학자들과 의사들로 이루어진 핵심 관찰 대상 집단을 모집하고, 이들을 대상으로 온갖 종류의 기본적인 검사와 측정을 시행했다. 그런 다음 그는 시간이 지나면서 이들이 변하는 모습을 지켜보기로 했다.

이와 같은 장기적 프로젝트는 오늘날처럼 연구 기금을 받기 위해서는 기한을 엄격히 지켜야 하고 종신 교직을 얻으려면 하나라도 연구 실적을 더 내야 하는 상황에서는 거의 생각조차 하기 힘들지만, 쇼크의 소규모 연구는 순조로운 진척을 이루었다. BLSA는 현재 20세에서 105세에 이르는 1,300명 이상의 관찰 대상자들을 추적하고 있다. 그의 조그만 연구실은 '국립노화연구소'가 되었다. BLSA를 수행하는 국립노화연구소 과학자들은 노화가 인간 몸에 자행하는 범죄 행위들의 전과 기록을 오랜 기간에 거쳐 고통스러울 정도로 꼼꼼히 채워 나갔다. 내가 노트북 컴퓨터에서 찾은 BLSA 연구에 따르면, 평균 최대 산소 섭취량—**운동 중에 산소를 처리할 수 있는 신체 능력**—은 40대가 되면 10퍼센트가 감소하고, 50대에는 15퍼센트, 60대에는 20퍼센트, 그리고 70대에는 무려 30퍼센트가 감소한다. 하지만 한 가지 감소하지 않는 것은 바로 체중으로, 40대, 50대, 60대를 거치는 동안 꾸준히, 심지어 가차 없이 증가한다. (과학은 고맙기도 해라.)

어떤 정보들은 실제로 사람들에게 도움이 되기도 했다. BLSA의 가장 중요한 발견 중 하나는, 남성의 경우 전립선암의 지표인 전립선 특이항원prostate-specific antigen, PSA의 수치가 문제가 아니라, 그것의 변화율이 중요하다는 사실이다. 이 사실을 알아낸 것만으로, 수천 명의 남성들이 쓸데없이 고통스러운 검사와 수술을 받는 것을 면할 수 있었다. 좀 더 최근에는 이 연구의 데이터가 당뇨병 진단 기준을 확정하는 데 이용되었고, 연구자들이 심혈관계 질환과 알츠하이머병의 진행 패턴을 이해하는 데에도 도움을 주었다. 하지만 이 연구가 던진 중대한 질문 하나는 여전히 답을 얻지 못한 상태다. 바로 노화를 어떻게 측정할 것인가 하는 문제이다. 생물학적 나이를 알아내는 것이야 가능하지만, 생활 연령chronological age은 어떨까?

BLSA는 아무나 연구 대상으로 삼지 않는다. 나는 혈액 검사에, 전신 신체검사(전립선 검사는 빼고)까지 받고, 내 병력에 대해 꼬치꼬치 캐묻는 수많은 질문들에 답하는 등 철저한 검사를 거쳤는데, 모두 내가 늙어 가면서 쇠락하는 모습을 정부가 지켜봐도 좋을 만큼 정말로 내가 건강한지 알아보기 위한 것이었다. 만약 내게 만성 질환이 있거나, 하다못해 소염 진통제 같은 것이라도 약을 복용하고 있었다면 나는 탈락하고 말았을 것이다. 모집 담당 간호사가 내게 농담을 던졌다. "이렇게 검사 결과가 좋은 사람은 평생 못 만날 거예요."

엘리트 연구 대상자로 뽑힌 특전에 감사하는 마음으로, 나는 8월의 멋진 사흘을 기꺼이 바쳐 정부의 기니피그 역할을 했다. 깨어 있는 동안 항상 이런저런 검사를 받고, 심지어 볼티모어 항구의 멋진 경관이 내려다보이는 병실에서 잠까지 자야 했다. 종합해서 말하자면, 정부는 나로부터 6천 건의 데이터를 수집하고, 나는 몇 년마다 한 번씩 다시 돌아와서 추가로 데이터를 내놓아야 했다. 언제라도 연구에서 빠져도 상관없었지만, 내가 죽어도 연구가 꼭 끝나지는 않을 수도 있었다. 안내 책자에는 사후에 시신을 기증하는 선택 사항이 설명되어 있었으니 말이다. 그 대가로 나는 납세자의 돈으로 받을 수 있는 최상의, 가장 완벽한 의료 검사를—**무료로**—받게 될 예정이었다. 또한 어떤 면에서는 가장 기이한 검사를 말이다.

지난 이틀 동안 이미 나는 상상할 수 있는 모든 방식으로 온몸을 주사바늘로 이리저리 찔리고, 몸속의 이런저런 액체들을 빼내고, 온갖 몸속 사진을 찍었다. 화요일 아침 일찍 간호사가 한 30병은 될 분량의 피를 조직적으로 빼가면서 시작된 일이었다. 이 시련에 이미 욕지기를 느끼고 있는데—**대부분의 남자들과 마찬가지로 나는 내 몸에서 피가 빠져나가는 것을 보는 것이 그다지 즐겁지 않다**—이어서 속이 느글거릴 만큼 단 오렌지 맛 음료 한 병을 꿀꺽꿀꺽 들이켜고는 2시간 동안 20분마다 간호사가 또 피를 야금야금 빼가는 것을 보고 앉아 있어야 했다. 내가 액상 당분의 대규모 맹공에 어떻게 대처하는지 검사하기 위한 것이었다. 또는 조지아 사람들이 말하는 '아침 식사'에 말이다.

내 피 중 일부는 현장에서 바로 분석이 이루어졌지만, 대부분은 앞으로의 연구 프로젝트들을 위해 미국국립보건소의 냉동고에 보관된다. (미래 문명들에게 한마디. 제발 이 병들을 찾아내서 나를 복제하거나 하지 마세요.) 그런 다음에는 사람을 돌아버리게 하는 일련의 인지 능력 테스트가 시작되었다. 쇼핑 목록을 던져 주고는 외워서 암송해 보라고 하는데, 제정신이 아닌 사람이나 아니면 혹시 내 여자 친구가 만든 목록이 아닌가 싶었다. "오징어, 고수 잎, 쇠톱, 향수……."

측정할 수 있는 것이라면 무엇이든 측정되었다. 처음 24시간 동안은 소변도 내 침실에 있는 냉장고에 비치된 오렌지색 병에만 보아야 했다. 그뿐이 아니었다. 새침한 젊은 여자 한 사람은 미리 파란색으로 물들여 둔 내 혀에 카메라를 바싹 들이대고 사진을 찍어 댔다. "저도 좋아서 이러는 건 아니에요." 그녀가 한마디 덧붙였다. 나라고 좋았겠는가. 다른 방에서는 통통하게 생긴 사근사근한 친구가 내 얼굴에 전극들을 붙이고, 고무망치로 이마를 20번이나 두드렸다. 마치 몸속 스테디캠처럼 우리의 시각을 흔들림 없이 안정시켜 주는 신경들을 검사하기 위한 행동이란다. 한 간호사는 내 발톱을 깎은 다음, 내 '미생물군집'을 분석한다며 깎아 낸 발톱 조각을 챙겨 갔다. 미생물군집이란 우리 몸속이나 피부 위, 주변에 서식하는 미생물 집단을 말하는 것으로, 최근에 와서야 중요성이 인식되었다. 한 발 더 나가, 이 사람들이 내 응가 샘플까지 요구할 것이라는 말을 듣고 나는 기겁하고 말았다. 이것으로 샘플 채취를 하라며 그들은 내게 〈다운턴 애비〉에 나오는 여성들이 쓰던 것 같은 구식 여성용 모자를 닮은 채집기구를 주었다.

내가 딱 하나 무서워한 것은 MRI 기계였는데, 이 기계는 폐쇄공포증을 불러일으킬 만큼 좁은 하얀 관 속에 나를 집어넣고는, 한 시간 넘게 소름 끼치는 끽끽 소리를 내며 내 머리를, 이어서 다리를 스캔했다. 사실 클리블랜드로 가는 비행기 일반석과 별로 다를 것도 없었지만, 그런 생각이 드는 것마저도 싫었다. 브리라는 이름의 기사가 잠깐 다독거려 주고 나서야—**그녀는 내 팔을 잡으며 "제가 여기 있을게요"라고 속삭였다**—나는 기꺼이 그녀가 거치대 벨트를 채우고 나를 기계 안으로 밀어 넣도록 놓아두었다. 그렇게 기계는 모든 것이 완비된 어느 열대 리조트에서 브리와 함께 휴가를 즐기는 모습을 상상하고 있는 내 뇌의 이미지들을 기록했다.

내가 BLSA에 참여한 것은 분명히 이 책을 위한 조사 활동의 하이라이트였다. 빈말이 아니라, 사흘 동안 남들의 관심을 한 몸에 받는 것은, 특히 주로 집에서 혼자 일하는 나 같은 사람에게는 꽤 근사한 경험이었다. 바삐 돌아가는 것도 좋았다. 검사들도 우스꽝스러울 정도로 쉬웠다(음, 쇼핑 목록 외우기만 빼고 말이다). 하도 재미있어서 나는 이 활동들을 '블래스트The Blast(신나는 경험 - 옮긴이)'라고 부르기 시작했다.

예를 들어, 첫째 날에 어느 큰 방으로 안내를 받아 보무도 당당하게 걸어 들어갔더니, 팔짱을 끼고 앉았다 일어나기를 10번 하라고 시키고는 생리학자 직원이 마치 축구선수 선발 전문가처럼 초시계를 들고 시간을 쟀다. 그런 다음에는 균형 감각을 점검한다면서 한 발을 들고 30초, 다시 발을 바꾸어서 30초 동안 서 있게 했다. 합격이었다. 생리학자는 내가 산소마스크를 쓰고 방 안을 왔다 갔다 걷는 동안에도 초시계로 시간을 쟀다. 그것 또한 A학점이었다. 그다음 날에도 얼마간 더 걸어야 했다. 이번에는 최첨단 '보행 분석' 실험실에서 걸었는데, 여기서는 픽사Pixar에서 쓰는 것과 같은 종류의 고속 카메라들로 내 움직임을 기록했다. 나는 한 발을 다른 발 앞으로 옮기는 솜씨도 썩 괜찮았다.

시력 검사는, 앞에서 차가 다가오는 상황을 시뮬레이션해서 얼굴에 전조등까지 비추었지만, 그야말로 식은 죽 먹기였고, 청력 검사에서는 희미한 찍찍 소리까지 잡아냈다. 또한 악력 검사와 다리 근력 검사도 꽤 잘해 냈다. 바로 브라운 세카르처럼 말이다.

하지만 가장 좋았던 것은 '블래스트'의 직원들이 계속해서 내게 '젊다'고 말해 주었던 것인데, 그들의 통상적인 고객들과 비교하면 맞는 말일 것이다. 간호사들과 의사들, 생리학자들은 내게 각각의 검사에 대해 한 번만 설명해도 되고, 내가 모든 것을 빨리 해치워서 무척 기뻐했다. 나는 '블래스트'의 스타였다.

나중에 가서야 이것이 무엇을 의미하는지 깨달았다. 나는 진정한 노화를 이제 겨우 경험하기 시작했을 뿐이었던 것이다. 나는 3년마다 그곳으로 갈 것이고, 갈 때마다 그들이 측정하는 대부분의 것들이 나빠지면 나빠졌지 좋아지지는 않을 것이다. 체지방 비율, 골밀도, 시력, 청력, 근력, 심혈관 건강, 포도당 내성(당을 제거하는 신체의 능력을 알 수 있는 간단하지만 지극히 중요한 측정법이다) 등등 말이다. 아, 물론 기억력 또한 마찬가지다. 얼마 안 있어 나는 휴대폰 전원을 켜놓는 것을 깜빡하게 될 것이다. 배뇨 습관에 대한 상담은 점점 더 길어지고 더 당혹스러워질 것이다. 물의 은유를 계속하자면, 노화는 오로지 한쪽 방향으로만 흐르는 강물 같은 것이다. 내리막으로만 말이다.

400미터 걷기 검사 중간쯤에 이 모든 것이 갑자기 머릿속에 떠올랐다. 최대한 빨리 걸어서 복도를 20번 정도 왕복하던 중이었다. 지시받은 대로 '활발하게' 걸었지만 땀은 거의 흐르지 않았다. 하지만 그 순간 퍼뜩 이런 생각이 들었다. '언젠가 이것도 힘들어지겠지.' 의자에서 일어나는 것조차 고통스럽고 굴욕적인 시련이 될 거야. 몇 블록 걷는 것은 기념비적인 과업처럼 보일 거고. 그리고 얼마 지나지 않아 죽겠지. 그런 의미에서 이것은 실은 가장 중요한 검사 중 하나였다. 이 '블래스트' 데이터 덕분에 연구자들은 이제 자연스러운 보행 속도가 우리의 사망 가능성을 가장 정확히 알려 주는 예측변수 중 하나라는 사실을 알게 되었다. 통계적으로 볼 때, 걸음이 느려질수록 퇴장할 날이 가까이 왔다고 할 수 있다.

나는 침울해지기 시작했다. 그래, 아직 나는 꽤 팔팔하다. 지금은 말이다. 하지만 아직 나는 노화의 영향을 거의 받지 않았고, 솔직히 말해서 그 모든 것에서 말하자면 울보 아이 수준이었다. 그러나 나는 '블래스트'가 실제로 측정하게 될 것은 이제 겨우 시작일 뿐인 나의 길고도 필연적인 쇠퇴라는 것을 깨달았다. 그렇게 될 것은 불을 보듯 뻔했다. 키마저도 변할 것이다. 키가 완만하게 지속적으로 줄어든다는 것은 연구를 통해 증명된 일인 만큼(이유가 궁금하시다면, 우리의 척추뼈 사이의 디스크에 수분이 사라져서 그렇다는 것을 귀띔해 드리겠다), 아마도 나는 지금 키에 다시는 이르지 못할 것이다. 연구는 내가 죽을 때까지 끝나지 않을 것이며, 심지어 죽은 뒤에도 계속될 것이다. 부검 동의 양식지를 받아 놓았으니 말이다.

그날 밤 나는 병원에서 나와, 인간에게 알려진 가장 콜레스테롤이 높은 음식 중 하나인 체서피크 만 꽃게를 맥주 여러 잔과 함께 6마리나 먹어 치웠다. 그러면 안 될 이유라도 있나?

집으로 돌아온 지 몇 주 지나서 나는 2002년에 이 연구를 인계받은 루이지 페루치 박사에게 전화를 걸었다. 이 연구는 특히 네이선 쇼크가 1989년 사망한 이후로 지지부진한 상태에 빠져 있었다. 일부 분자 생물학자들이 '주름 개수 세기'라고 빈정거렸던, 실제 사람들을 대상으로 한 노화 연구는 시대에 뒤떨어진 것으로 간주되었다. 이제 국립노화연구소는 콜레스테롤 수치나, 나이와 함께 변하는 다른 혈액 화학물질들 같은 노화의 '생물지표'를 찾겠다며 수백만 달러를 생쥐 연구에 쏟아부었다. 하지만 아무 성과도 거두지 못했다. 노화를 측정할 수 있는 정말 좋은 방법은 여전히 찾지 못하고 있었다.

고향인 이탈리아 피렌체에서 이곳으로 발탁되었을 당시, 페루치는 나이 많은 사람들을 치료하는 의사인 노인병 전문의였다. '블래스트'에서 페루치는 엄청난 기회의 가능성을 엿보았다. 이런 연구는 어디에도 없었다. 개개의 연구 대상자들이 나이 들어가는 모습의 궤적을 추적할 수 있도록 해줄 연구는 말이다. 그는 검사 과정을 현대화하고, MRI나 CT 같은 새로운 영상 촬영 기술을 도입하는 한편, 연구의 범위를 확장했다.

처음 나눈 대화에서 페루치는 결코 잊을 수 없는 말을 내게 했다. "노화는 우리 몸속에 숨어 있습니다." 그는 그렇게 말했다.

노화는 우리 몸속에 숨어 있다. 도대체 무슨 뜻일까?

두 가지를 의미했다. 먼저, 우리의 생명 작용의 측면에서 볼 때, 노화는 우리가 미처 알아차리기 훨씬 전에 시작되는 심층적인, 거의 비밀리에 진행되는 과정이다. 연구자들은 노화의 어떤 부분들은 사실상 우리가 엄마의 자궁 안에 있는 동안에 벌써 시작된다고 믿는다. 이러한 변화들은 20살을 전후로 우리가 성장을 멈춘 뒤 가속화되고, (묘비 모양의 생일 케이크 초의 도움을 받건 아니건 간에) 우리가 중년이 되었음을 깨달을 즈음이면 노화는 이미 착실히 진행 중이다. 많은 연구들을 통해, 중년에 건강이 나빠지는 것은 수명과 건강수명이 모두 짧으리라는 것을 직접적으로 가리키는 예측변수라는 사실이 드러났다. 1999년 「미국의학협회 저널」에 발표된 한 연구는 '블래스트' 데이터에 기초한 것인데, 중년 시기의 단순한 악력조차도 노년의 장애들에 대한 예측변수가 될 수 있다는 것을 발견했다. 따라서 그 점에서도 브라운 세카르는 옳았던 셈이다.

둘째로, 노화가 '우리 몸속에 숨어 있다'고 할 수 있는 것은, 우리가 그것을 숨기려고 엄청나게 노력하기 때문이다. 100년 된 내 펜실베이니아 집의 전 주인들이 접합제와 널빤지와 페인트를 교묘하게 이용해 사실은 집이 썩어 문드러져 있는 것을 감쪽같이 감췄던 것처럼 말이다. 페루치의 말에 따르면, 진화는 우리에게 노화의 효과를 보완할 다양한 방법들을 주어 "이런 변화들이 초래하는 결과를 최소화할 수 있게" 해주었다고 한다.

주로 무의식적인 방식으로 우리는 노화를 보완한다. 예를 들어 내 개 테오의 몸속에 종양이 자랄 때 녀석의 심장은 훨씬 더 열심히 뛰어서 그것을 보완했고, 그 덕분에 녀석은 세상을 떠나기 한 주 전까지도 나와 동네를 몇 바퀴 뛸 수 있었다. 좀 더 덜 가슴 아픈 예를 들어 보자면, 높은 수준의 지적 발달을 이룬 사람들—**더 많은 교육을 받거나 지식욕이 더 강한 사람들**—은 교육수준이 낮은 사람들보다 알츠하이머병에 훨씬 더 오래 저항할 수 있다는 것이 연구를 통해 밝혀졌다. 그들의 뇌가 더 촘촘한 연결망을 발달시킨 상태라, 이 강한 연결망이 적어도 잠시 동안은 정상적인 인지 기능을 유지할 수 있는 것이다.

하지만 노화의 가장 중요한 영역은 에너지와 관련된 것이라고 페루치는 믿는다. 즉 에너지를 어떻게 비축하고 어떻게 쓰는가의 문제이다. 그날 아침 에드거가 내게 마스크 요법을 시행한 것은 바로 그래서다. 우리의 기초 대사율—**공회전하고 있는 자동차처럼, 가만히 쉬고 있을 때 몸이 소모하는 에너지의 양**—은 에너지 효율성의 중요한 척도인 것으로 밝혀졌다. '공회전' 비율이 높을수록, 감염과 싸우거나 손상된 세포를 복구하는 것 등 다른 필요한 곳에 사용할 수 있는 에너지의 양은 적어진다. 기초 대사율이 높으면 사망 위험성이 증가한다는 연구들을 본 적이 있기에, 에드거가 내 귀에 대고 중얼거린 말을 별로 떠올리고 싶지가 않다. "신진대사가 무척 활발하시네요, 그렇죠?"

페루치는 에너지 효율성에 집착했는데, 그래서 '블래스트' 검사들에서 그토록 많이—**예를 들어 방에서 400미터 걷기, 러닝머신 위에서 힘들어 죽을 뻔했던 최대 산소 섭취량 검사 등**—신체 활동을 측정했던 것이다. 마치 우리가 45세 이상 미식축구 선수 선발에 응모하기라도 한 것처럼 말이다. 가장 중요한 검사 중 하나이자, 가장 이른 시기부터 사용되었던 노화 지표는 균형감각 검사이다. 한 발로 30초 동안 서 있다가 발을 바꾸어 서 있고 등등 하는 검사 말이다. 페루치의 말에 따르면, 정상적인 균형감각은 가장 먼저 손상되는 능력 중 하나다. "난 지금 당장이라도 밖에 나가서 16킬로미터는 거뜬히 달릴 수 있습니다." 그가 말했다(나이가 예순이다). "하지만 균형감각 검사를 통과할 수 있을 것 같지는 않군요."

그렇게 대단한 일 같아 보이지 않을지도 모른지만, 그것의 파급 효과는 말 그대로 평생을 간다. 균형감각이 약해지면 우리는 보폭을 넓히는 것으로 그것을 보완한다. 말하자면 기반을 좀 더 안정적으로 하기 위해 두 발을 더 많이 벌리는 것이다. 하지만 이렇게 보폭을 넓히면 젊은 시절에 보폭이 좁을 때보다 걷거나 뛰는 것의 효율성이 훨씬 떨어진다. 나이 많은 사람들이 본인은 뛰려고 하는데, 발을 질질 끌면서 가는 것처럼 보이는 것은 여기에도 얼마간 이유가 있다. 그 결과, 우리는 에너지를 낭비하게 되고, 걸음은 훨씬 더 느려진다. 이것이 바로 걸음의 속도가—**그리고 걸음의 효율성이**—그토록 중요한 이유라고 페루치는 생각한다. 기본적으로 그것은 우리 연료통에 연료가 얼마나 남았는지 알려 주는 지표라고 할 수 있다.

여기에는 비극적인 아이러니가 존재한다. 나이가 많아질수록 우리의 에너지는 적어지는데, 그나마 가진 에너지도 훨씬 비효율적으로 사용하게 되는 것이다. 우리 집의 늙은 개 리지가 생각나지 않을 수 없었다. 녀석은 이제 막 13번째 생일을 지났는데, 사냥개 종류로서는 굉장히 많은 나이이다. 녀석은 이제는 걸음이 몹시 느려져서, 때로는 장바구니 카트를 밀고 가는 자그마한 할머니들이 우리 동네의 좁은 보도를 지나가실 수 있도록 옆으로 비켜서 있어야 할 때도 있다. 녀석은 바로 내 눈앞에서 연료가 떨어져 가고 있는 중이다.

움직임은 생존의 핵심이다. 이 사실은 조사를 하는 동안 거듭해서 접할 수 있었다. 흥미롭게도, 이것은 과일에 서식하는 조그맣고 반투명하면서 꼬불꼬불하게 생긴 벌레인 '예쁜꼬마선충' 같은 원시 동물들에게까지도 적용이 된다. '예쁜꼬마선충'은 과학자들의 사랑을 듬뿍 받는 벌레인데, 왜냐하면 우리가 가진 주요 신체 기관을 다 갖고 있으면서, 점 하나보다도 작아서 기르는 데 돈도 많이 들지 않기 때문이다. 또한 수명이 약 3주밖에 되지 않아서 노화를 연구하는 데는 그야말로 적격이다. 실험실에서 이 녀석들은 죽기 전에 언제나 움직임을 멈추는 모습을 보인다.

'블래스트'에서 400미터 걷기가 가장 중요한 검사 중 하나로 간주되는 이유도 이로써 설명이 된다. 걸음이 느려질수록, 저장고에 에너지가 얼마 안 남은 것이라 할 수 있다(아마 균형감각도 떨어질 것이다). 에너지와 움직임이 그토록 중요한 진짜 이유는, 그것이 우리 몸속에서 일어나 우리는 보지 못하는 다른 일들을 추측할 수 있게 해주는 데 있다고 페루치는 설명한다. 세포 수준에서 일어나는 일들을 말이다. 걸음이 느려지는 것은 우리 몸 안에 더 심각한 문제들이 있기 때문이다. 운전자가 페달을 있는 힘껏 밟아도 시속 80킬로미터 이상으로는 달릴 수 없는 것으로 보이는, 고속도로 위의 낡고 녹슨 자동차처럼 말이다.

"어느 지점까지는 더 열심히 노력하지만, 결국은 손쓸 수가 없어집니다." 페루치가 말했다.

연료가 완전히 소진되면, 노화의 최종 단계 중의 하나인 이른바 노쇠함의 상태에 들어가게 된다. 이것은 단순히 허약함만을 가리키는 것이 아니라 약하고 고갈된 상태를 가리키며, 느릿느릿함, 낮은 수준의 행동성, 의도하지 않은 체중 감소를 특징으로 할 때가 많다. 기본적으로 당신은 쇠약해졌고, 이 시점에서는 살짝 건드리기만 해도 심각한 상태에 빠질 수 있다.

정말로 우리 집 개 리지가 노쇠한 상태에 이르렀다면 인도주의를 발휘해, 모든 것을 마무리해 줄 수의사에게 녀석을 데려가는 것을 고려해 보아야 할 것이다. 할머니, 할아버지들은 그렇게 운이 좋지 않다. 그들에게 노쇠함이란 감기나 가벼운 수술 같은 작은 문제들조차 순식간에 큰 문제가 되어 버릴 수 있는 상태를 의미한다. 몸이 회복을 못 하기 때문이다. 예를 들어 우리 외할아버지께서는 노쇠해지시면서, 평소에도 흔히 앓곤 하시던 요로 감염이 연쇄 작용을 일으켜 결국 세상을 떠나시고 말았다.

외할아버지께 다행이었던 것은, 그렇게 노쇠한 상태로 오래 지내진 않으셨다는 것이다. 거의 마지막 순간까지 할아버지는 자기 몸을 건사하실 수 있었고, 대부분의 일상적인 활동도 손수 하실 수 있어서, 발톱도 직접 깎으셨다. 발톱 깎기는 노인들에게는 가장 어려운 과제 중 하나인데, 좋은 시력과 정확한 동작, 그리고 무엇보다도 유연성을 요하는 작업이기 때문이다. 외할아버지께서 오랜 쇠락의 과정을 겪지 않고 빨리 돌아가신 것은 어떤 의미에서는 축복이었다. 하지만 그래도 끔찍한 것은 어쩔 수 없다.

한편 그분의 아내—**우리 외할머니**—는 내가 이 글을 타이핑하고 있는 이 순간에도 살아 계신다. 평생 특별히 건강을 위해 한 일이라곤 아무것도 없으신데도 말이다. 올해 97세이신 외할머니는 플로리다에 있는 요양원에서 지내시며, 거의 앞을 못 보시지만 여전히 요리도 하시고 몸도 스스로 건사하신다. 아침은 수십 년 동안 드시던 그대로 드신다. 달고 맛있는 데니시 페스트리나, 모험을 감행하시고 싶을 때는 베어클로 도넛으로 말이다.

이튿날 아침, 잠에서 깨어 보니 전날 마신 술로 머리가 지끈거리고 입에서는 올드베이 맥주 냄새가 났다. 맥주와 꽃게도 별 효과가 없었다. 나는 여전히 중년 특유의 자기연민에 빠져 있었으니 말이다. 거기서 빠져나와야 했다. '블래스트'의 가장 흥미로운 발견들 중 하나는 노화 자체에 대한 태도와 연관된 것이다. 중년 초반인 사람들(40대와 50대)이 나이 드는 것에 대해 긍정적인 감정을 갖고 있는 경우—**지혜가 늘고, 일에서 해방될 수 있다**—노년에 더 건강하게, 맑은 정신으로 살 가능성이 높은 것으로 나타났다.

또 다른 의미 있는 조사에서는 남성과 여성 모두 나이가 들면서 행복감이 늘어나는 것으로 밝혀졌다. 일부 연구들은 실제로 40대 중반을—**특히 46세 무렵**—인생에서 느끼는 행복감이 가장 낮은 시기로 지목했다. 마치 U자형 곡선처럼, 젊을 때와 노년기에 행복감이 더 크고 중년기에는 행복감이 낮은 것이다. 이런 결론은 기본적으로 우리 어머니께서 살다 보니 매 10년이 그전 10년보다는 낫더라고 내게 늘 말씀하셨던 것이 옳다는 것을 입증한다. 왜 어머니 말씀을 믿지 못했을까?

옆방에 있는 이웃을 만난 뒤 나는 희망을 되찾기 시작했다. 그분은 70대의 아프리카계 미국인 여성으로, 여기서는 클라우디아라고 부르겠다. 내 고향이기도 한 워싱턴 DC에서 연방 공무원으로 일하다 은퇴한 그녀는 「워싱턴 포스트」에서 연관 기사를 읽은 이후로 15년째 이 연구에 참여하고 있었다. 그녀가 여기 있다는 사실 자체가 변화의 표시였다. 처음 20년 동안은 믿을 수 없게도(또는 어쩌면 예상 가능하게도) 네이선 쇼크 박사의 노화 연구에 오로지 백인만 참여할 수 있었으니 말이다.

하지만 그것은 옛이야기일 뿐이다. 현재 국립노화연구소는 적극적으로 양성과 모든 인종의 참여자를 모집하며, 클라우디아는 여기서는 베테랑이다. 우리는 잠깐 동안 워싱턴 DC에 대해 잡담을 나누었는데, 이어서 그녀는 친절하게도 내부자가 본 '블래스트'의 진상을 내게 이야기해 주었다. 하지만 나는 그 이야기를 내게 해주는 진의를 이내 파악했다. 그녀는 스포티한 엘레쎄 테니스복을 입고 있었는데, 최대 심박수와 최대 산소 섭취량을—**강도 높은 운동을 하는 동안 몸이 산소를 얼마나 섭취하는지를**—측정하기 위한 러닝머신 검사를 막 마치고 온 뒤였기 때문이다. 이 연구에서 가장 두려운 검사이자 가장 경쟁이 치열한 검사이기도 했다. 점심 식사 후에 내 차례가 돌아왔는데, 이전에 몇 번 치러 본 터라 나는 이 검사가 얼마나 힘든지 알고 있었다. 그런데 클라우디아는 땀도 거의 흘리지 않고 있었다.

"그 검사에서 내가 댁을 이겨도 기분 나빠 하지 말아요." 그녀가 나를 바라보며 말했다. "꽤 힘들다우."

"그런가요?" 덜컥 겁이 난 내가 물었다.

그녀는 엄숙하게 고개를 끄덕였다.

그러고는 한마디 덧붙였다. "사람들이 날 '야수'라고 부른다는 것만 알아 둬요."

잠깐. 지금 우리 어머니보다 나이가 많은 여자 분이 내 기를 죽이고 있는 거야?

그러네. 바로 그거야.

하지만 이것은 좋은 일이었다. 사실, '블래스트'의 핵심적인 발견 중 하나를 보여 주는 장면이기도 했다. 원래 모든 사람에게 나타나는 노화의 표식을 발견하기 위해 고안된 연구이긴 하지만, 결국 찾아낸 것은 사실상 그런 것은 없다는 사실이었다. 노화는 너무도 다양하고, 혼란스럽기 짝이 없으며, 지극히 개별적이다. 개인마다 모두 다르며, 데이터에도 그것이 나타난다. 처음에 '블래스트' 과학자들은 이런 사실에 크게 실망했다. 과학자로서 그들은 결과가 기본적으로 모든 사람에게 적용되는 깔끔하고 매끈한 곡선으로 나오는 것을 좋아하니 말이다.

결국 그들이 얻은 것은 데이터가 온 사방에 흩어져 있어서 난사한 총탄 자국에 더 가까워 보이는 도표였다.

물론 과학자로서 그들은 차트에 깔끔하고 매끈한 곡선을 그려 넣는 것을 여전히 좋아하지만, 페루치는 개인 간에 이처럼 큰 차이가 나는 것에 훨씬 더 흥미를 보인다. 예를 들어, 어떤 80세 노인들은 거의 움직이지도 못하지만, 또 어떤 노인들은 평균적인 40대 사람들만큼이나 빨리 걷는다. 실제로 어떤 80대들은 30년이나 젊은 사람들보다 더 빨리 걷기도 한다. 실제로 그랬다는 이야기가 아니라, 어떤 74세 아프리카계 미국인 여성이 러닝머신 달리기 검사에서 어떤 46세 백인 남성의 코를 납작하게 하는 것도 얼마든지 가능하다.

어쨌거나 핵심은 이것이다. 우리는 모두 다르게 나이 든다. 아주 다르게 말이다. 사실, 페루치가 말했듯, 노년에 우리가 걷는 길은 고도로 프로그램화된 우리의 발달 과정보다 훨씬 더 다채롭다. 그리고 나이가 더 들어갈수록 그 차이는 더 커진다. 기본적으로, 20세인 사람 둘을 아무렇게나 뽑아 살펴보면, 75세인 사람 둘보다 생물학적으로 공통점이 훨씬 더 많다.

하지만 '블래스트'가 보여 주었듯, 차이는 중년기부터 이미 존재한다. 최근의 어느 연구에서 페루치는 새로 당뇨병 진단을 받은 '블래스트' 참가자들의 병력을 살펴보면서 이 병의 초기 징후들이 있었는지를 찾아보았다. 그는 진단을 받기 몇십 년 전부터 경고 신호들이 있었다는 것을 발견했다. 심지어 30년 전에도 이 당뇨병 환자들의 혈액 생물지표는 지금도 건강한 같은 연령대 사람들과는 미묘한 차이를 보였다.

실제로 수많은 연구들이 어떤 사람의 노화 궤적은 중년기의 상태에 크게 좌우된다는 것을 보여 준다. 당뇨병만이 아니라, 미래의 심혈관 건강이나 심지어 치매까지도 인생의 훨씬 더 이른 시기에 상당히 정확하게 예측할 수 있다. 한 가지 예만 들어 보자면, 하와이에 거주하는 수천 명의 일본계 미국인 남성들을 40년 동안 추적한 어느 연구는, 이들의 말년의 건강이 중년기의 특정한 위험 요소들과 직접적으로 연결된다는 사실을 발견했다. 40대와 50대 때 혈압과 LDL 콜레스테롤, 혈당, 체질량 지수가 낮았던 사람들은 특별한 건강상의 문제 없이 85세까지 살 확률이 훨씬 더 높다는 것이 연구를 통해 밝혀졌다. 그에 반해, 비만, 고콜레스테롤, 고혈압은 말년에 치매에 걸릴 확률을 크게 높인다는 사실 역시 수많은 연구들을 통해 밝혀졌다.

흥미로운 것은 이 모든 지표들이 행동과 선택에 따라 얼마든지 조정 가능하다는 것이다. 이것은 곧 노화의 많은 부분이 가변적이고 따라서 바뀔 수 있다는 것을 과학자들에게 알려 준다. "이건 멋진 일입니다. 기회의 창이죠"라고 페루치는 말했다. "만약 모든 사람이 똑같이 미리 결정된 생물학적 궤적을 따른다면 우리가 그것을 바꿀 수 있는 희망은 없겠죠. 하지만 그것이 믿기지 않을 정도로 가변적이라는 것은 잘 나이 들 수 있는 잠재적 가능성이 우리 모두에게 열려 있다는 것을 가르쳐 줍니다. 그리고 몇몇 사람들이 그 본보기를 보여 주고 있죠."

나는 그런 사람들을 만나 보고 싶었다. 70세인데도 50세나 그보다도 더 젊은 사람과 같은 외모와 행동, 검사 결과를 보여 주는 사람들 말이다. 우리 연장자 리그 소프트볼 팀에 영입하고 싶은 것은 바로 그런 사람들이었다. 그러다 곧 나는 내가 지극히 잘 아는 사람 중에 그런 사람이 이미 최소한 한 분은 계시다는 것을 깨달았다. 바로 나의 아버지였다.

Chapter 5

노력 없이도 108세까지 사는 법

100세 넘게 사는 사람들은 여러분이나 나와는 다른 사람들일까?

100세까지 산다면, 대단한 일을 해냈다 할 수 있다.
그 나이가 지나서 죽는 사람은 아주 적으니까.
- 조지 번스

몇 해 전 어느 날인가, 나는 로어맨해튼Lower Manhattan의 어느 길모퉁이에 서서, 함께 점심을 먹으러 가려고 아버지를 기다리고 있었다. 그때 허수아비처럼 생긴 누군가가 나를 향해 걸어오는 것이 보였다. 걷는 동안 검은색 정장이 금방이라도 어깨에서 벗겨질 것처럼 바람에 펄럭였지만, 한 블록 떨어진 곳에서도 나는 아버지 특유의 활기찬 걸음걸이를 알아볼 수 있었다.

아버지와 나는 붕어빵처럼 닮았다. 숱이 적은 금발 머리도 똑같고, 누런 피부색의 백인인 것도 똑같고, 심지어 이름까지 같다. 아버지가 중년이 되어 몸이 확 불면서, 꼭 끼어 못 입게 된 바지며 재킷을 내가 물려받았다. 몇십 년 동안 세계 곳곳으로 출장을 다니고, 밤늦게 맨해튼 레스토랑에서 식사를 하다 보면 — **말 그대로 1년에 250번에서 300번쯤** — 사람이 그렇게 된다. 지금 내게 걸어오고 있는 분은 완전히 다른 사람이 될 수도 있었다. 어떤 의미에서는 완전히 다른 사람이 되었다고도 할 수 있다.

60대 중반에 접어드셨을 때 아버지는 삶의 방식을 근본적으로 바꾸셨는데, 그런 변화가 노화의 효과들을 얼마간 물리치는 데 도움이 되기를 바라시는 눈치였다. 걱정이 되실 만도 했다. 당신의 형이 채 50세도 되기 전에 암으로 세상을 떠났고, 부모님도 썩 건강이 좋지는 못하셨으니 말이다. 69년 동안 스테이크 위주의 식사를 하고, 평생 담배를 피우시던 할아버지는 삼중 혈관 우회 수술을 받아야 할 지경에 처하시게 되었다. 이 수술은 전통적으로 50대에 처음 찾아오는 심장마비 이후로도 생명을 이어 갈 수 있도록 도와준 외과적 '치료'들 중 하나다. 할아버지는 수술을 견뎌 내셨고, 아내(그러니까 우리 할머니)가 2년 동안 할아버지를 돌보셨다. 그러던 어느 날, 예약된 병원 진료에 할아버지를 데려가려 준비하다가 잠깐 낮잠을 자려고 침대에 누우셨던 할머니는 예기치 않은 심각한 심장마비로 겨우 71세의 나이에 세상을 떠나셨다.

실제로 숫자에 대해서는 입에 올리지 않았지만, 아버지는 100세 가까이 살다가 날아오는 골프공에 맞든지 해서 단숨에 세상을 떠나고 싶어 하시는 눈치였다. 얼마 전에 아버지는 한 차례 병치레를 하셨고, 위험에서 벗어난 듯 보이는 지금 늙는다거나 병드는 것, 죽는다는 것에 진저리를 치시는 것도 이상할 것이 없었다. 잠자듯 조용히 세상을 떠나는 것은 불가능할 것이다. 행여 늙어서 정상적인 생활이 불가능하거나 치매에 걸려 요양원에서 지내야 할 경우, 아버지의 인생 정리 계획은 단 세 마디로 요약되었다. "그냥 날 쏴 버려."

우리 형제들은 아버지의 이 말이 진담이라는 것을 잘 알고 있었다. (만일 그런 상황이 벌어지면, 법인 고문 변호사인 우리 형이 실행을 담당하기로 했다.)

그래서 67세 때 아버지는 뉴욕과 이 도시가 주는 스트레스에서 탈출해, 고향 일리노이로 돌아가서 그곳에서 새로운 삶을 시작했다. 요새 푹 빠져 계신 여가활동이 있는데, 바로 골프다. 솜씨 좋은 요리사이자 열렬한 육식 애호가였던 아버지는 빌 클린턴처럼 채식 위주의 식단으로 바꾸셨는데, 고기와 지방 섭취가 많은 서양식 식사에 따르는 치명적인 사망률을 피하고 싶은 마음에서였다. 클린턴과는 달리 아버지는 빅맥 햄버거를 좋아한 적이 없지만, 아버지가 술까지 거의 입에 대지 않는다는 사실을 알고 나는 사뭇 충격을 받았다. 어쨌거나 부자간에 오붓하게 버건디로 여행을 떠나 미슐랭 별점을 받은 레스토랑들을 찾아다니며 밥을 먹자는 생각을 해냈던 분인데 말이다(그때 내 나이 열여섯이었다).

나는 행운아였다. 이렇게 머리가 깬 모범적인 아버지 밑에서 자랄 수 있었으니 말이다. 놀랍게도 아버지는 내가 10대 때, 그러니까 당신이 40대 때 내가 평생 좋아하게 될 몇몇 밴드들을 소개해 주셨다. 아버지는 새로운 것이 나오면 일찌감치 써보지 않고는 못 견디는 성미라 집에 늘 최신 기술 장치들을 가지고 오셨고, 그중에는 80년대의 원형적 영화인 〈월스트리트〉에서 마이클 더글러스가 여봐란 듯이 들고 다니던 커다란 벽돌 같은 모토롤라 휴대폰도 있었다. 평생 정보 중독자였던 아버지는 다양한 관심사들을 강박적일 정도로 조사하셔서, 시간이 흐르면서 집에는 어마어마한 장서들이 들어차 음식과 요리에 대한 책만 수백 권에 이르고, 골프 잡지는 1천 부가 넘는다. 나는 그 영향을 고스란히 받았다. 아버지는 내게 축구공을 던지며 놀아 주는 게 아니라 도서관에 데려가셨고, 그곳에서 나는 책 속에 파묻혀 언젠가 나도 이런 책들을 쓰고야 말겠다는 이상한 열망을 키워 갔다.

이제 아버지는 자신의 건강에 대해서도 그런 열정을 발휘해, 최신 식이요법과 노화 방지 전략들을 조사하며 수명을, 더 중요하게는 건강수명을 연장하려 하신다. 일주일에 4번 정도씩 아버지는 새로 산 자전거에 올라 지역의 자전거 도로로 가서, 1시간 반 동안 대초원을 가로지르며 열심히 페달을 밟으신다. 나머지 사흘 동안에는 골프 클럽에 가서 빠른 페이스로 골프를 치곤 하신다(카트는 절대로 타지 않으시고 걸으신다). 또는 날씨가 나쁘면(시카고에서는 흔히 있는 일이다), 대학 강의 영상이 담긴 DVD를 보면서 꼬박 한 시간 동안 노 젓기 운동 기계를 혹사시키신다. 저녁으로 아버지와 아버지 또래의 여자 친구 분은 채소 요리를 드시거나, 170그램짜리 생선 조각을 나누어 샐러드와 함께 드신다.

그리고 아버지는 매일 정확히 23알의 아몬드를 드신다.

점심 식사를 하면서 아버지는 이제는 너무 커져서 못 입는 바지들을 좀 주랴 하고 물어보셨다. 살짝 뽐내는 기색을 내비치셨던 것으로 기억한다. 아버지의 서류가방에는 법률 서류들 대신 (심장 기능에 좋다고 여겨지는) 생선 기름과 코엔자임 Q10, 그리고 적포도주에서 발견되어 비만인 생쥐의 수명을 연장시킨 것으로 밝혀진 강력한 합성물질인 레스베라트롤 같은 보충제들이 들어 있었다. 아버지는 또한 다양한 보충제들에 대한 긴 특집 기사들이 실리는(또한 그 보충제들을 판매하는 회사에서 발행하는) 「라이프 익스텐션Life Extension」 같은 건강 관련 잡지와 뉴스레터들을 여러 부 구독하셨다.

아버지가 가장 최근에 발견한 것은 커큐민으로, 아유베다 의학에서 주로 쓰인 향신료인 울금에서 추출한 것이다. 얼마 전에는 커큐민이 당뇨병에서 과민성 대장 증후군, 그리고 직장암을 비롯한 몇몇 종류의 암에 이르는 다양한 질병들에 효과가 있을지도 모른다는 대단히 흥미로운 실험 결과가 나왔다. 특히 염증성 질환들에 대해 상당한 효과를 보여 주는 고무적인 예비 연구들도 있었다. 그리고 적어도 실험실 배양접시 안에서는 암세포를 죽이는 모습을 보여 주기도 했다. 하지만 이런 증거들은 결코 결정적인 것이 아니며, 인간을 상대로 한 대규모의 무작위 임상실험도 시행된 적이 없다. 판결이 나려면 아직 먼 것이다. 그래도 괜히 후회할 일을 하는 것보다는 안전한 것이 낫다. 아버지는 매일 커큐민을 8그램씩, 그러니까 큰 숟가락으로 반 숟가락 정도씩 드시는데, 아무래도 너무 많은 양 같다.

아버지는 분명히 더 건강해 보였다. 지난번 뵈었을 때보다도 훨씬 좋아 보였다. 피부는 어느 정도 홍조를 띠었다. 커큐민의 유일한 가시적 효과는 특정한 생체 기능들이 밝은 노란색을 띠게 만드는 것이지만 말이다. (여쭤 보아 놓고 얼마나 죄송했던지.) 그런데 커큐민이 과연 아버지 몸속에 도사리고 있을지도 모르는 초기 암세포들을 물리치고 있기도 한 것일까? 누가 알겠는가? 또 아버지가 노쇠와 질병, 오랜 고통 뒤에 찾아오는 죽음을 두려워한다고 해서 그 누가 비난할 수 있단 말인가? 약간은 이상한 새 습관들 덕분에 아버지가 끔찍하게도 "그냥 날 쏴 버려"라고 말하는 날이 오지 않을 수도 있다면, 그것으로 충분한 가치가 있다. 그런 것들이 해가 되지 않는 것은 틀림없다. 물론 제이 올샨스키라면 자기 역시 인간에게 알려진 가장 강력한 2가지 노화 방지 약품 덕을 보고 있는데, 그것은 바로 돈과 교육이라고 지적하겠지만 말이다.

지금까지는 제대로 방향을 잡고 계신 것 같다. 70대 초반인 지금도 아버지는 골프공을 아주 멀리 똑바로 날려 보낼 수 있어서, 아버지 나이 반밖에 안 되는 사람들이 스윙을 하다 말고 '우와' 하고 감탄사를 내뱉곤 한다. 2013년에는 6개월 동안 내가 1년 내내 주행한 거리보다도 더 먼 거리를 자전거로 달리셨다. 더 중요한 것은, 아버지가 혈압약을 안 드셔도 되게 되었고, 이제는 어떤 약도 드시지 않는다는 사실이다. 정말로 아버지는 무척 건강하셔서 '블래스트'에도 참여가 허용되었고, 거기서 나온 검사 결과들에 자랑이 입에서 떠나지 않으셨다(그 덕분에 나는 점수가 낮은 몇몇 검사 결과들에 대해서는 거짓말을 할 수밖에 없었다). 대체로 아버지는 건강관리를 잘 해내고 계셔서, 가지고 계신 돈을 손주들에게 유산 한 푼 안 남기고 다 쓰고 가실 수 있을 것 같다.

하지만 아버지의 걱정 많고 선천적으로 회의적인 저널리스트 아들은 의구심을 누를 길이 없었다. '이런 약품들 중 어떤 것이라도 아버지가 100세까지 사는 데 실질적으로 도움이 될까?'

니르 바질레이에 따르면, 그렇지 않다. 10년 넘게 바질레이는 뉴욕 지역에 거주하는 아슈케나지 유대인들 중 100세 넘게 사는 사람들을 연구하고 있는데, 여기서 그는 주목할 만한 결론을 이끌어 냈다. 상냥하고 농담을 좋아하는 56세의 바질레이는 동안인 얼굴에 두꺼운 안경을 쓰고 있어서, 마이크 마이어스가 연기한 오스틴 파워의 형이라고 해도 믿을 정도이지만, 그의 사람 좋은 입담 이면에는 하나의 목표를 추구하는 과학자의 치열한 정신이 도사리고 있다.

그는 고향 이스라엘에서 내분비학자로 수련을 받았고, 젊은 의사 시절이던 1980년대에는 남아프리카공화국의 요하네스버그 외곽에 위치한 가난한 흑인 마을인 소웨토의 진료소에서 일했다. 지금도 그는 시간을 내서 환자들을 보면서, 실제 사람들이 겪는 문제들에서 떠나지 않으려 애쓴다. 관심 분야가 노화 쪽으로 전환되면서 그는 왜 대부분의 사람들이 나이가 들면 병이 들고, 선택받은 소수만 늙어서도 병 없이 사는지 궁금해지기 시작했다. 그는 우리 가운데 최장수자들인 100세 노인들에 초점을 맞추기로 마음먹었다. 그들에게는 어떤 다른 점이 있는 것일까?

관찰 대상자들을 모집하는 것은 만만치 않은 일이었다. 나이 많은 유대인들은 의학 연구에 복잡한 감정을 느끼는 경향이 있다. 홀로코스트에서 살아남은 부모님의 외아들인 바질레이는 그들의 우려를 이해하고도 남는다. 안식일마다 뉴욕 메트로폴리탄 지역에 있는 시나고그(유대교 예배당 - 옮긴이)란 시나고그는 다 돌아다닌 끝에, 그는 500명이 넘는 유대인 노인들—**나이가 95세 이상이라야 자격이 있었다**—을 자신의 독창적인 노화 연구에 참여시켰다. (100세가 넘는 건강한 개종자들도 대환영이라고 그는 농담을 한다.) 우리는 이들을 '할머니'라는 뜻을 지닌 이디시어 단어를 써서 슈퍼버베라고 부를 것이다. 왜냐하면 어쨌거나 이들 중 대부분이 여성이기 때문이다. 1년에 한 번 정도씩 그와 그의 조수들은 슈퍼버베들을 대상으로 일련의 신체검사와 인지 검사, 생활 방식에 대한 설문 조사, 혈액 분석 등을 실시하는데, 꼭 '블래스트' 연구의 올스타 판 같다.

대체로 슈퍼버베들은 '건강에 좋은' 음식을 주로 먹지도, 철인 3종 경기에 참가하지도, 눈에 띌 만한 다른 운동을 하지도 않는다는 것을 그는 발견했다. 배가 고프면 이들은 퀴노아(건강식으로 애용되는 곡물 - 옮긴이)가 아니라 크니쉬(쇠고기, 감자에 밀가루를 입혀 튀기거나 구운 유대 요리 - 옮긴이)를 찾았다(그렇다네요, 아빠). 그뿐 아니라 바질레이는 자신의 슈퍼버베들 중 많은 이들이 사실 담배를 피우며, 어떤 사람은 담배 핀 지가 수십 년이 된다는 것을 알아냈다. 거의 절반 정도는 과체중에 심지어 비만하기까지 했고, 채식을 하는 사람은 3퍼센트가 채 안 되었다. 그런데도 이들의 혈액 검사 결과는 아주 양호했다. 특히 HDL, 즉 '좋은' 콜레스테롤 수치가 무척 높은 경우가 많았다. "이분들 피는 지금껏 본 것 중에 최고입니다. 완벽해요!" 그는 흥분한 목소리로 말한다.

아슈케나지 유대인이라고 해서 장수에 좋은 특별한 이점이 있는 것도 아니다. 전체적으로 보면 이들이 다른 뉴욕인 집단보다 꼭 더 오래 산다고는 할 수 없다. 바질레이가 이들을 연구하는 것은, 이들이 강한 문화적 정체성과 아슈케나지 안에서 족내혼을 하는 오랜 역사를 지니고 있어서, 서로 간의 유전자가 비교적 유사하기 때문이다. 그리고 그것은 100세까지 사는 사람들을 우리와 구별해 주는 '장수 유전자'를 찾아내는 데 도움이 될 것이라고 그는 생각한다.

바질레이의 이론은, 100세까지 사는 사람들이 그렇게 오래 사는 것은 그저 노화가 더디 이루어지기 때문이라는 것이다. 당연한 소리처럼 들릴지 모르지만, 여기서 흥미로운 질문은 왜 그런가이다. 만약 어찌어찌 해서 어떤 유전자가 실제로 노화를 늦추는 역할을 하는지 알아낼 수 있다면, 중요한 어떤 것을 밝혀낼 가능성이 있다. "대부분의 생명작용은 우리 모두가 동일하죠." 그가 내게 말했다. "이건 어떤 이들의 생명작용은 왜 다른 사람들과 다른지를 이해할 수 있는 절호의 기회예요."

생물학적으로 말하자면, 11월의 어느 화창한 날 매디슨 애비뉴의 한 건물 22층에 있는 그의 고급 사무실에서 만났던 어빙 칸만큼 독특한 사람도 없을 것이다. 그는 이제 막 「월스트리트 저널」과 「파이낸셜 타임스」를 다 읽고, 자산 운영 규모가 약 7억 달러인 가족 경영 투자회사 수장으로서의 또 하루를 준비하던 참이었다. 사뭇 인상적인 광경이었다. 왜냐하면 칸은 못해도 80, 어쩌면 90세는 되어 보였기 때문이다. 그러나 실은 나와 만났을 때 그의 나이는 106세였다. 3주만 있으면 107세가 될 터였다. "생일 파티에 37명이 올 거랍니다." 그가 쉰 목소리로 말했다. "왜들 그러는지 모르겠소."

모르긴 몰라도 그들도 내가 그곳을 찾은 것과 같은 이유로 찾아올 것이다. 칸이 현재 생존해 있는 최고령자 중 한 사람이기 때문에 말이다. 그는 1905년생으로, 헨리 포드가 첫 T형 자동차를 생산한 것이 그로부터 3년 뒤의 일이다. 그의 가족은 맨해튼의 어퍼 이스트 사이드에 위치한 요크빌에서 살았는데, 당시 이곳은 폴란드와 헝가리 이민자들로 넘쳐 났다. 그의 아버지는 영업사원으로 일하며 부유한 뉴요커들을 상대로 고급 샹들리에를 판매했다. 많은 경우 고객들에게 먼저 집에 전기 설비를 하도록 설득해야 했다. 어빙은 1928년에 월스트리트에 발을 들여놓았고, 마침내 분석적 투자의 대부인 전설적인 벤저민 그레이엄의 제자가 되었다. 일을 시작한 첫 해인 1929년에 대공황을 맞았고, 제2차 세계대전 후에 만나 조언을 해주었던 워렌 버핏을 단순한 애송이로 생각한다. 그는 호숫가에 있는 우리 가족의 영원한 오두막집 '노아의 방주'의 인간 판인, 살아 있는 역사라 할 수 있다.

어빙 칸을 극히 예외적인 사람이라 부르는 것으로는 충분치 않다. 바질레이에 따르면, 1,000명 중에 단 1명만이 100년을 살 수 있고, 그중 4분의 3은 여성이다. 아주 나이 많은 여성들은 아주 나이 많은 남성들보다 일반적으로 더 많은 건강 문제가 있기는 하지만 말이다. "여성들이 건강이 더 안 좋아요." 그는 말한다. "하지만 더 오래 살죠."

실제로 인생 후반기의 모든 단계에서 이런 경향을 찾아볼 수 있다. 영국 뉴캐슬의 85세 노인 집단에 대한 어느 대규모 연구에서는, 그 나이의 남성들이 여성들보다 사실상 신체 기능이 훨씬 더 양호한 것으로 밝혀졌다. 85세 남성의 3분의 1은 일상생활의 17가지 과제들(칫솔질이나 목욕 같은 것들)을 남의 도움 없이 모두 수행할 수 있었지만, 여성들의 경우에는 6분의 1만이 그것이 가능했다. 하지만 그래도 남성들은 더 일찍 사망했다. "남성들은 갑자기 세상을 떠납니다." 뉴캐슬 연구의 좌장인 토머스 커크우드는 말한다. "여성들은 계속 살아 나가는데 말입니다."

하지만 남성이나 여성이나 100세 넘게 계속 살아 나가는 사람은 매우 적다. 그리고 그 나이에 이른 사람들은 사망 확률이 3분의 1에서 시작해 해마다 증가한다. 사회보장국의 수명 계산기에 따르면, 2014년 3월에 칸은 통계적으로 보아 앞으로 겨우 1.2년을 더 살 수 있는 것으로 나왔다(그 말은 곧 이 책이 출간되는 2015년 3월이면 그가 오늘 내일 하게 될 것이라는 이야기이다). 하지만 누가 통계 같은 것에 신경을 쓰겠는가? 칸은 이미 일반적인 경우를 벗어나 가장 장수하는 미국인 중 한 명이 되었고 이제는 지금껏 관찰된 남성의 수명 한계를 조만간 넘어서려 하고 있으며, 게다가 지금도 매일 회사에 출근한다. "세상에 이분 같은 사람들이 몇 명이나 있을까요?" 바질레이는 묻는다. "모르겠어요. 10명? 어쩌면 20명?"

그뿐 아니라 칸의 형제자매 3명도 100세가 넘게 살았다. 그의 누나 해피는 마담 칼망처럼 95년 동안 담배를 피웠음에도 불구하고 2011년 거의 110세의 나이로 세상을 떠났다. 어빙 자신도 약 30년 동안 담배를 피웠지만 눈에 띄는 폐해는 없었다. 하지만 그는 자신의 엄청난 나이를 기적에 가까운 일이라기보다는 일종의 가벼운 골칫거리로 여기는 것 같았다. 그는 어퍼 이스트 사이드에 있는 자신의 아파트에서 매일 20블록 정도를 걸어 출근할 수 있던 때를 그리워했다. 어느 빌딩 화재 대비 훈련 때 22층을 걸어 내려오기 전까지는 늘 그렇게 걸어다니곤 했는데, 그날 이후로 계속 무릎이 말썽이었다. 본인의 말마따나 "눈이 침침해지기 시작"한 것에는 훨씬 더 신경질을 냈다. 이래서야 어떻게 매일 「월스트리트 저널」을 읽는단 말인가?

늙은 사람들은 의사와 약에 의지해 목숨을 부지하면서, 늘 아프지 않은 곳이 없는 생지옥에서 살아간다는 고정관념은 어빙 칸 같은 100세인들에게는 적용되지 않는다고 바질레이는 주장한다. 이들은 자신의 연구를 위해 검사를 받으러 온 것이 "난생처음으로 의사를 찾아온 것"일 경우가 많다고 그는 말한다. 의사를 찾아갈 필요가 없기도 했겠지만, 의사를 찾지 않은 것이 오히려 이렇게 장수하는 데 도움이 되는지도 모른다고 바질레이는 생각한다. "세계에서 가장 나이 많은 사람은 꾸준히 더 젊어지고 있어요." 그는 내게 말했다. "그건 아마 의사들이 그 사람들한테 아무 짓도 안 했기 때문이 아닐까 싶군요." 콜레스테롤 저하제 같은 쓸데없는 처방 말이다. 그러니까 크리스천 사이언스 신자였던 우리 큰외할아버지는 결국 올바르게 처신하셨던 셈인지도 모른다.

100세인들은 더 오랫동안 건강을 유지하기 때문에—**노화가 더디게 진행된다는 것을 보여 주는 또 다른 증거이다**—나가는 돈도 훨씬 적다. 질병대책센터Centers for Disease Control에 따르면, 100세에 세상을 떠나는 사람이 생의 마지막 두 해에 지출하는 의료비는 70세에 세상을 떠나는 사람이 같은 기간에 지출하는 의료비의 3분의 1에 불과하다. 더욱이 70세에 세상을 떠나는 사람은 훨씬 더 오랫동안 질병에 시달려서, 평균적으로 생의 마지막 7년 동안 병을 앓는 반면, 100세인들은 그런 기간이 2년이 안 된다. 공중보건 관계자들은 이것을 나이 든 사람들이 병을 앓는 기간이 단축되는 '질환 상태의 압축'이라고 부른다. 좋은 일이다. 더 긴 수명에 건강수명 또한 긴 것이니, 스트럴드브러그인의 정반대라 할 수 있다. 그리고 분명 어빙 칸은 그 좋은 예이다. 그런데 어떻게 그럴 수 있는 것일까?

그는 비결을 누설하려 하지 않았다. 비결을 알고 있는지 아닌지는 모르겠지만 말이다. 인생 말년에 얻은 명성과 그에 수반된 매스컴의 관심 때문인지—**전 세계의 TV 저널리스트들이 그에게 질문 공세를 퍼붓는다**—그는 어느새 이리저리 대답을 피하는 약삭빠른 인터뷰 대상자가 되어 버렸다. 나 역시 그에게서 아무것도 건지지 못하고 있었다. "그러니까 할아버지 생각에는 할아버지 나이가 그렇게 대단한 게 아니라는 거죠?" 그의 손자 앤드류가 귀가 어두워진 할아버지를 위해 목소리를 높여 그가 할 말을 대신 해주었다.

어빙은 고개를 끄덕였다.

"그리고 빌, 당신은 질문을 하시겠죠." 앤드류는 말을 이어나갔다. "할아버지는 무슨 수를 써서라도 대답을 피하려 하실 거고요." 그의 말투는 거의 힐난조였다. "질문하고는 상관없는 별의별 이야기를 다 하시겠죠!"

어빙이 그다음 2시간 동안 한 일이 바로 그것이어서, 나를 앉혀 두고 이 이야기 저 이야기를 떠들어 댔다. 그는 관심의 폭이 무척 넓었다. 여전히 왕성한 독서가이지만, 단 논픽션만을 읽었다. 소설이나 시를 읽는 것은 시간낭비라고 생각했다. 셰익스피어만은 예외지만 말이다. 나는 지금도 매일 진주 장신구를 달고 화장을 하는 멋쟁이인 97세 되신 우리 외할머니 이야기를 해서 그의 관심을 끌어 보려고 했지만 완전히 실패하고 말았다. 그는 1996년에 세상을 떠난 자신의 부인 루스를 여전히 잊지 못하고 있었던 것이다.

우리는 주식시장 이야기와 저평가된 사업체들을 끝없이 찾아 헤매는 그의 일에 대한 이야기를 나누지 않을 수 없었다. 그는 몇 해 전 '시보드'라는 해운업 복합 기업을 주당 몇 달러밖에 안 되는 가격에 인수했는데, 지금은 주가가 2,600달러에 달한다고 했다. 나이가 109세 정도 되면(2014년 12월에 그는 그 나이가 되었다), 사서 보유하고 있는 것은 매우 합리적인 투자 전략이다. 또한 그것은 100세인들은 콜레스테롤 수치만 놀라울 정도로 낮은 것이 아니라, 일반적으로 삶에 대해 긍정적인 태도를 갖고 있다는 바질레이의 발견과도 잘 들어맞는다. 어빙이 "대안은 쓸모가 없소"라고 말하듯이 말이다.

말이 난 김에 말인데, 그가 매일 회사에 출근하는 것은 이렇게 그가 장수하기 때문에 가능한 일이기도 하지만, 얼마간은 그가 이렇게 장수를 누릴 수 있는 요인이기도 하다. 세계에서 100세인 인구 비율이 가장 높은 일본 오키나와의 저 유명한 '청색 지대'에서는, 나이 많은 사람들은 '아침에 눈을 뜨는 이유'로 번역될 수 있는 '이키가이', 다시 말해 삶의 목표의 중요성에 대해 이야기한다. 어빙의 '이키가이'는 시보드 같은 회사를 또다시 찾는 것이다. 나는 그가 그런 일을 하는 데 방해만 되고 있을 뿐이다.

그는 벤 그레이엄에 대한 이야기와 어린 시절에 그때 막 등장한 라디오 기술을 가지고 실험을 한 이야기를 들려주었다. 그의 어머니가 "그건 빅터 축음기니?"라고 물어보시더란다. 그는 이런 자질구레한 이야기를 2시간 동안 늘어놓았다. 믿기지 않을 정도로 오래 사는 동안 그는 상상도 못 했던 변화들을 두 눈으로 목격했지만, 자신의 장수는 그 자신도 설명할 수 없는 것 중 하나였다. "댁은 대답할 수 없는 걸 물어보시는구려." 그는 마침내 짜증을 냈다. "난 댁이 알고 싶은 걸 말해 주지 못할 것 같소."

"어빙은 우리의 간판 인물이지요." 며칠 뒤 바질레이가 내게 말했다. "하지만 생물학적으로는 더 이상 내게 흥미롭지 않습니다. 생의 막바지에 다다라 있으니까요. 선생이 정말로 알고 싶은 것은 과거에—50세, 60세, 70세 때—그가 어땠는지일 겁니다."

그가 할 수 있었던 최선의 일은 어빙의 자손들과 그와 같은 100세인들을 연구하는 것이었고, 그렇게 해서 그가 발견한 것은 그들 역시 동년배들보다 더디게 노화가 진행되는 것 같다는 사실이었다. 예컨대 우리를 찾아와 인사를 나누었던 어빙의 아들 토미는 실제 나이는 71세인데, 모습은 51세 정도밖에 안 되어 보였다. 그리고 30대인 그의 손자 앤드류 역시 보이스카우트 유니폼을 입고 있다 해도 하나도 어색해 보이지 않을 정도였다. 그리고 물론 그의 세 형제자매들도 모두 100세 넘게까지 살았다. 이들이 더디게 노화하는 듯 보이는 것은 그들의 유전자 때문임에 틀림없다고 바질레이는 생각했다. 나는 장수를 누린 내 선조, 그러니까 96세까지 사신 청교도 엘리자베스 파보디의 DNA를 나도 얼마간 물려받았기를 속으로 조용히 바랐다.

장수 여부를 결정하는 데서 유전자의 역할에 대해서는, 우리가 유전자의 존재를 알게 된 때부터 지금까지 계속 논란이 벌어졌다. 덴마크 쌍둥이에 대한 연구에서는 장수는 20퍼센트만이 유전되고 80퍼센트는 환경적 요인에 의해 결정된다는 사실이 밝혀졌다. 하지만 그것은 약 85세까지 사는 경우에만 해당된다. 그 나이를 넘어서까지 살 때는 유전이 전면으로 나와서, 더는 아니더라도 적어도 열쇠의 50퍼센트는 쥐게 된다. 진화생물학자 스티븐 오스태드(다음 장에서 만나게 될 인물이다)가 이렇게 말하듯 말이다. "건강하게 80세까지 살고 싶으면 건강에 좋은 생활습관을 유지해야 한다. 하지만 건강하게 100세까지 살고 싶다면, 그에 알맞은 유전자를 타고날 필요가 있다."

어빙 칸의 형제자매 네 사람이 모두 그토록 장수를 누렸다는 것은 바질레이에게는 전혀 놀라운 일이 아니다. "예외적으로 장수를 누리는 것은 주로 유전에 의한 것이라고 우리는 추호의 의심도 없이 확신합니다." 그는 그렇게 말한다. 처음에 생각했던 것과는 다른 방식이지만 말이다.

애초에 바질레이는 그의 슈퍼버베들이 '완벽한' 게놈을 갖고 있어서, 그들의 유전자들이 장수에 최적화되어 있다고 생각했다. 하지만 유전자 염기서열 분석 기술이 발달해 질병에서 유전자가 행하는 역할에 대해 더 많은 것이 밝혀지면서, 오히려 반대가 진실이라는 사실을 발견하고 그는 놀라지 않을 수 없었다. 그의 100세인들 중 많은 사람들이 사실상 우리와 같은 형편없는 유전자를 어느 정도 갖고 있었던 것이다. 그와 그의 팀은 44명의 100세인들의 게놈 서열을 분석한 결과, 거의 모두가 심장 질환, 알츠하이머병, 파킨슨병과 같은 끔찍한 질환을 촉진하는 것으로 생각되는 유전자 변이체를 갖고 있는 것을 발견했다. 하지만 이런 병이 발병한 사람은 아무도 없었다. 이런 사실에 그는 다른 질문을 던지지 않을 수 없었다. "70세에 치매에 걸리고 80세에는 사망해야 할 사람들이 어떻게 100세까지 살게 된 것일까?"

장수하는 사람들은 '완벽한' 유전자가 아니라 보호성 유전자를 갖고 있어서 이 유전자들이 노년에 흔히 나타나는 질병들이 발병하는 것을 막아 주는 것이 틀림없다고 바질레이는 결론을 내렸다. (키스 리처드['롤링스톤스'의 보컬. 마약 남용으로 유명했다 - 옮긴이]가 여전히 살아 있는 것도 이런 초보호성 유전자 덕분으로 생각할 수도 있다.) 그는 콜레스테롤과 관련된 유전자에 목표를 맞추기로 했다. 그의 100세인들이 혈액 상태가 너무도 양호하고 심장도 완벽할 정도로 건강했기 때문이다. 그는 그들 중 많은 이들이 콜레스테롤 처리와 관련 있는 분자인 CETP라고 불리는 물질을 억제하는 특정한 유전자 변이체를 갖고 있는 것을 발견했다. (지식을 과시하고 싶어 안달인 분들을 위해 귀띔하자면, CETP는 '콜레스테롤 에스테르 전환 단백질cholesterol ester transfer protein'의 약자이다.) 구체적인 내용은 복잡하지만, 일반적으로 CETP가 적으면 적을수록 좋다. 단백질 수치가 높으면 죽상 경화증에 일찍 걸릴 가능성이 큰 것으로 알려져 있다. 바질레이와 그의 동료들이 「미국의학협회 저널」에 발표한 논문에 따르면, CETP 억제 돌연변이를 갖고 있는 100세인들은 심장이 건강하고 '좋은' 콜레스테롤 수치가 매우 높을 뿐 아니라, 기억력 감퇴나 치매에 걸릴 확률이 낮았다.

다시 말해서, 이 유전자 하나가 '네 기수' 중 둘인 심장 질환과 알츠하이머병으로부터 이들을 보호해 주는 것 같았다. 어빙 칸은 형제자매들과 마찬가지로 CTEP 변형체를 갖고 있는데, 100세인들 중 대략 4분의 1이 이 변형체를 보유하고 있다. 하지만 65세 인구 중에 이 변형체를 갖고 있는 것은 12분의 1에 지나지 않으며, 이것은 곧 이 유전자를 가진 사람들은 그렇지 않은 사람들보다 100세까지 살 확률이 3배나 높다는 뜻이 된다.

이런 발견은 제약회사들이 시행하는 연구와 딱 들어맞았는데, 안 그래도 제약회사들은 특허가 만료된 스타틴 급의 콜레스테롤 저하제를 대체할 새로운 약물이 절실히 필요하던 참이었다. 머크, 화이자, 그 밖의 다른 제약회사들은 HDL('좋은') 콜레스테롤을 증가시키는 CETP 억제제를 개발하기 위해 눈에 불을 켜고 달려들었다. 하지만 아직까지 그런 약품은 출시되지 않았고, 어떤 실험들은 너무 많은 환자들이 사망하는 바람에 중단되기도 했다. (머크 사는 아직 약품 하나를 3단계 실험 중인데, 이것이 이런 약품으로는 마지막 남은 것이다.)

"지저분한 약을 만들었어요." 바질레이는 그렇게 말한다. CETP 말고 너무 많은 데 영향을 미친다는 것이다. 그는 여전히 보호성 유전자를 발견해 그것의 효과를 모방하는 치료제를 개발함으로써, 보통 사람들도 건강하게 장수를 누리고 그의 말마따나 "노화의 복잡한 특성을 우회하는" 것이 가능할 수도 있다고 믿는다. 연구는 이제 겨우 시작이다.

장수 유전자일 가능성이 있는 또 다른 유전자는 성장인자인 1GF-1과 연관이 있는데, 앞 장에서 보았던 것처럼 이 인자는 장수에 그리 좋지 않을 수도 있다. 바질레이는 그의 100세인들이 1GF-1 수치가 비교적 높지만 이상하게도 그들의 세포는 이것에 사실상 거부반응을 일으키는 것을 발견했다. 또 다른 유전자 변형체 때문이었다. 그러니까, 어빙과 그 나이 또래의 다른 노인들은 나이가 100세여서 키가 작은 것이 아니라, 키가 작은 축에 들기 때문에 그만큼 오래 산 것이라 할 수 있다. 일종의 인간 치와와처럼 말이다.

하지만 이 장수 유전자와 관련해 지금까지 발견된 것 중 가장 놀라운 사실은 그것이 무척 드물다는 것이다. 심지어 100세인들 중에도 이

유전자를 지닌 사람은 별로 없다. 바질레이와 다른 연구팀들은 소수의 후보자들만을 찾을 수 있었는데, 바질레이는 그것이 게놈 서열 분석에 너무 많은 비용이 들기 때문이라고 말한다. 전 세계에 100세인이 상대적으로 적기도 하고 말이다. 그런 사람들이 우리 같은 보통 사람들에 비하면 워낙 적어서, 어떤 특정한 유전자를 통계적으로 신뢰할 수 있는 그들의 장수 '원인'으로 지목하기가 어렵다. 이런 상황은 염기서열 분석 비용이 앞으로 10년 안에 좀 더 저렴해지면서 변할 수 있다. 바질레이와 그의 팀은 구글엑스Google X와 함께 유전자 염기서열 분석 사업을 진행하고 있으며, 2014년 3월에는 유전학자 크레그 벤터가 사업에 뛰어들어 '휴먼 롱제비티 주식회사'라는 회사를 차리고는 노화 유전학의 실마리를 찾기 위해 4만 개의 게놈 염기서열을 분석하겠다고 발표했다.

하지만 지금으로서는 내가 던지는 질문은 다른 것이다. 장수 유전자라는 것이 정말 있다면, 왜 우리 모두에게 있지 않은 것일까? 왜 진화는 우리 모두에게 콜레스테롤을 개선시키고, 두뇌를 보호하며, 노화를 늦추고, 생명을 연장시키는 이 경이로운 유전자를 축복으로 내려 주지 않은 것일까?

하지만 깊이 들여다보면 볼수록, 실은 우리 대부분에게는 장수 유전자와는 정반대되는 유전자가 있으며, 우리 DNA의 많은 부분은 기꺼이 우리의 목숨을 앗아 가고 싶어 한다는 깨달음이 더 커져 간다.

Chapter 6

문제의 핵심

골칫거리인 인간의 심장

인간은 태어날 때는 부드럽고 연약하다가, 죽으면 뻣뻣하고 딱딱해진다.
식물들은 태어날 때는 연하고 잘 휘어지다가 죽으면 마르고 잘 부러진다.
따라서 뻣뻣하고 유연성이 없는 사람은 죽음의 제자요,
부드럽고 나긋나긋한 사람은 생명의 제자다.
딱딱하고 뻣뻣한 것은 부러지고 만다. 부드럽고 연한 것이 승리하리라.

– 노자

"수도 없이 찔릴 거요." 버클리 힐스에 있는 그의 집 문 앞에 내가 나타나자 빌 본이 인사랍시고 그렇게 말했다. "그것도 다 연구의 재미지."

본을 안 지 24시간밖에 안 되었지만 나는 이미 그의 폭언에 익숙해져 있었다. 그 전날 함께 점심을 했을 때, 그는 이렇게 선언했다. "노화를 이해하고 싶다고요? 내 그럼 노화가 뭔지 보여 드리지!"

그렇게 말하더니 그는 내 손등을 세게 꼬집었다. 말벌에 쏘인 것 같았다. 내가 놀라 그를 바라보자, 그는 자기 손등도 똑같이 꼬집었다.

"이것 봐요!" 그가 자기 손을 거의 내 코앞에 갖다 대며 말했다. "차이를 아시겠소?"

내 손등의 꼬집힌 자국은 마치 연못에 인 잔물결처럼 거의 곧바로 사라졌다. 하지만 그의 손등에는 꼬집힌 자리가 없어지지 않고 계속 솟아올라 있었다.

그는 몸을 뒤로 젖혀 의자에 등을 기댔다. "이게 바로 노화요!" 그가 말했다. "탄력성 말이오. 탄력성이 없어진단 말이지. 그거면 말 다한 거지."

차이는 두 분자로까지 내려갔다. 입술과 힘줄과 피부를 형성하는 질기고 고무 같은 물질인 콜라겐, 그리고 웃거나 찡그릴 때 생긴 주름이 그대로 주름살로 남지 않고 다시 원상태의 피부로 돌아올 수 있게 해주는 엘라스틴. 하지만 본은 주름살에 대해서는 이야기하지 않았다. 그의 생각에는 탄력성이란 훨씬 더 넓은 개념이어서, 심지어 노화의 핵심이 될 수도 있다. "그건 폐 기능에 영향을 미치지." 그가 말했다. "심장 기능에도 그렇고 말이오. 우린 아직 그걸 진정으로 이해하지 못하고 있소."

본은 77세였는데, 머리카락은 충격적일 정도로 검고 넓은 얼굴에는 주름살 하나 없어서, 도저히 그 나이로 보이지 않았다. 내가 느낀 첫인상은 그가 약간 배우 크리스토퍼 워큰을 닮았다는 것이었는데, 나중에 알고 보니 그의 몇몇 친구들도 그런 첫인상을 받았던 모양이었다. 1980년대 초반에 본은 생화학 박사 학위는 땄지만 직장을 구하지 못하다가, 아내의 주방 믹서기를 이용해 운동선수들을 위한 일종의 끈적끈적한 에너지 음식을 뚝딱 만들어 냈는데, 이것이 나중에 '파워바'로 알려지게 된다. 그는 파워바가 누구나 다 아는 이름이 되기 전에 자신의 사업 파트너이자 공동 투자자에게 팔아 버렸지만, 한 번도 그 행동을 후회한 적이 없다. "그 친구는 죽어라 일만 했소." 그는 자신의 파트너 맥스웰에 대해 그렇게 말한다. "그러다 쉰한 살에 심장마비로 급사했소."

정적이 흘렀다.

"우체국에서 말이오."

몇 년 뒤 본은 다시 키친에이드 믹서기를 돌렸는데, 이번에는 딸 로라가 160킬로미터 이상 되는 초장거리 마라톤을 뛰는 동안 기운을 내도록 (그래서 우승하도록) 먹일 것을 만들기 위해서였다. 로라는 몸에 칼로리를 보충해야 했지만 위는 뛰는 동안에는 어떤 고형 음식물도 처리할 수 없었다. 게다가 한번 달리면 24시간 동안 달릴 때가 많았다. 파워바로도 문제를 해결할 수 없었다("그건 먹으면 위 속에 떡하고 버티고 있다오." 본은 그렇게 말했다). 그렇게 해서 그는 비타민, 전해질, 아미노산, 허브의 비밀 혼합물로 강화된 일종의 당분 젤을 만들어 내어, 마라톤 코스의 중요 지점들에서 플라스틱 용기에 담아 딸에게 전해 주었다. 결국 그는 이 혼합물에 '구GU'라는 이름을 붙였는데, 세계 최초의 운동용 에너지 젤로 1994년에 시장에서 대성공을 거두었다. 소형 알루미늄 포장 용기에 담겨 달리기하는 사람, 자전거 타는 사람, 그리고 빨리 에너지를 보충할 필요가 있는 모든 운동가들에게 팔려 나간 '구'는 스포츠 영양제 업계를 파워바만큼이나 근본적으로 뒤바꾸었다.

오늘날에는 10종도 넘는 에너지 바와 젤들을 시장에서 찾아볼 수 있지만, 각각 시장 규모가 10억 달러가 넘은 이 두 제품 범주들은 바로 본의 집 부엌에서 태어났다. "난 문제를 해결하는 사람이외다." 그는 내게 말했다. "내가 풀어야 했던 문제는, 우리 애들이 빈속으로 새벽 6시에 달리기 연습을 하러 나가서 정오까지 아무것도 안 먹는다는 거였소. 마케팅을 염두에 두고 만들어진 물건들이 아니란 말이오."

그는 결국 '구'를 아들 브라이언에게 매도하고, 본인은 버클리힐의 자기 집에서 은퇴생활을 즐기며 대학원생 때부터 줄곧 머릿속에서 떠나지 않았던 '궁극적인 문제'로 관심의 방향을 돌렸다. 바로 노화였다. 그의 집에 있는 지하 실험실은 버클리의 엘리트 체육인들 사이에서는 유명하다. 이들은 자주 그곳에 가서 운동 잠재력을 검사받곤 하기 때문이다. 하지만 샌프란시스코 만안 지역 아마추어 노화 과학자들과 스스로 자신의 바이털사인을 점검하고 그에 따라 행동을 취하는 셀프형 '건강 해커'들의 계속 확대 중인 거대한 커뮤니티에서는 훨씬 더 유명하다. '양화된 자아' 운동, 그러니까 핏빗Fitbit과 복잡한 측정기들 등등을 이용해 자기 자신을 끊임없이 체크하는—**심지어 자신의 배설물을 보내 분석을 의뢰하기까지 하는**—사람들에게 본은 최초 감염자 같은 사람이다. 자기 집 지하 실험실에서 수십 년 동안 자기 자신에 대한 연구를 진행하고 있으니 말이다. 나는 그 지하 실험실이 보고 싶어 죽을 지경이었다.

그는 진지하게 연구를 진행하고 있었다. 아래층 사무실의 서가들은 공책으로 빼곡히 들어차 있는데, 어떤 것에는 '운동선수'라고 적혀 있고, 또 어떤 것에는 '노화 연구'라고 적혀 있다. 그의 부인의 최근 검사 결과 프린트물은 '가족'이라고 적힌 다른 바인더의 맨 위에 철해져 있다. 옆방의 실험실 작업대에는 파워바와 구를 탄생시킨 바로 그 키친에이드 믹서기가 놓여 있다. 본은 양화된 자아라는 말이 생기기 훨씬 전, 아직 대학원생 신분일 때 자기 검사를 실시했다. 그는 HDL 콜레스테롤이 처음으로 발견된 그 건물에서 생화학을 공부하고 있었고, 다른 대학원생들처럼 연구를 위한 기니피그로 선발될 때가 많았다. 그는 연구에 푹 빠졌고, 서가에 놓인 공책들에는 이제 50년 치의 자기 자신의 혈액 분석 자료가 담겨 있다. 그만의 개인판 '블래스트'인 셈이다.

그는 이기적이지도 않다. 가끔 한 번씩 파티를 열어서 노화를 자각하는 친구들을 불러다가 혈액을 채취해 검사하기도 하고, '폐 기능 검사'로 시합을 벌이기도 하는데, 이 검사는 있는 힘껏 숨을 들이마셨다가 컴퓨터에 연결된 하얀 튜브에 숨을 모두—**하나도 남기지 않고**—내뱉어야 하는 검사로, 깜짝 놀랄 만큼 고통스럽다. '블래스트'에서 나도 해본 적이 있는데, 목구멍에 손을 집어넣어 먹은 것을 게우는 것만큼 재미있었다. 이 검사는 폐활량을 측정하기 위한 것으로, 물론 폐활량은 탄력성에 따라 달라진다. (나이가 들수록 우리의 폐는 굳어진다.) 이 결과들 역시 공책에 기록되는데, 나는 본이 이런 '파티'들에서 좋은 술을 많이 내왔기를 마음속으로 빌었다.

우리는 곧바로 본론으로 들어갔다. 첫 번째 순서는 콜레스테롤 테스트였다. 몇 분 만에 본은 내 가운뎃손가락을 알코올 솜으로 소독한 다음 일회용 플라스틱 칼로 손가락 끝을 푹 찔렀다. "피가 나는지 봅시다." 그는 그렇게 말하며 손가락 끝에서 핏방울이 떨어지기 시작할 때까지 내 손을 꽉 잡고 있었다. "됐소, 좋아요."

유연하고 숙달된 동작으로 그는 얇은 유리 피펫으로 피를 빨아들여 작은 직사각형 용기로 옮겼다. 그런 다음 꼭 주차권 검사기처럼 생겼지만 실은 최고급 병원에서만 볼 수 있는 최첨단 혈액 분석기인 평범한 베이지색의 조그만 기계의 거치대에 용기를 올려놓았다. 기계가 윙윙 돌아가기 시작했다.

본은 자신을 상대로 이 의식을 일주일에 최소한 한 번씩은 하며, 그래서 1,300달러라는 기계값은 본전을 뽑고도 남았다고 말했다. 그는 1년에 한 번씩 혈액 검사를 하러 의사를 찾아가기보다는, 아무 때나 자기가 원할 때 스스로 검사를 한다. "다양하게 식이요법을 해보는데, 그게 효과가 있는지 확인하는 데 이걸 이용하오." 그는 그렇게 설명했다. "나 같은 셀프족들은 몇 주 안에 뭐가 효과가 있고 뭐가 효과가 없는지 알아낼 수 있소. 통계가 아니라, 나한테 뭐가 효과가 있는지 말이오."

수잔 소머스처럼 그 역시 스스로를 자신의 과학 프로젝트로 삼았는데, 중요한 차이점은 본에게는 실제로 과학 학위가 있다는 것이다. 그는 자신의 LDL 콜레스테롤—**즉 '나쁜' 콜레스테롤**—에 특히 신경을 쓴다. 100세인들은 이 콜레스테롤 수치가 지극히 낮은 경향이 있다. LDL 수치를 계속 낮게 유지하면 자기도 100세까지 살지 모른다는 것이 그의 생각이다. 기계 덕분에 그는 자세히 콜레스테롤 수치를 확인할 수 있다. 만약 수치가 너무 올라가면, 그는 탄수화물 섭취량을 줄이고, LDL을 낮추는 자연 스태틴이라 할 수 있는 홍국의 섭취량을 아마도 늘릴 것이다. 그는 노령으로 시원치 않아진 무릎 때문에 그만둘 수밖에 없게 되기 전까지는 많이 뛰곤 했는데, 이제는 한참 동안 라이프사이클에 앉아 페달을 밟으면서 퍼브메드PubMed 자료실에서 최근 조사 연구들을 훑어본다. 콜레스테롤 수치가 100세인들 수준으로 기분 좋게 떨어지면, "치즈케이크 한 조각을 먹소"라고 그는 반농담조로 말했다.

"유지하는 게 힘들지." 그는 한마디 덧붙였다. "눈뜨자마자부터 시작해서 엄청난 시간을 거기 쏟아부어야 하거든." 그는 거의 모든 시간을 운동과 요가를 하면서 노화와 싸우거나, 노화를 연구하는 데 썼다. 나는 열리는 회의에서마다 그와 마주칠 수 있었고, 그는 늘 최근 연구 결과를 파악하고 있었다.

기계에서 삐 소리가 나면서 디지털 판독기가 살아 있는 것처럼 깜박거렸다. "자, 나왔군!" 수치를 읽으려고 몸을 숙이면서 그가 말했다.

"235." 그가 천천히 숫자를 읽었다. "우와!"

좋지 않은 수치였다. "우와!"

미국심장협회American Heart Association가 제시하는 기준에 따르면, 총 콜레스테롤 수치가 240을 넘으면 위험할 정도로 높은 것이라 할 수 있다. 이상적으로는 200 이하가 되어야 한다. 내 수치는 그 정상치를 훌쩍 뛰어넘어 있었다. 내 HDL 콜레스테롤—**많을수록 좋은 '좋은' 콜레스테롤**—은 56이었는데, 그런 대로 괜찮은 수치지만 아주 좋은 것은 아니었다. 다음으로 내가 기다리던 LDL 수치. 100 이하면 좋은 것이다. 본은 35 근처에서 왔다 갔다 하는데, 100세인들 수준이라 할 수 있다. 내 수치는 아교처럼 끈적끈적한 154였다.

'어젯밤에 인앤아웃 버거집에 가서 더블더블 버거를 먹는 게 아니었어', 나는 속으로 생각했다.

"높으시구먼." 그가 눈살을 찌푸리며 말했다.

"말도 안 돼요!" 나는 비명을 질렀다.

"그러게 말이오."

빌 본을 방문하고 3개월 뒤, 나는 최소한 4개 국어로 투덜거리는 10명도 넘는 할아버지, 할머니들 틈에 끼어 뉴저지 주 포트리의 어느 응접실에 앉아 있었다. 금요일 아침 10시가 다 되어 가는 시간이었는데, 우리는 모두 혈액 검사를 받으러 와 있었다. 일이 순조롭게 진행이 되지 않아, 사람들은 점점 짜증을 내고 있었다. "저 여자는 우리보다 나중에 왔잖아요!" 곱게 화장한 노부인이 다른 부인이 안쪽 방으로 안내받아 들어가자 핏대를 올렸다. 한편 내 옆에 앉은 중년 여인은 70대의 자기 어머니에게 확인을 받고 있었다. "그러니까 의사 선생님이 엄마보다는 나이가 어렸으면 좋겠다는 거죠."

내가 여기 온 것은 네이선 레보위츠라는 젊은 심장 전문의를 만나 전체적인 콜레스테롤 문제에 대한 상담을 받기 위해서였다. 콜레스테롤 수치가 높은 것은 우리 집안 내력인 것 같다. 할아버지가 300을 오르내렸고, 지난번에 빌 본의 가정 실험실을 잠깐 방문했던 일이 마침내 해결책을 찾아야겠다는 마음을 먹는 계기가 되었다. 해마다 심장병이 주원인이 되어 사망하는 대략 60만 명의 미국인 속에 끼고 싶은 생각은 추호도 없었다. 암이 그 뒤를 바짝 뒤쫓으며 사망 원인 2위를 달리고 있지만, 알 게 뭔가. 이 암환자들뿐 아니라 뇌졸중 환자, 호흡기 질환자, 그리고 다른 질병을 앓는 환자들도 결국은 심장이 박동을 멈추기 때문에 죽는다. 심장이 멎으면, 그것으로 끝인 것이다. 두말할 것도 없다.

내가 레보위츠 선생을 고른 것은 그가 늘 '최고의 의사' 리스트에 오르기 때문이 아니라, 그가 예방에 중점을 두는 의사이고, 심장병과 맞서 싸우는 데는 바로 그것이 핵심이라는 것이 연구를 통해 밝혀져 있기 때문이었다. 그는 또한 보험회사들이 일반적으로 허용하는 6분의 대면 시간보다 더 긴 시간을 할애해 환자들에게 상태를 설명해 주는 것으로 유명하다. 의사 선생이 콜레스테롤 수치를 '낮추어야 한다'고 말하는 것을 또 들을 필요는 없었다. 나는 더 많은 것을 알고 싶었다. "믿기지 않을 정도로 일찍 문제를 해결하실 수 있습니다." 레보위츠는 브루클린 토박이 같은 말투로 전화에 대고 그렇게 말했다. "가만히 계실 이유가 없죠."

정말 무엇하러 가만히 있겠는가. 우리가 가진 모든 지식은 심장병의 전주가 길고도 길다는 것을 알려 준다. 1950년대의 어느 유명한 연구에서는 심각한 관상동맥 경화—**심장에서 나오는 대동맥이 두껍고 딱딱해지는 것**—가 어느 300명 환자 집단 가운데 77퍼센트에서 발견되었다. 이 환자들은 노인이 아니었고, 심지어 중년도 아니었다. 그들은 한국전쟁에서 전사한 젊은 군인들로, 평균 연령이 22세밖에 되지 않았다. 하지만 심각한 심장 문제들은 진단이 안 된 채 진행되는 경우도 많다. 심장병의 첫 징후가 바로 심장마비로 나타나는 경우가 남성 환자의 3분의

2에 이른다. 여성의 경우에는 그 수치가 절반 정도이지만, 그래도 여전히 무척 높은 편이다.

우리가 심장병에 대해 알고 있는 지식의 많은 부분은 유명한 프레이밍햄 연구에서 나왔는데, 이 연구는 '블래스트'의 심장 판이라고 할 수 있는 것으로, 매사추세츠 프레이밍햄에서 여러 세대의 사람들을 대상으로 50년 넘게 진행되고 있다. 다른 4가지 요인들—**비만, 당뇨, 고혈압, 흡연**—과 함께 높은 콜레스테롤 수치가 심장마비 발생의 원인이 될 수 있다는 것을 처음으로 밝혀낸 것이 바로 이 프레이밍햄 연구였다. 과학자들은 수십 년 동안 프레이밍햄 데이터를 자세히 연구했지만, 2006년 한 역학 연구팀이 미국심장협회의 학회지인 「서큘레이션Circulation」에 발표한 중요한 연구가 그것의 결정판이라 할 수 있다. "50세 나이에는 단 하나의 주요한 위험 요소만 있어도 평생 심혈관 질환이 발생할 위험성이 눈에 띄게 증가하며, 수명도 확연히 짧아진다."

꿀꺽.

그리하여 50세라는 마법 같은 변곡점에 가까워지고 있는 나는 내가 프레이밍햄 연구가 말하는 5개의 위험 요소 가운데 하나도 아니고 2개의 자랑스러운 소유자라는 것을 알게 되었다. 높은 콜레스테롤 수치와 그리 낮지 않은 혈압(140에 90인데, 이 책의 개정판이 나올 때마다 올라갈 것이다) 말이다. 나는 내가 운동깨나 하는 사람이라는 환상을 갖고 있었지만, 그렇다고 해도 예외가 될 수는 없었다. 달리기 전도사 짐 픽스를 비롯해 여러분은 들어보지도 못했을 수천 명의 인물들을 포함한 수많은 중년의 운동가들이 심장마비로 쓰러져 목숨을 잃었다.

하늘을 찌를 듯 높은 내 LDL 콜레스테롤 수치는 대단히 걱정스러운 것이었다. 문제는 LDL 입자들이 동맥혈관 벽에 생긴 작은 틈에 끼어서 플라크를 형성하는데, 마치 강물에 빠진 나뭇가지에 온갖 쓰레기들이 걸리듯이, 혈액이 흐르면서 이 플라크에 콜레스테롤이며 다른 세포 노폐물들이 들러붙게 된다는 것이다. 그러면 플라크가 굳어서 혈액의 흐름을 방해하게 되어, 죽상 경화증이라고 부르는 상태에 이른다(이것은 동맥 세포 자체가 굳는 동맥경화와는 다르다). 플라크들은 나쁜 물질로 가득 차게 되고, 그중 하나가 갑자기 파열해서 흩어지면 나쁜 물질들이 곧바로 심장으로 들어올 수 있는데, 그러면 세상과는 하직이다.

지난 수십 년 동안 심장학(그리고 약리학)의 중심 목표는 LDL을 감소시키는 스태틴 약품을 주로 이용해 이런 콜레스테롤 수치를 낮추는 것이었다. 우리가 콜레스테롤을 빨리 낮추고 싶어 안달을 하는 바람에, 리피토나 크레스토 같은 스태틴 약품들은 역사상 가장 많이 팔린 약품 반열에 올랐다. 그리고 우리도 상당한 효과를 보았다. 1960년 이후로 심혈관 질환으로 사망하는 비율이 절반으로 줄었던 것이다.

하지만 여기에는 다른 측면이 있다. 우선, 스태틴 약품들이 정말로 현재 심장병을 앓고 있는 환자들에게는 도움이 되는 것처럼 보이긴 하지만, 예방 목적으로 이 약을 널리 사용한 것이 건강한 사람들의 사망률을 실질적으로 낮추지는 않았다는 점을 들 수 있다. 다시 말해서, 스태틴 약품들은 현재 문제를 갖고 있는 사람들에게만 도움이 되지, 근본적인 예방 기능은 하지 못한다는 것이다. "전체적인 사망률이 줄어들었어야 하는데, 그렇지 않았죠." 니르 바질레이는 말한다. "그러니까 제 생각에 그 사람들은 다른 의미에서는 스태틴 약품 때문에 죽었다고 할 수 있습니다."

좀 더 최근에는 정말로 콜레스테롤이 진짜 문제인지에 대해 의문이 제기되기도 했다. 관상동맥과 관련된 '사건'을 경험한 적이 있는 13만

6천 명의 환자를 대상으로 진행된 어느 중요 연구는, 그들 중 절반이 당시 기준으로 보나 지금의 기준으로 보나 사실상 LDL 콜레스테롤 수치가 낮다는 것을 발견했다. TV 기자인 팀 러서트도 그런 사람 중 하나였다. 체중이 위험 요소였던 것은 분명하지만, 혈압약을 먹고 있었고 특별히 심각한 증상도 없었는데, 동맥의 플라크 하나가 파열하면서 58세를 일기로 세상을 떠나고 말았던 것이다.

그렇다고 심장병에는 경고 신호가 없다는 말은 아니다. 러서트가 앓았던 고혈압은 확실한 경고 신호다. 보다 덜 명확한 것은 그 사람이 늙어 보이는지 아닌지 여부다. 코펜하겐 시립심장연구소의 수십 년간 축적된 데이터는, 눈 주변의 지방이 늘어난다든지, 귓불에 주름이 생긴다든지, 머리가 빠지거나 이마가 넓어진다든지(에구구) 하는 특정한 노화의 징후를 보이는 사람들은 심장마비가 발생할 위험성이 50퍼센트 이상 증가한다는 것을 보여 준다. 또 하나, 빌 본이 자기 집 지하 실험실에서 측정하는 또 다른 항목인 느린 반응 속도 역시 심혈관계 질환으로 사망할 위험성을 미리 알려 준다. 그리고 마지막으로, 돌이켜 생각해 보면 너무도 명백한 심장 문제의 전조가 하나 있다. 바로 발기부전이다. 사실, 삶의 질을 높여 주는 다른 효과가 발견되기 전에 비아그라는 원래 혈압 치료제로 개발된 것이다. 2012년의 어느 연구에 따르면, 실제로 다소 심각한 발기부전을 앓고 있는 남성은 예방 가능한 심장병에 걸릴 확률도 더 높은 것으로 나타났다. 광고에서 “그것은 혈류의 문제일 수 있습니다”라고 말하는 것처럼 말이다.

하지만 그래도 콜레스테롤은 여전히 가장 명백하고 가장 수치화가 용이한 위험 요소다. 나쁜 소식이 있다면, 그것은 (내 의사 선생처럼) 여러분의 의사가 그것을 잘못된 방법으로 측정하고 있을 가능성이 다분하다는 것이다. "우리가 끝도 없이 실시하는 통상적인 콜레스테롤 혈액 검사 말인데요, 그건 진짜 상태가 아닙니다." 마침내 직접 대면하게 된 레보위츠 박사는 그렇게 말했다. "진짜 상태를 나타내 보려고 시도하는 거죠."

그는 입을 열자마자 바로 중요한 핵심부터 말했다. 모든 콜레스테롤이 나쁜 것은 아니다. 콜레스테롤은 세포막을 형성하거나 테스토스테론과 에스트로겐 같은 호르몬들을 생성하는 데 결정적인 역할을 하는 만큼, 사실 생명에 필수적인 분자다. 우선은 바로 그래서 콜레스테롤이 우리 핏속에 들어 있는 것이다. 콜레스테롤은 또한 뇌가 기능을 하는 데도 필요하다. 따라서 리피토를 써서 콜레스테롤을 말끔히 제거하는 것은 불가능할 뿐 아니라 바람직하지도 않다. 게다가 콜레스테롤은 모양과 크기가 천차만별이어서, 단순히 대표 3종(좋은 콜레스테롤, 나쁜 콜레스테롤, 트리글리세리드)만 있는 것이 아니다. 또한 훨씬 더 복잡하게도, 나쁜 콜레스테롤이라고 해서 다 그렇게 나쁜 것은 아니며, 좋은 콜레스테롤이라고 해서 다 그렇게 좋은 것도 아니라고 의사는 말했다.

레보위츠는 서류철을 펼치더니 나에 대한 실험 결과들을 살펴보기 시작했다. 환자의 진정한 위험 상황들을 더 잘 이해하기 위해 그는 보스턴 심장 패널이라고 불리는 일련의 정교한 혈액 검사에 의존하는데, 이 검사는 왔다 갔다 하는 일련의 한계값들을 측정한다. 내 결과는 세 쪽을 빼곡히 채우고 있었지만, 빌 본의 집에 있는 혈액 검사 기계보다는 그래도 약간 더 희망적인 이야기를 전해 주었다. 버클리에 다녀온 이후로 LDL 수치가 떨어졌던 것이다. 좋은 소식이었다. 별로 좋지 않은 소식은 수치가 154에서, 으음, 148로, 겨우 6포인트밖에 떨어지지 않았다는 것이다.

레보위츠는 얼굴을 찌푸렸다. 콜레스테롤 수치는 그날그날 달라질 수 있지만, 그래도 이것은 상당히 좋지 않았다. 하지만 전혀 희망이 없는 것은 아니었다. LDL에서 중요한 것은 단순히 총 수치가 아니라고 그는 설명했다. LDL은 특별한 운반체에 실려 이동하는데, 이 운반체들은 크기가 각양각색이다. 그의 말대로라면, 몇 개 안 되는 커다란 운반체가 조그만 운반체가 많이 있는 것보다 낫다. 관광객 50명을 큰 버스 한 대에 태워 로마 관광을 하는 것이 50대의 모터 달린 자전거에 한 명씩 태우고 다니는 것보다 안전하듯이 말이다. 모터 달린 자전거가 사고가 날 위험성이 훨씬 더 큰 것처럼, 조그만 운반체 무리들은 내 동맥 혈관벽에 달라붙어 결국 내 생명을 앗아갈 플라크를 생성할 가능성이 더 크다. "확률 계산만 해봐도, 더 많은 수가 동맥 혈관벽에 부딪칠 것이고, 그중 일부는 벽에 달라붙었다가 틈 사이로 꼼지락거리며 파고들어가 문제들을 일으키겠죠." 그가 말했다.

각각의 운반체는 아폴리포 단백질 B, 또는 아포B라고 불리는 단백질로 이루어지는데, 이것 역시 검사에서 나타난다. 거의 15년 전부터 주요 연구들은 아포B가 기존의 단순한 LDL보다 훨씬 더 뛰어난 위험성 예측변수라는 것을 밝혔고, 일부 연구자들은 의사들이 아포B에 더 초점을 맞추어야 한다고 주장했다. 이런 검사들은 현재 유럽에서는 일반적이지만, 불행히도 가장 최근의 미국 콜레스테롤 지침에서는 이 검사가 언급조차 되지 않았다.

입자 크기가 어느 정도로 중요할까? 니르 바질레이가 자신의 100세인들에게서 찾아낸 CETP '장수 유전자'의 기능 가운데 하나는 LDL 입자의 크기를 증가시키는 것이다. 108세인 어빙 칸의 LDL 콜레스테

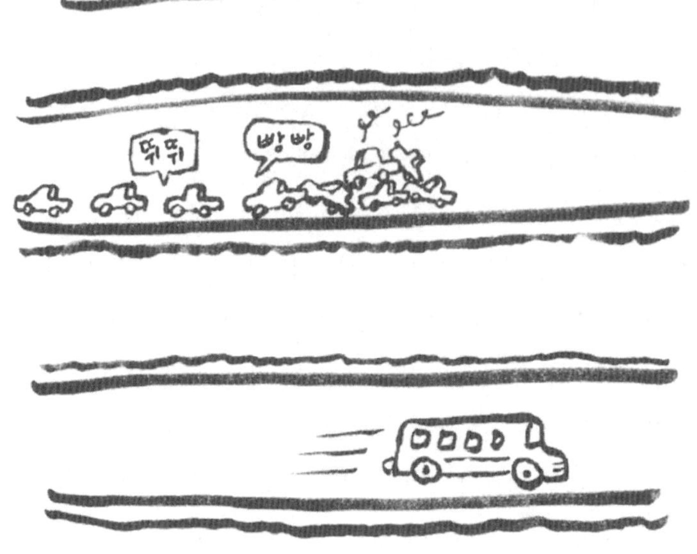

롤은 모르긴 몰라도 점보제트기만 한 크기의 입자를 타고 돌아다닐 것이다. 불행히도 내게는 제대로 된 CETP 유전자가 없어서 내 아포B는 101로, 위험 경계치인 90을 훌쩍 뛰어넘는다. 그러니 내 LDL은 남부 연합기를 휘날리며 탈탈거리며 굴러다니는 녹슨 픽업트럭을 타고 다닐 것이 뻔하다.

다행히도 내 HDL 콜레스테롤 수치 역시 높은데, HDL의 기능 중 하나가 심장에서 콜레스테롤을 '싹 쓸어가' 간으로 되돌려 놓는 것이니 좋은 일이라 할 수 있다. 그보다 더 좋은 것은, 내 HDL 입자의 대부분이 A-1이라 불리는 커다란 유형인 것 같다는 점이었다. 이 유형은 콜레스테롤을 더 효과적으로 쓸어 간다. 레보위츠는 내 기록지에 '대단히 양호!'라고 휘갈겨 썼다.

아직 그렇게까지 대단한 것은 아니었다. HDL과 LDL 수치로 보면 엄밀히 말해 나는 '콜레스테롤 저하 치료' 후보자라고 그는 말했는데, 그것은 대개 스태틴 약품을 사용하는 것을 의미했다. 의사가 처음으로 여러분에게 리피토 처방전을 써주는 순간은 거의 중년의 통과의례라 할 수 있다. 하지만 나는 니르 바질레이에게서 들은 말도 있고 해서, 스태틴 사용이 썩 내키지 않았다. 주류 심장병 전문의들은 한결같이 이 약품들의 이점이 부작용을 훨씬 뛰어넘는다고 믿지만, 내 안에 잠재해 있는 크리스천 사이언스 유전자는 장기적인 약물 복용을—**아직은**—거부했다. 다행히도 내 검사 결과를 조금 더 조사해 보니 약을 먹지는 않아도 된다는 결론이 나왔다.

여러분의 몸속에는 사실상 2종류의 콜레스테롤이 있는데, 여러분이 직접 생성하는 것과 음식을 통해 흡수하는 것이 그것이다. 후자는 사실 전체 가운데 차지하는 비중이 상대적으로 적지만, 우리 몸은 그것을 놀라울 정도로 잘 보존하고 재활용한다. "우리 유전자는 아직도 3천 년 전 그대로 우리가 굶주리고 있다고 생각한다는 걸 기억하세요. 그래서 콜레스테롤을 보존하는 메커니즘이 여전히 강력하게 작동하는 겁니다." 레보위츠는 그렇게 말했다.

문제는, 스태틴 약품은 내가 생성하는 콜레스테롤만을 감소시키는데, 내 특별한 유형의 콜레스테롤은 대부분 음식을 통해 흡수한 것임이 검사를 통해 드러났다는 사실이다(보아하니 의사들은 그 차이를 구분할 줄 아는 모양이다). 따라서 스태틴 약품은 별로 쓸모가 없다. 이것은 좋은 소식이었다. 웰콜이나 제티아처럼 단순히 콜레스테롤을 장 밖으로 이동시키는 것을 돕는, 덜 강한 약들을 써도 되었기 때문이다. (귀리 시리얼의 섬유질도 콜레스테롤을 흡수해 몸 밖으로 배출시키는, 거의 똑같은 기능을 한다.) 하지만 내가 거기에도 이의를 제기하자, 그는 내 식습관에 대한 질문을 던지기 시작했다.

“지중해식 식사를 하시나요?” 그가 물었다.

“어느 정도는요.” 나는 말을 더듬었다.

“프렌치프라이를 좋아하시나요?” 그가 다그치듯 물었다.

“일주일에 한 번 정도요.” 나는 거짓말을 했다.

“안 돼요. 그건 드시면 안 됩니다.”

“일주일에 한 번 스테이크 정도는 괜찮을까요?” 위험을 무릅쓰고 내가 물었다.

그는 이 말에도 약간 얼굴을 찌푸렸다.

붉은 고기는 오래전부터 심장병을 유발하는 위험 요소로 알려져 있는데, 원래는 그 안의 지방 성분 때문인 것으로 간주되었다. 좀 더 최근의 조사는 지방에 덧씌워진 혐의를 얼마간 벗겨 주면서(지방은 비교적 몸에 좋은 것으로 밝혀졌다), 붉은 고기에서 발견되는 아미노산의 일종인 카르니틴을 가능성 있는 또 다른 범인으로 지목했다. 몸속에서 카르니틴은 대사작용을 통해 TMAO라는 화학물질로 변하는데, 이 물질은 죽상 경화를 유발한다. 최근의 어느 소규모 연구에서 연구자들은 대부분의 사람들의 장 속에 있는 특정 미생물들을 TMAO를 생성하는 주범으로 지목했다. 하지만 오랫동안 채식만 한 사람들은 이 특정 미생물들이 없었고, 붉은 고기를 먹어도 TMAO가 생기지 않았다.

그 말은 곧, 채식주의자라야 고기를 먹어도 안전하다는 이야기이다.

나는 채식주의자가 아니다. 앞으로 될 계획도 없었다. 하지만 약을 먹는 것도 영 내키지가 않아서, 할 수 없이 나는 버거와 프렌치프라이를 내 식단에서 퇴출시키기로 서약했다. 거의 말이다. (한발 더 나가서 모든 가공육을 끊기로 할 수도 있었다. 적어도 최근의 대규모 연구 한 편을 통해서 가공육은 가공되지 않은 붉은 고기보다 심부전의 위험성을 더 많이 증대시키는 것으로 밝혀졌다.) 레보위츠 선생도 그 정도면 나를 진료실에서 내보내도 되겠다고 생각한 모양이었다(나는 그곳에 꼬박 한 시간 동안 있었다). 비록 그는 나 역시 대부분의 어정쩡한 수치의 심장 환자들과 마찬가지로 내 인생을 바꾸기 위해—**어쩌면 심지어 인생을 구하기 위해서도**—어떤 행동도 하지 않을 것이라는 사실을 알았을 것이 분명하지만 말이다.

그러고 나서 나는 조사를 더 진행했는데, 그만 혼이 쏙 빠지고 말았다.

심장병은 대개 전에 없이 풍족한 식사 때문에 생긴, 순수하게 현대적인 질병으로 간주된다. 좋았던 저 옛 시절, 우리 모두가 늘 프렌치프라이와 트랜스 지방과 TMAO를 먹으며 살기 전에는 아마 심장병이란 것은 존재하지 않았을 것이다. 하지만 사실은 그렇지가 않다.

1909년 카이로에서 마크 러퍼라는 프랑스계 영국인 과학자가 사기를 쳐서 얻은 고대 이집트 미라들을 해부해 분석했다. 그는 자신을 고대의 질병을 연구하는 '고병리학자'라고 칭했는데, 이 말라비틀어진 옛날 옛적의 시체에서도 몇 가지 질병을 발견했다. 일부 미라들에서는 빌하르츠 주혈 흡충증을 일으키는 수인성 기생충들의 알이 발견되었고, 그런가 하면 최소한 한 구의 미라에는 천연두로 인한 수포가 있는 것으로 보였다. 가장 흥미로운 것은, 몇몇 미라들은 가장 현대적인 질병으로 생각되는 병을 앓았다는 사실이 발견된 점이었다. 바로 죽상경화였다.

당시 심장병은 산업 세계에서 주된 사망 원인으로 막 등장하기 시작하고 있었고 이후 한 세기가 넘게 그 자리를 지켰다. 고대의 미라에 동맥 질환이 존재하는 것은 주인공들의 퇴폐적인 궁전 생활 때문이라는 것이 오랫동안의 설명이었다. 왕과 왕비, 지위 높은 사람들만이 미라가 될 수 있었기 때문이다. 하지만 러퍼 이후 한 세기가 조금 지난 뒤, 다국적 팀이 비슷한 정도의 동맥 경화를 수십 구의 이집트 미라들—**일부 미라는 사망 당시 나이가 20대 후반에 지나지 않았다**—에서뿐 아니라 페루, 미국 남서부, 알래스카의 알류샨 열도 등지에 발굴된 수많은 미라화된 사체에서도 발견했다는 사실을 「랜싯The Lancet」지에 발표하면서 이런 설명은 설 곳을 잃고 말았다. (5천 년 전에 빙하 속에 묻힌 '냉동인간' 외치 역시 죽상 경화를 앓았다.)

이집트의 시신들과는 달리, 이런 사람들은 고귀한 것과는 거리가 멀었다. 특히 페루에서는 시신을 미라로 만드는 것이 일반적인 풍습이었다. "우리 집에 뉴포트 은행가이신 우리 할아버지 초상화가 있는 것처럼, 그들은 미라를 주변에 두곤 했습니다." '랜싯' 팀의 일원이었던 서던 캘리포니아 대학의 노인학자 칼렙 '터크' 핀치는 그렇게 말한다. "일부 미라들은 2천 년 전 것이죠." 그들이 바란 것은 아마도 미라가 된 고고고고조 할머니가 냉동 보존된 테드 윌리엄스의 머리처럼 언젠가 마법처럼 다시 살아나는 것이었을 것이다.

결정적인 차이점은 페루와 북미의 미라들은 대개가 수렵채집 생활을 해서 '건강에 좋은' 진짜 고대식 식사를 했다는 점인데, 그런데도 그들 역시 심혈관계 질환의 발병으로 고통을 겪었다. 죽상 경화는 모든 수준의 고대 사회에서 모든 연령대의 남녀에게 나타났으며, 이에 따라 '랜싯' 연구팀은 다음과 같은 골치 아픈 질문을 제기했다. 아무래도 인간에게 심장병은 필연적인 것이 아닐까?

한마디로 대답하자면, "그래, 그럴지도 모른다"이다. 젊은 나이에 세상을 떠난 미군들이 25세도 되기 전에 죽상 경화가 있었던 것도 그것으로 설명이 된다. 어떤 의미에서 우리는 일정한 정도의 죽상 경화를(기본적으로 2가지 다른 종류의 동맥 경화를) 앓도록 프로그래밍되어 있다고 해도 과언이 아니다. 충분히 오래 산다면 말이다. 그런데 그것이 다가 아니다. 우리의 심장 자체가 나이가 들면 굳어지고 위축된다. 우리 개 테오에게 일어난 일이 바로 그것이어서, 녀석의 불쌍한 심장은 피에 굶주린 종양을 키우는 중압감에 의해 때 이르게 늙어 버리고 말았다. 하지만 문제는, 그런 일이 결국 우리 모두에게 일어난다는 것이다.

'블래스트'에서 가장 멋지고도 가장 불안했던 순간은 이틀째에 찾아왔다. 그때 나는 어둡게 해놓은 진료실에서 들것 위에 누워 있었고, 기사 한 사람이 내 가슴에 초록색 젤을 바르고 있었다. 이어서 그는 초음파 검사봉의 차가운 금속 끝부분을 끈적끈적한 젤에 대고 누르면서 컴퓨터 화면을 내 쪽으로 돌렸다. 화면에는 박동하는 내 심장의 희미한 초록빛 영상이 떠올랐다. 평생 한 번도 본 적이 없는 광경이었다. 판막이 마치 무슨 심해 동물처럼 복잡하게 흐느적거리는 춤을 추며 펄떡이고 파동 치는 모습을 보고 있노라니 기이한 느낌이 들었다.

기사가 내 심장이 뛰고 있는 어둡고 습한 동굴에 플래시를 비추는데도, 초음파가 이미지의 단편만을 드러내는 바람에 기이함은 두 배가 되었다. 우리는 그곳에 앉아 심장이 뛸 때마다 판막이 움찔거리며 파닥거리다가 마침내 제자리로 돌아가 심실에 피가 들어오도록 하는 것을 지켜보았다. 평생 동안 계속 움직였지만 이제껏 볼 수 없었던 근육 하나를 지켜보는 것은 기묘하다는 말로는 다 설명이 안 되었다.

우리는 탄력성이 활동하는 모습을 지켜보고 있었다. 최고로 활발히 움직일 때는 분당 180회 이상 수축과 확장을 반복하면서, 무려 10만 킬로미터에 이르는(!) 일반적인 인간 몸의 혈관을 다 돌 수 있도록 피를 내뿜으려면 심장 근육은 늘 튼튼해야 한다. 하지만 동맥 자체도 그 혈류를 모두 처리할 수 있을 만큼 늘 충분히 유연해야 한다. 물풍선처럼 동맥도 고무가 나달나달해지기 시작하기 전까지만 그 많은 내용물을 처리할 수 있다. 시간이 지날수록 우리는 그런 유연성을 잃는다. 죽상경화 때문만이 아니라, 우리의 심장이—**우리 몸의 다른 부분들처럼**—내재적인 노화에 피해를 입을 수밖에 없기 때문이다. 낡은 차의 연료 펌프가 결국은 닳아 버려 교체해야 하는 것과 마찬가지인 셈이다. 그저 낡아 가는 것이다. 애초에 그렇게 오래갈 수 있는 것이 아니었다.

그 낡은 펌프처럼 여러분의 심장도 나이가 들수록 기능이 점점 떨어진다. 지구력 훈련에 대한 반응을 제외하고, 안정 시 심박수는 크게 변하지 않지만, 최대 심박수는 나이에 비례해서 크게 떨어진다. 내가 '블래스트'에서 알게 된 것처럼, 최대 산소 섭취량 또한 그렇다. 심장 근육은 약해지며, 한 번의 박동으로 예전만큼 많은 피를 뿜어 보낼 수 없다. 지금껏 제작된 어떤 자동차의 어떤 부품보다도 훨씬 더 오래 지속되지만—**사실, 심장은 기적과 같은 작은 기계다**—인간의 심장은 딱 그 정도만 지속되는 것이 진실이다. 그래서 심장병의 가장 크고 심각하면서도, 수정하기 가장 어려운 '위험 요소'가 바로 나이 자체인 것이다.

'블래스트' 기사는 차가운 초음파 검사봉을 내 가슴 여기저기로 옮기다가 중간에 한 번씩 멈추고 컴퓨터 버튼을 눌러 심장 어떤 부분의 영상을 캡처했다. 그는 노화의 기미를 가장 먼저 보여 주는 '펌프' 부분들 중 하나인 좌심실에 특별한 주의를 기울이며 기본적인 치수를 재고 있었다. 오랜 세월 동안 수십억 번 수축을 하는 사이, 근육은 어느새 두꺼워지며 커지는 경향이 있는데, 여러분은 그것이 좋은 일이라고 생각할지도 모른다. 더 크고 강한 심장 = 펌프질할 수 있는 혈액량 증가, 그렇지 않은가?

그렇지 않다. 사실, 좌심실이 커진 것은 심장병과 고혈압의 고전적 징후이다. 굳어 버린 순환계로 계속 피가 돌도록 하려면 심장은 더 강하게 펌프질을 해야 한다. 더 강하게 펌프질을 하다 보면 근육이 더 발달하고, 그래서 심장은 더 커진다. 그리고 효율성은 훨씬 떨어진다. 테오의 문제가 바로 그것이었다. 녀석은 거대한 종양에도 불구하고 겉으로는 건강해 보이기만 했는데, 평생 그렇게도 활발히 움직였기 때문이다. 노화는 우리 몸속에 숨어 있다.

장기적인 에어로빅 운동 그리고/또는 근력 강화 훈련은 실질적으로 심장 비대화의 위험성을 줄일 수 있다. 늦은 나이에 운동을 시작하면 효율성은 많이 떨어지지만 말이다. 그대로 방치하면 커진 심장은 심부전으로 이어질 수 있는데, 루이지 페루치가 지적한 대로 심부전은 나이 많은 사람들이 헐떡이게 되는 주요 원인 중 하나다. 하버드 대학의 심장병 전문의이자 줄기세포 연구자인 리처드 리는 이렇게 말한다. "80대에 심부전이 있는 것보다 40대에 머리 빠지는 것이 더 걱정스러운 것이 자연스러운 일일지도 모릅니다. 하지만 지금 우리 병원들은 80대에 심부전을 앓는 환자들로 가득 차 있습니다."

어떻게 해야 할까? 전반적으로 혈압을 조절하는 것이 도움이 되는 듯하다. 약을 먹거나 아니면 명상을 해서 말이다. 믿거나 말거나, 명상은 혈압 조절에 실제로 효과가 있는 것이 연구를 통해 밝혀졌다. 또한 BLSA 데이터는 복부 비만이—**내 이야기다**—좌심실 문제를 야기하거나 문제 발생에 일조할 수 있다는 것을 보여 주었다. 따라서 뱃살을 없애는 것이 바람직한 다음 단계가 될 것이다(이 부분에 대해서는 몇몇 장에서 더 자세히 이야기하겠다). 하지만 이런 방법들도 한계가 있다. 자동차 부품처럼 여러분 심장도 영원히 작동하도록 되어 있지 않은 것은 엄연한 사실이니 말이다.

우리의 동맥 역시 마찬가지다. 기사는 이어서 검사봉을 내 목 안쪽에 갖다 대며 살짝 흔들었다. 지금 그는 '내측 내막 두께'라 불리는 것, 다시 말해 내 경동맥 혈관벽의 두께를 측정하는 중이었다. 시간이 지나면 우리의 동맥 혈관벽은 두꺼워지면서 신축성은 떨어지는 경향이 있다. 그래서 우리는 혈압이 높아지고 그에 따라 심장은 비대해지는 악순환을 겪게 된다. 레보위츠 박사도 내 동맥 혈관을 검사했는데, 이렇다 할 플라크는 발견되지 않아 다행이었지만, 그가 내 '동맥 나이'가 59세라는 결론을 내리는 바람에 나는 충격을 받았다.

오랜 시간에 걸쳐 축적된 '블래스트' 데이터는 심장병과 심부전에 가장 큰 일조를 하는 것은 바로 우리의 노화 생명 현상 자체라는 것을 보여 주었다. 우리의 심장 근육과 동맥 혈관벽 자체가 시간이 지나면서 변해 죽상 경화와 동맥 경화가 발생하기 쉽게 되는 것이다. 우리 몸의 세포 안에서 진행되는 과정에서 이른바 교차결합된 단백질이나 칼슘과 콜라겐 같은 물질의 과잉 침전물 등을 포함한 다양한 종류의 노폐물들이 생겨난다.

우리 몸과 피부에는 사실 이런 물질들이 필요하다. 하지만 우리 심장에서는 이 물질들이 경화와 강직화, 또는 다른 나쁜 현상들을 야기한다. 그리고 이런 일을 피할 도리는 없어 보인다. 오래 살면 살수록 우리의 가장 중요한 근육에는 이런 노폐물들이 점점 더 많이 쌓인다. 설상가상으로 이 근육은 사실 재생이 되지 않는다. 왜냐하면 심장-근육 세포는 분열하지 않기 때문이다. (우리 몸의 또 다른 가장 중요한 세포인 뉴런 역시 마찬가지다.) 그리고 전통적으로 심장마비가 일어날 위험성이 큰 50대, 60대를 넘어서 사는 사람들이 많아지면서, 더 많은 사람들이 노화된 심장으로 살게 되었다. 아마도 심장은 결국 낡아서 못쓰게 될 것이다.

"60만 킬로미터를 가야 되는데 핀토(포드 사에서 개발한 소형차 - 옮긴이)를 타지는 않을 겁니다." 하버드 대학의 리처드 리 박사는 말한다. "볼보나 스바루라면 모르지만, 그 거리를 가는데 핀토를 구하지는 않겠죠. 심장의 어떤 부분들도 아마 그럴 겁니다."

그렇다면 관건은, 핀토를 볼보로 바꿀 수 있는가이다.

Chapter 7

대머리와 백발

노화의 진화

눈은 축축하고, 손은 까칠까칠하고, 두 뺨은 누렇게 시들었어.
흰 수염에 다리는 오그라들고, 배만 불룩하게 나와 있지 않은가.
…… 찢어진 목소리에, 숨을 몰아쉬는 자네는 이중턱에다,
머리는 단세포요, 오장육부 신체 구석구석이 노령으로 쪼그라들고 있네.
– 셰익스피어

어찌어찌 해서 나는 〈다운턴 애비〉 모자에 내용물을 채우지 않고 하버 병원을 탈출할 수 있었다. 내 미생물군집은 최소한 앞으로 3년 동안은 분석되지 않을 것이다. 하지만 '블래스트'의 선량한 사람들은 최소한 내 눈에는 너무도 명백한 것으로 보이는 노화의 또 다른 '생물지표'도 무시하고 넘어갔다. 바로 내 머리카락이다. 더 구체적으로 말하자면 머리카락이 없는 것 말이다. 내가 가장 두려워하는 순간은, 유행에 민감한 내 단골 이발사가 "뒷모습을 한번 보세요"라며 거울을 건네주는데, 불쾌하기 짝이 없는 LA의 어느 스탠드업 코미디언이 '살색 야물커(유대인 남성들이 정수리에 쓰는 작고 둥그런 모자 - 옮긴이)'라고 불렀던, 점점 더 듬성듬성해지는 머리 부분이 눈에 들어올 때다.

나는 여름에 대학 동창회(그냥 '의미 있는' 동창회라고 부르기로 하겠다)에 다녀온 이후로 내 소중한 머리털에 대해 많은 생각을 하게 되었다. 내가 그곳에 간 것은 얼마간은 여드름투성이였던 친구들이 성인이 되어 무엇을 하며 지내는지 궁금해서였기도 했지만, 누구나 다 아는 전통적인 이유 때문이기도 했다. 다른 친구들은 얼마나 삭았는지 보고 싶었던 것이다. 6월의 어느 주말에 수백 명이 '옛 캠퍼스 잔디' 위에 모여 재회의 기쁨을 나누었다. 우리는 옛 기숙사에 들어가 보기도 하고, 오래된 명소 주변을 걷기도 하고, 그 시절 존경했던 교수님들이 이제는 얼마나 늙으셨는지 이야기를 나누기도 했다. 저녁에 우리는 흰 천막 안에서 맥주를 들이켜기보다는 홀짝거리며, 수십 년 동안 못 보았던 사람들과 대화를 이어 가려 애를 썼다. 한 가지 중요한 질문은 아무도 입 밖으로 꺼내지 않았다. "야, 너, 머리가 다 어디로 간 거야?

자리를 뜨기 전에 나는 옛 '신입생 사진첩'을 들춰 보았다. 나도 꽤 옛날 사람이라, 그 당시 사진첩은 거의 실제 책 같아서 학생 한 사람 한 사람마다 사진과 기본 정보가 실려 있었다. 하지만 사진첩에서 단연 눈길을 사로잡는 것은 바로 머리카락이었다. 다들 믿기지 않을 정도로 머리카락이 풍성해서, 탐스러운 머리가 이마 위로 길게 흘러내려 눈썹을 덮을 정도였다. 마치 털북숭이 짐승이 사람 머리 위에 둥지를 튼 것 같은 모습을 하고 있는 사진이 한두 장이 아니었다.

그럴 만도 한 것이, 이 사진들을 찍은 1980년대는 이제는 가고 없는 장발의 전성시대였으니까 말이다. 하지만 그것도 기를 수 있는 머리카락이 많았을 때 이야기다. 이제는 우리 대부분에게 기껏해야 예전 모습의 흔적만 남아 있을 뿐이다. 많은 친구들이 어쩔 수 없다고 포기하고는 머리를 싹 밀어 버렸고, 이 몸을 비롯해 다른 사람들은 아직도 현실을 부정하며 성겨지는 머리털을 붙들고 어떻게든 빠진 부분을 감춰 보려고 애쓴다. 비단 남자들만 그런 것이 아니라, 여자들 중에서도 젊은 시절의 삼단 같은 머릿결의 윤기와 광택을 찾아볼 수 없는 경우가 많았다. 하지만 모두가 그런 것은 아니었다. 적어도 아직까지는 말이다. 선택받은 몇몇 급우들은 여전히 풍성하게 머리를 기르고—**아니, 과시하고**—있었다. 새치는 좀 있을지 몰라도 신입생 사진을 찍을 때와 달라진 것이 거의 없었다. 나머지 친구들의 미움을 사게 되었다는 것만 빼고.

대체 무슨 일이 있었던 것일까? 그토록 풍성함을 자랑하던 전성기를 지난 지 20년 만에 왜 우리 머리카락은 이 모양이 된 것일까? 그리고 이것은 혹시 우리 몸의 나머지 부분도 죽어 가고, 시들어 가고, 허물어지고 있다는 일종의 표시, 신호가 아닐까?

답을 찾기 위해 나는 펜실베이니아 대학의 교수이자 모발 재생 과학계의 선두주자인 조지 코트사렐리스 박사를 방문했다. 머리카락이 없어지는 것은 아니라고, 공황 상태에 빠진 수천 명의 환자들을 대하는 사이 몸에 밴 위로하는 듯한 말투로 그가 설명했다. 그런 환자 중에 도널드 트럼프도 끼어 있을지 아닌지는 모르겠지만 말이다. 오바마 대통령과 함께 찍은 사진 바로 옆으로, 코트사렐리스 박사와 도널드 트럼프가 환하게 웃으며 악수하고 있는 사진이 그의 사무실 서가를 장식하고 있지만, 박사는 도널드의 저 유명한 머리털을 만들어 준 미치광이 천재가 자기인지에 대해서는 부인도 긍정도 하지 않았다. 나는 그 문제는 따져 묻지 않았다. 내게는 더 중요한 관심사가 있었으니까.

머리털을 잃는 것은 사실 정말로 잃는 것은 아니라고 코트사렐리스는 설명했다. 그것은 오히려 축소의 문제에 더 가깝다. 좋은 소식은, 심지어 '살색 야물커' 부분에서도 우리의 모낭은 사라지지 않는다는 것이다. 나쁜 소식은, 이 모낭들이 '축소되어서' 그곳에서 나는 머리카락이 현미경으로 보아야 보일 정도로 작아진다는 사실이다. 다시 말해, 대머리들은 실은 대머리가 아니다. 그들의 머리카락이 보이지 않을 뿐이다. 하지만 그는 그것 말고는 실상 많은 답을 갖고 있지 않았다. "왜 그런 일이 일어나는지는 저희도 사실 잘 모릅니다." 그가 인정했다. "정말 몰라요."

'도움이 안 되네', 나는 속으로 생각했다.

남성형 대머리를 지칭하는 의학용어는 안드로겐성 탈모증androgenetic alopecia으로, 수많은 불운한 남성들의(사실상 대부분의 남성들의) 유전자 안에 내장되어 있는 것처럼 보인다. 하지만 사실, 코트사렐리스의 환자 대부분은 기본적으로 똑같은 증상을 겪는 여성들이다. 비록 자기 남편처럼 머리가 벗겨지거나 '축소'되는 것은 아니지만, 머리숱이 적어지고, 머리카락 올도 가늘어진다. "아주 흥미롭습니다." 그가 말했다. "이 증상이 가장 심하게 나타나는 사람들은 젊었을 때 머리카락이 가장 아름답고 풍성했던 사람들이에요. 상위 1퍼센트죠."

깜짝 놀랄 소식. 머리카락이 없어지는 것이든, 머리카락이 이상해지는 것이든, 아무튼 그런 일이 여성에게도 일어난다. 한 연구에 따르면, 50세 이하 여성의 6퍼센트가 어느 정도의 실질적인 탈모 증상을 보이며, 70대가 되면 이 수치는 38퍼센트로 증가한다. 물론 남성의 경우에는 훨씬 더 심각하다. 5명 중 4명은 70대에 이르면 대부분의 머리가 빠진다. 하지만 머리가 빠지지 않는 사람들도 결국은 거의 모두가 백발이 된다. 왜 그런 것일까? 내가 물었다.

백발은 각각의 머리카락이 하얗게 '변해서' 생기는 것이 아니라고 코트사렐리스는 차분히 설명해 주었다. 백발은 단지 머리카락이 색소를 잃어서 생기는 것으로, 이 또한 모낭의 또 다른 노화 증상이다. 시간이 지나면서 색소를 함유한 머리카락은 빠지고 흰 머리카락만 남는다.

운이 좋으면 말이다. 남성이나 여성의 5퍼센트만이 70대에도 젊어 보이는 머리 모양을 유지할 수 있는 것으로 그는 추정한다.

그럼 우리 같은 나머지 사람들은? 코트사렐리스는 우리가 느끼는 고통을 충분히 이해한다. "진화론적으로 볼 때, 머리카락 상태는 건강이 어떤지 알려 주는 매우 중요한 지표였을 겁니다." 그가 말했다. "머리카락이 풍성하고 굵은 사람을 보면, 영양 결핍이 있진 않겠다는 것을 알 수 있죠. 충분한 칼로리를 섭취한 게 틀림없을 것이고, 아마도 생식력도 왕성할 겁니다. 하지만 아프거나 피부에 옴이 올랐거나 하면 머리카락도 형편없어 보이고, 그런 사람은 별로 매력이 없겠죠. 그런 것이 다 진화론적으로 정착이 된 겁니다."

짜증나는 운 좋은 녀석들 몇 명은 빼고 198-년 학급 학생 대부분의 경우, 우리의 황량한 두피는 우리가 지치고, 기진맥진하고, 어쩌면 거의 막바지에 왔을지도 모른다고 온 세상에 떠들어 대고 있었던 셈이다. 유전자 교환을 위해서는 결코 좋은 방책이 아니다. 미팅 사이트에서 여성들이 대머리 남성들을 클릭하기 주저하는 것도 다 이유가 있었던 셈이며, 모발 관련 제품 산업이 양성 모두에게서 수십 억 달러를 거두어들이고 있는 것도 그래서이다. 그것은 단순한 허영이 아니라, 진화다. "그건 우리의 정체성과 행복감에서 엄청난 비중을 차지하고 있는 부분이죠." 코트살레리스는 그렇게 말했다.

하지만 내가 그곳에 간 것은, 코트살레리스가 어떻게 모낭을 다시 자라도록 유도할 수 있는지에 관해 획기적인 연구를 했기 때문이었다. 2012년에 그의 팀은 탈모의 주범을 밝혀냈다. 프로스타글란딘 D2라고 불리는 분자로, 범죄 현장에서, 그러니까 머리털이 없는 두피에서 자주 발견되었던 것이다. 정황 증거 이상의 것이 있다. 프로스타글란딘 D2는 모낭의 성장을 억제하는 것으로 알려져 있으며, 나이가 들수록 우리 몸에서 증가하는 경향이 있는 염증과도 연관이 있다. 머크 사는 프로스타글란딘 D2를 억제하는—**굳이 말하자면 억제 물질을 억제하는**—약품을 실험하고 있었지만 2013년에 개발을 중단했다. 코트살레리스는 '폴리카'라는 자신의 스타트업 회사를 창설해 프로스타글란딘 억제제 개발에도 진력하고 있다.

하지만 정말로 전력을 기울이는 것은 모발 줄기세포 분야로, 코트살레리스는 대학원 시절부터 여기에 근원적으로 마음을 빼앗겼다. 당시에는 우리가 일정한 개수의 모낭을 지니고 태어나며 시간이 지나면서 그 모낭들이 사라진다고 생각했다. 하지만 사실 모낭의 줄기세포는 우리가 사는 내내 전혀 손상되지 않으며, 나이가 들면서 그저 휴면기에 들어갈 뿐이라고 코트살레리스는 설명했다. 다른 종류의 줄기세포들도 마찬가지인 것으로 밝혀졌다. 그렇다면 문제는 이것이다. 어떻게 줄기세포를 다시 깨울 것인가?

2007년에 코트살레리스는 참신한 논문을 「네이처」지에 발표했는데, 여기서 그는 생쥐의 피부를 작은 주사 바늘로 무수히 찌른 뒤 회복 과정에서 피부 세포에 어떤 일이 벌어지는지 지켜본 과정을 서술했다. 놀랍게도 그는 상처가 성장인자의 분출을 촉발하고, 이 인자가 피부 세포를 기본적으로 태아 같은 상태로 되돌리고—**사실상 줄기세포로 만들고**—그리하여 새로운 모낭을 생성하도록 유도하는 것을 발견했다. 약품과 주사를 올바르게 조합한다면, 인간의 두피에서도 같은 일이 벌어질지 모른다. 그는 자신의 스타트업 회사를 통해 그 작업도 하고 있다.

그렇다면 넓어져만 가는 내 삼색 야물커에도 희망이 있을까? 게티스버그의 남부군처럼 점점 뒤로 뒤로 후퇴하고 있는 내 앞머리선에도?

그는 그렇다고 생각한다. 아직 상세한 부분에 대해서는 굳게 입을 다물고 있지만 말이다.

"하지만 처리법을 알아낸다고 해서 우리가 그것을 '치료'할 수 있다는 이야기는 아닙니다." 자리에서 일어나려는 내게 그가 경고했다. "지금 연구를 진행 중이니 결국 처리법이 발견될 겁니다. 어떻게 해서 그렇게 되는지 꼭 이해하지는 못한다고 해도 말이죠."

대머리 치료는 미국국립보건원의 연구기금 지급 순위에서는 한참 아래쪽에 있다. 노화를 연구하는 대부분의 과학자들이 탈모는 우리의 실제 생물학적 노화와는 별로 상관이 없다고 생각한다. 하지만 진화론적으로 볼 때, 우리 가운데 그토록 많은 사람들이 탈모가 된다는 사실은 우리 모두가 노화하는 이유와 밀접한 관련이 있다. 다윈이 진화론을 제시하고 얼마 뒤부터, 과학자들은 노화와 죽음이 이 이론의 틀 안에 어떻게 들어갈 수 있을지 궁금해했다. 왜 우리는 노화했는가? 어떻게 해서 자연선택은 노화가 존재하도록 허용하게 되었을까? '적자생존'과는 완전히 반대되는 것인데 말이다.

1891년, 독일의 위대한 생물학자 아우구스트 바이스만이 이 질문에 대한 답을 시도했다. 그는 생명체들이 늙어서 죽는 것은, 다음 세대를 위한 자리를 만들어 주기 위해서라고 추측했다. 젊은 개체들이 살아갈 수 있도록 자원을 남겨 두기 위해서라는 것이다. 그의 견해에 따르면, 노화가 우리 안에 프로그래밍된 것은 종의 이익을 위해서이며, 늙은 사람들은 죽어서 길을 비켜 주게 되어 있다. 그 이후로 이 관념은 학생들과 25세 미만의 모든 이들 사이에서 엄청난 인기를 누렸다. 하지만 노화가 어떤 방식으로든 프로그래밍되어 있다는 관념은 그 이후로 줄곧 뜨거운 논란의 대상이 되었고, 대부분의 진화생물학자들은 바이스만의 견해에 동의하지 않는다.

우선, 과학자들은 오래전부터 진화는 집단이 아니라 개인 수준에서 작용한다고 믿었다. 유전자가 선택되어 전해지는 것은, 그것이 그것을 나르는 동물에게 이득을 주어, 번식할 수 있도록 해주기 때문이다. 집단을 대상으로 한 선택이라는 생각은 여기에 부합되지 않는다. 다른 한편, 절대 다수의 야생 동물들은 노령 때문에 죽을 만큼 오래 살지 못한다. 대부분이 이를테면 다른 동물에게 잡아먹히는 것 같은 다른 원인으로 훨씬 이른 때에 죽음을 맞는다. 생쥐를 예로 들어 보자. 규칙적으로 먹이가 나오고, 아늑한 톱밥이 깔린 편안한 우리가 있는 실험실에서 생쥐는 대략 2년을 살다가 대개는 암으로 죽는다. 하지만 야생에서는 6개월 넘게 사는 생쥐가 별로 없다. 대개 여우의 입 속에서 생을 마감하거나 훨씬 더 흔하게는 얼어 죽는다.

따라서 노화는 생쥐나 인간을 포함한 다른 어떤 동물의 진화와도 크게 관련이 없다. 평균적인 우리의 수렵채집인 선조들은 25세 남짓까지 살았는데, 대부분은 감염이나 사고, 또는 포식자나 다른 인간의 공격으로 사망했다. 선택받은 소수의 수렵채집인들만이 60대나 70대까지 살았는데, 이것은 우리가 왜 지금처럼 노화하는지를 설명하는 데 실제로 도움이 될 수도 있으며, 영국의 유전학자이자 결국 노벨상을 수상한 J. B. S. '잭' 홀데인은 바로 이런 사실을 깨달았다.

홀데인은 헌팅턴병이라고 불리는 질병을 연구하고 있었다. 세계에서 가장 무서운 병이 될 수도 있을 질병이었다. 기본적으로 치매의 지극히 초기 발병 형태로, 인격과 균형감각의 미묘한 변화로 시작되지만, 몇 해 안에 고통스럽고 심한 장애를 초래하는 질병으로 발전한다. 이

병에 걸린 환자들이 자기 몸에 대한 통제력을 잃고 발작적으로 몸을 뒤틀고 홱 움직이기 시작할 때면, 거의 춤을 추는 것처럼 보인다. 아마도 가장 유명한 헌팅턴병 환자일 포크 가수 우디 거스리는 인생의 마지막 15년을 정신병원에서 보내다가, 비극적이지만 일반적이기도 한 55세의 나이로 세상을 떠났다.

홀데인이 이상하게 여긴 것은 헌팅턴병이 사실상 단 하나의 유전자에 의해 유전되는 질병이라는 점이었다. 그뿐 아니라 헌팅턴병 유전자는 우성인데, 그것은 곧 부모 중 한 사람만 이 유전자를 보유하고 있어도 그들의 아이는 거의 확실하게 이 병에 걸리게 된다는 것을 뜻한다. 자연선택 이론대로라면, 이렇게 파멸적인 유전 질환은 이미 오래전에 도태되었어야 한다. 하지만 헌팅턴병은 또 한 가지 독특한 특성을 갖고 있다. 증상이 40세무렵에만 나타난다는 것이다.

홀데인은 이것이 무엇을 의미하는지 깨달았다. 헌팅턴병은 보유자가 아이를 낳은 다음인, 인생 후반기에만 발병하기 때문에, 자연선택의 영향을 거의 받지 않을 수 있는 것이다. 한 사람이 자신에게 이 유전자가 있다는 것을 깨달을 때면, 이미 그 유전자는 자식에게 전해진 뒤다. 이처럼 헌팅턴병 유전자는 '선택 그늘', 즉 자연선택의 힘이 급격히 약해지는 번식 후 시기에 숨어 있었던 덕분에 살아남을 수 있었다.

홀데인의 동료 중 한 사람인 뛰어난 학자 피터 메더워는—**그 역시 뒤에 노벨상을 받는다**—노화와의 관련성을 발견했다. 선택 그늘은 모든 종류의 해로운 유전자들이 인생 후반기에 활개를 칠 수 있도록 허용한다. 비단 헌팅턴병뿐 아니라 다른 많은 불쾌한 깜짝 선물을 만날 수 있는 것이다. 그래서 우리가 보통대로라면 자연선택의 정화력에 의해 사라졌어야 할 성질들을 인생 후반기에 발달시키는 것이다. 동맥이 굳는 것, 근육이 유약해지는 것, 피부가 주름지는 것, 허리에 군살이 붙는 것, 우리 뇌가 꾸준히 계속 흐트러지는 것 등을 말이다. 물론 살색 야물커도 여기에 속한다. 우리가 중년이 되면 진화는 핸들에서 손을 떼고 맥주 캔을 딴다.

따라서 나와 내 대학 동창들의 풍성하고 젊음에 넘치는 머리카락이 어떤 목표를 수행했든 간에 — **짝을 유혹하는 깃털 역할이든, 두뇌를 위한 단열재 역할이든, 부상이나 태양광선을 막아 주는 보호물 역할이든** — 40세 이후로는 전혀 무관한 것이 된다. 왜냐하면 우리 외모가 어떻게 보이든 진화는 더 이상 신경 쓰지 않기 때문이다. 우리의 시력과 무릎 관절, 불끈불끈 일어서곤 했던 그 부분도 마찬가지다. 유전학자 마이클 로즈가 말하듯, "인생 주기의 후반부는 유전적 '쓰레기통'이 된다". 우리의 머리카락도 그 쓰레기통에 들어가고 만다.

선택 그늘로 다른 많은 것들도 설명이 가능해진다. 이를테면 여성들은 왜 생식력이 왕성한 20대가 아니라 50대에 유방암에 걸릴 확률이 훨씬 더 높아지는가 하는 것 말이다. 이른 나이에 유방암에 걸릴 유전적 성향이 있는 어머니는 아기를 키우기가 더 어려웠을 것이고 따라서 이 아기들이 생존해서 이른 나이에 유방암에 걸리는 유전자를 후대에 전할 확률은 낮았을 것이다.

메더워는 노화를 이와 같은 해롭고 선택에서 도태될 유전자들의 축적으로 보았다. 하지만 20대 때의 우리를 그토록 멋진 모습으로 만들어 주었던 바로 그 유전자들이 사실상 결국은 우리의 죽음을 초래한다면 어떻게 할 것인가? 조지 윌리엄스라는 미국의 유전학자가 바로 그런 생각을 했다. 1957년에 발표한 논문에서 그는 인생의 초반기에 우리에게 도움을 주는 어떤 유전자들이 나중에는 해롭고 심지어 위험한 결과를 초래한다고 추정했다. 이런 현상은 후에 적대적 다형질 발현으로 불리게 된다(다형질 발현이란 하나의 유전자가 여러 기능을 하는 것을 가리킨다). 게다가 윌리엄스는 자연선택은 사실상 이런 유전자들을 선호한다고 주장했다.

다형질 발현성 유전자의 흥미로운 사례 하나가 최근 등장했는데, 백인들이 선탠을 하는 것과도 관련이 있는 사항이다. 옥스퍼드 대학의 과학자들은 백인들에게서 어떤 유전자 변형체를 발견했는데, 이 변형체는 이따금씩 피부 빛깔을 짙게 만들어 백인들의 창백한 피부를 태양의 자외선으로부터 보호해 주는 역할을 하지만, 그 대신 고환암의 위험성을 증가시킨다. 예를 하나 더 들어 보겠다. 과학자들은 혈액 속의 독성 철분을 위험할 정도로 증가시켜 중년기에 장애와 질병을 야기하는 질환인 혈색소침착증을 유발하는 유전자가 크게 활성화되어 있는 것을 의아하게 생각했다. 하지만 중년층을 조사한 결과 이 유전자를 가진 남성들은 선페스트에 대해 강한 저항성을 보인다는 증거가 나왔다. 혈색소침착증 유전자는 중년기의 건강을 희생하는 대가로 페스트를 이겨낼 가능성을 높여 주는 것이다. 진화 입장에서는 고민하고 자시고 할 것이 없는 문제다. 그리하여 이 유전자는 살아남게 되었다.

노화는 당장의 생존과 궁극적인 장수 사이의 이런 종류의 맞교환으로 가득 차 있다. 손해를 보는 것은 대개 장수 쪽이다. 진화는 사실상 우리의 수명이 짧아지는 데 일조했을 수도 있다.

1990년대 후반에 캘리포니아 대학 샌프란시스코 캠퍼스의 신시아 케년이라는 젊은 연구자가, 과학자들의 사랑을 듬뿍 받는 1밀리미터짜리 벌레, 우리 친구 예쁜꼬마선충의 수명을 대폭 늘리는 돌연변이를 발견했다. 돌연변이 벌레는 신진대사를 관장하는 daf-2라는 유전자가 없었다. 구체적으로 말해, 우리의 IGF-1에 해당하는 인슐린 유사 성장 인자에 대한 수용체가 없었던 것이다. 케년은 daf-2가 '고갈된' 벌레들이 보통의 또는 '야생형'의 벌레들보다 2배나 오래 사는 것을 발견했다.

너무도 충격적인 발견이자, 단 하나의 유전자를 제거하는 것으로 노화를 늦출 수 있다는 것을 보여 준 최초의 진정한 증거였다. 그뿐 아니라, 그녀의 발견은 인슐린/IGF '경로'가 노화에서 중심적인 역할을 하며, 닥터 라이프 등등의 사람들이 믿는 것과는 반대로 이런 성장 인자들이 적을수록 좋다는 것을 보여 주었다. 케년은 자신의 벌레들이 인간으로 치면 120세까지 산 셈이라고 주장했는데, 이 주장은 언론에 대서특필되었고, 덕분에 그녀는 여러 해 동안 노벨상 수상 후보에 오르기도 했다. 케년이 '죽음의 신 유전자'라고 부르는 것에 해당하는 것이 인간에게서는 아직 발견되지 않았지만, 그녀의 발견은 우리 자신의 유전자들을 만지작거려 수명을 연장할 수도 있다는 힌트를 감질나게 슬쩍 흘려주었다.

이와 같은 유전자 요법이 가능해질 날은 아직 요원하고, 인간의 장수에 그처럼 극적인 영향을 미치는 단 하나의 유전자를 과연 발견할 수 있을지도 여전히 의문으로 남아 있다. (우선, 예쁜꼬마선충은 세포수가 959개밖에 안 되지만, 인간의 몸은 몇 조 개의 세포로 이루어져 있다.) 하지만 이 발견은 장수의 진화 자체에 대해서도 다시 한 번 생각해 보게 해준다. 상식적으로 보면, 더 오래 사는 만큼 그 돌연변이 벌레들이 단명하는 사촌들보다 무엇인가 진화상의 이점을 누렸어야 하지 않느냐고 생각할 수 있다. 그렇다면 왜 자연선택은 '죽음의 신' 유전자를 이미 제거해 버리지 않은 것일까?

케년의 발견이 이루어지고 몇 년 뒤, 스코틀랜드 출신의 고든 리스고라는 과학자가 그 이유를 밝혀냈다. 그는 평범한 벌레들과 오래 사는 돌연변이들을 같은 접시에 넣고 무슨 일이 벌어지는지 지켜보았다. 그렇게 해서 나온 결과에 그는 입을 다물 수가 없었다. 4세대 만에, 오래 사는 벌레들이 거의 전멸하다시피 했던 것이다. 원인은, 돌연변이들이 평범한 야생형 벌레들보다 아주 약간 더 늦게 번식하는 데 있는 것으로 밝혀졌다.

흥미롭게도, 이런 현상은 장수하는 인간에게서도 찾아볼 수 있다. 예를 들어, 니르 바질레이의 아슈케나지 유대인 100세인들은 자녀가 매우 적거나 아예 없는 경우가 많았다. 1920년대나 1930년대에 결혼해서 산아 제한이 이루어지기 전이었는데도 말이다. 또는 아이가 생겨도 늦은 나이에 생겼다. 더 긴 수명과 연관된 또 하나의 발견이다. (이것의 부작용은 물론 '장수 유전자'가 더 희귀해진다는 것이다.) 따라서 아이를 갖는 것이 정말로 수명을 줄어들게 할지도 모르지만, 배양접시에서는 오래 사는 돌연변이 벌레들이 오래지 않아 방탕한 야생의 사촌들에게 번식 횟수에서도, 수적으로도 밀리면서 압도당했다. 지극히 긴 수명도 결국은 전혀 도움이 되지 않았다.

리스고의 벌레 대결은 자연선택이 오래 사는 개체보다는 빨리 새끼를 낳는 개체를 선호하는 것이 분명하다는 것을 보여 주는 듯하다. 대부분의 도시에 고급 프랑스 레스토랑 하나당 맥도널드 햄버거집이 20개꼴로 있는 것과 같은 이유에서 말이다. 싸고 편한 것이 대개는 오래가고 느린 것을 누른다. 하지만 그것은 다음과 같은 또 다른 질문들을 야기한다. 왜 어떤 동물들은—**또한 어떤 사람들은**—남들보다 실제로 더 오래 사는가? 애초에 장수라는 것이 진화한 이유는 무엇일까? 최상의 조건에서도 생쥐는 2~3년밖에 살지 못하는데, 왜 인간은 80년을 사는 것일까?

앞으로 살펴보겠지만, 여기에는 2가지 설명이 있다. 하나는 섹스와 관련이 있고, 다른 하나는 죽음과 관련이 있다.

스티븐 오스태드는 주머니쥐 9호를 만난 1978년의 그날 이전까지는 노화에 대해 별로 생각해 보지 않았다. 나중에 그의 부인이 귀띔해 준 이야기에 따르면 그전까지 그가 가장 관심을 갖고 있었던 것은 섹스였다. 주머니쥐의 섹스지만, 뭐 어쨌거나.

그는 베네수엘라 중부의 사바나에서 캠프 생활을 하며 친구가 연구를 위해 암컷 주머니쥐들을 덫으로 잡는 것을 도와주고 있었다. 거의 달마다 그들은 그 지역에 있는 암컷들을 모조리 잡아 건강 상태를 검사한 다음 다시 놓아주었다. 어느 날 그는 불과 몇 달 전에 처음으로 잡아서 표식 띠를 단 암컷 9호를 다시 잡게 되었다. 처음에 잡혔을 때만 해도 녀석은 젊고 혈기왕성해서 '돌이라도 씹어 먹을' 정도였다고 나중에 그는 회상했다. 그런데 이제 녀석은 관절염을 앓고 있는 데다 백내장으로 거의 앞을 보지 못했다. 다시 놓아주자 녀석은 뒤뚱거리며 걷다가 나무에 부딪쳤다.

그는 이와 비슷한 일들을 거듭해서 목격했다. 6개월 정도 되는 기간 사이에 건강한 젊은 동물들이 "그대로 허물어져 버리곤 했다"고 그는 말한다. "녀석들은 믿기지 않을 정도로 빠르게 노화했습니다."

몇 년 뒤 오스태드는 조지아 해변에서 멀리 떨어진 사펠로 섬이라는 평행사도에 서식하는 다른 주머니쥐 무리를 연구하러 갔는데, 여기서 이야기는 더 기묘해졌다. 이 섬 주머니쥐들은 기본적으로 베네수엘라의 사촌들과 똑같았지만, 한 가지 중요한 차이점이 있었다. 이 녀석들은 훨씬 더 오래 살아서, 베네수엘라 주머니쥐들이 1~2년을 사는 데 반해, 수명이 무려 4년이나 됐다. 이런 차이는 포식자와 관련이 있었다. 정글 주머니쥐들에게는 이들을 공격하는 포식자가 많았던 반면, 5천 년 넘게 육지로부터 고립되어 살아온 섬 주머니쥐들에게는 포식자가 없었다.

그 결과, 이 녀석들은 성격이 좀 더 느긋해졌다. 오스태드가 제일 처음 발견한 주머니쥐는 길 한가운데에서 꼬박꼬박 졸고 있었다. 그는 달려가서 그놈을 맨손으로 잡았다. 얼마 안 있어 그는 자기가 주머니쥐들의 낙원에 와 있다는 것을 깨달았다. 포식자가 없으면 동물들은 살면서 사실상 스트레스 받을 일이 없고, 할 일이라곤 먹고, 자고, 번식하는 것밖에 없는데, 녀석들은 이런 일들을 매우 열정적으로 한다. 베네수엘라의 암컷들은 일생 동안 새끼를 한 마리밖에 낳지 않는 데 반해, 사펠로의 암컷들은 2~3마리를 낳는다. 주머니쥐들을 위한 사랑과 낭만의 휴양지라고나 할까.

오스태드는 이 섬 주머니쥐들이 더 오래 사는 데는 놀라지 않았지만, 노화 역시 더디게 진행되는 것처럼 보이는 데에는 충격을 받았다. 그는 녀석들의 다리 힘줄을 검사해 보고 사펠로 주머니쥐들이 육지 동물들보다 훨씬 더 오래 유연성을 유지하는 것을 발견했다. 더딘 노화를 보여 주는 숨길 수 없는 표식이었다. 녀석들의 사지와 관절은 그렇게 빨리 늙지도 뻣뻣해지지도 않았다. 일정하게 고정된 노화의 속도가 있는 것이 아니라, 어떻게인지는 모르지만 사펠로 섬 주머니쥐들은 정글의 사촌들보다 느리게 노화하도록 진화했다는 것을 그는 깨달았다. 이것은 동창회 문제의 대자연 판이었다. 어떤 동물들은 눈 깜짝할 사이에 늙어 버리는 반면, 어떤 동물들은 마치 영원히 젊음을 유지하는 것 같다. 하지만 왜일까?

대개는 실험실에서만 죽치고 있는 대부분의 노화 연구자들과는 달리, 오스태드는 방랑자 기질이 좀 있다. 초창기에 그는 베네수엘라와 조지아 해안은 물론이고 파푸아뉴기니 같은 외지에까지 나가 현장 생물학자로 활동했다. 인생의 많은 시간을 텐트에서 자면서 보냈지만, 그에게 먹이사슬에서 자신의 위치를 두고두고 뼈저리게 깨닫게 해준 것은 오빌이라는 이름의 사자였다.

어느 겨울 오후, 오스태드는 도심에서 멀지 않은 곳에 있는 샌안토니오 동물원에 나를 차에 태우고 갔다. 그가 가장 좋아하는 곳 중 하나였다. 나와 함께 공원을 어슬렁거리며 돌아다니면서, 그는 원숭이, 거미, 비단뱀, 그리고 그가 파푸아뉴기니에서 연구했던 이상한 동물인 나무타기캥거루에 얽힌 이야기와 재미있는 사실들을 들려주었다. 오늘날 인간은 꼭 동물원의 동물들처럼 나이 들어간다고 그는 말했다. 포식자와 사고로부터 보호받으며, 야생에서 살 때보다 훨씬 더 오래 산다는 것이다. 그러다 어느새 우리는 사자 우리 앞에 다다랐다. 우리 안에서는 젊은 수컷 한 마리가 마치 오스태드가 창살 너머의 자기 여자 친구에게 추파를 던지기라도 한 것처럼 그를 매섭게 노려보았다. 아니면 그저 지루해서 그랬는지도 모른다. 날씨가 꽤 쌀쌀해서 동물원 안에 관람객이 거의 한 사람도 없었으니 말이다. 이유야 어찌 되었든, 오스태드는 불안해 보였고, 우리는 서둘러 그 자리를 떴다.

"사자들하고 눈을 맞추는 건 별로예요." 그가 말했다. "사파리에서 사자들 무리 사이로 차를 몰고 갈 때도 저는 버스 중간쯤에 앉아서 밖을 내다보지 않아요. 사람들이 절 미쳤다고 생각하죠."

이어서 그는 오빌에 대한 이야기를 들려주었다. 아직 대학원에 들어가 과학자가 될 생각 같은 것은 하고 있지 않을 때, 오스태드는 할리우드에서 영화에 출연하는 동물들의 조련사로 일할 기회를 얻었다. 그가 맡은 일은 사자들이 자기 역할을 제대로 하도록—**예를 들어, 큐 사인이 나면 하품을 하게**—하는 것은 물론이고, 더 중요하게는 배우들을 물지 못하도록 하는 것이었다. 이런 직업에는 여러 해 동안의 훈련과 경험이 요구된다고 생각할지 모르지만, 그렇지 않다. 당시 그의 이력서에는 '영어 전공 중퇴'와 '뉴욕 시에서 택시 운전사 근무'가 적혀 있었다.

어느 날 그는 사자들이 살던 로스앤젤레스 외곽의 목장에서 오빌을 산책시키고 있었는데, 운 나쁜 오리 한 마리가 사자가 가는 길 앞으로 걸어 들어왔다. 사자가 오리를 냅다 물어 버리자, 오스태드는 당장 내려놓으라고 명령하면서 명령의 효과를 확실히 하기 위해, 목줄로 쓰는 금속 사슬로 오빌을 후려쳤다. "그렇게 큰 동물들을 다룰 때 주의해야 할 것 중 하나는, 그 녀석들이 당신이 말할 때 곧바로, 한 번에 말을 들어야 한다는 거예요." 그가 말한다. "우리 집 개를 다룰 때하고는 달라요. 개한테야 '이리 온, 이리 온, 안 와?' 그럴 수 있죠."

오빌은 명령받은 대로 오리를 내려놓았지만, 이번에는 오스태드에게 달려들었다. 눈 깜짝할 사이에 오스태드는 땅바닥에 쓰러졌고, 그의 오른발은 오빌의 입 속에 들어가 있었다. 여기서 도망칠 수 없다는 사실을 마침내 받아들였을 때, 그는 마음을 가라앉히고 상황을 곰곰이 생각해 보기로 했다. 나쁜 소식은 그가 지금 사자한테 잡아먹히고 있는 중이라는 것이었다. 좋은 소식은, 좋은 소식이라 부를 수 있을지 모르지만, 오빌이 천천히, 거의 생각에 잠긴 채 식사를 하고 있다는 것이었다. "내 다리를 붙들고 있다는 건, 다른 데는 먹고 있지 않다는 뜻이었죠." 그는 말했다. 다른 한편, 그는 오빌이 결국 나머지 부분에도 입에 댈 것이라는 것을 알았다. 하지만 다행히도 목장은 도로와 접하고 있었고, 그때 마침 관광객들이 차를 길옆에 세워 두고 동물들을 바라보고 있었다. 관광객들은 사자 한 마리가 사람 위에 올라타고 있는 것을 보고 상황을 목장 사무소에 전했다.

그 후 오스태드는 지역 병원에 몇 주 동안 입원해 있었는데, 그곳에서 얼마간 유명인사가 되었다. 왜냐하면 목장주의 부인—**히치콕의 〈새〉의 여주인공인 티피 헤드런**—이 매일같이 병문안을 왔기 때문이다. 대퇴골이 약간 상하고 피를 많이 흘리기는 했지만, 기적적으로 그는 다리를 잃지 않을 수 있었다. 심지어 그는 다시 일을 하러 나가기까지 했지만, 얼마 지나지 않아 오빌이 다시 그에게 달려들었다. 다른 종류의 일을 찾아야 할 때일 것 같았다.

오빌만 예외로 하고, 인디애나의 농장에서 자라던 어린 시절부터 오스태드는 언제나 동물들을 사랑했고, 그래서 그는 야생의 사자들을 연구하기 위해 학교로 돌아갔다. 하지만 사자 대신 주머니쥐처럼 약간 덜 화려하고, 이빨도 좀 덜 무시무시한 생물들로 대상을 바꾸었다. 주머니쥐 9호가 비틀거리며 가다가 나무를 들이받는 것을 보았을 때, 그는 노화야말로 생명이 있는 모든 것에 영향을 미치는 하나의 해결되지 않은 커다란 문제라는 것을 깨달았다. 그리고 우리는 노화에 대해 아는 것이 전혀 없다시피 했다. "생물학의 가장 중요한 과제죠." 그는 그렇게 말한다.

두 주머니쥐의 이야기는 노화에 대한 매우 흥미로운 새로운 이론을, 적어도 대략적으로는 입증해 주는 듯 보였다. 토머스 커크우드라는 젊은 영국인 과학자(생물학이 아니라 수학 전공이다)가 생각해 낸 '일회용 몸 이론disposable soma theory'은 기본적으로 우리의 몸은 우리의 생식 세포들—**우리의 DNA**—을 위한 용기에 지나지 않으며, 따라서 번식을 할 수 있을 정도로만 오래 지속되면 된다고 말한다. 그 이후에 일어나는 일은 알 바 아니다. 그리고 생식 세포가 우선권을 갖고 있기 때문에 우리 몸의 세포들, 또는 신체 세포들은 야생에서 살아남을 가능성이 있을 때까지만 지속되면 된다. 따라서 자연으로서는 고작해야 2년 정도 살 가능성이 있는데 10년이나 15년을 생존할 수 있는 주머니쥐를 만드는 것은 말이 되지 않는 일이다.

"우리의 모든 게놈이 해야 하는 일은, 우리가 살 가능성이 있는 동안에는 양호한 상태를 유지할 수 있도록 우리 몸에 충분한 투자를 하는 겁니다." 커크우드는 내게 그렇게 말했다. "하지만 자연에서는 그 이상을 투자하는 것은 좋지 않은 전략입니다. 그래서 무슨 소용이 있다고요? 자연은 위험한 장소라서, 무한정 최고의 상태를 유지할 수 있는 몸이 필요하지 않아요."

하지만 포식자가 없는 목가적인 사펠로 섬에서 태어나는 행운을 누린 주머니쥐의 경우에는 더 오래가는 몸을 형성하는 것이 완벽하게 합리적이다. 5천 년 동안 이 녀석들은 서둘러 번식해야 한다는 압박감 없이, 좀 더 느긋한 일정의 삶을 살도록 진화했다.

대부분의 다른 과학자들은 초파리 같은 '모델 생물'이나 예쁜꼬마선충 같은 선충류, 또는 생쥐—**"그냥 생쥐가 아니라 특정한 종류의 생쥐예요" 라고 그는 말한다**—에 초점을 맞춘다. 이 동물들은 한 가지 공통적인 특징이 있다. 그리 오래 살지 못한다는 것인데, 연구 결과를 빨리 얻는 데는 편리하지만, 이런 동물들로 인간의 노화에 대해 많은 것을 알 수 있을지 오스태드는 의심스러웠다. "노화의 관점에서 보면 설치류는 대부분 따분하죠." 오스태드는 그렇게 말한다. 그래서 그는 통상적인 실험실 동물들 밖으로 눈을 돌려, 대자연 자신이 야생에서 어떻게 노화 과정을 물리치거나, 지연시키거나, 다시 프로그래밍하는지, 그 다른 방식들을 밝혀내 보기로 결심했다. 그는 우선 주머니쥐 한 무리를 사육해 보려고 했지만, 이 녀석들은 실험실 환경에서는 기르기가 무척 어려운 것으로 드러났다. 또한 더 오래 사는 동물들을 진화시키려고 5천 년을 기다릴 수도 없는 노릇이었다. 그래서 그는 이미 예상보다 오래 사는 종들을 찾아보기 시작했다.

대부분의 동물들의 경우, 수명은 크기와 밀접한 연관이 있어서, 일반적으로 몸집이 클수록 오래 사는 경향이 있다. (치와와나 다른 오래 사는 작은 개들은 이 규칙에서 예외라 할 수 있는데, 수세기에 걸친 품종 개량 덕분이다.) 몸집 크기로 예상할 수 있는 수명을 실제 수명과 비교한 장수 지수라는 척도를 이용해, 오스태드는 인간이 상대적으로 보나 절대적으로 보나 사실상 상당히 오래 산다는 것을 알아냈다. 지금껏 관찰된 것 중 100년이나 그 이상을 사는 생명체는 매우 적다. 따라서 인간의 수명을 연장시키는 것은 매우 어려운 일이다.

하지만 유명한 갈라파고스 거북이부터 시작해서, 몇몇 생물들은 실제로 우리보다 오래 산다. 갈라파고스 거북이들 중 어떤 놈들은 굶주린 19세기 포경선 선원들의 포획으로부터 살아남아 아직까지도 살고 있다. 150년 넘게 말이다. 바닷가재들 역시 오래 살기로 유명해서, 50년에서 100년을 산다. 하지만 이 정도는 수백 년을 사는 것으로 알려진 대합조개 종류에 비하면 그야말로 새발의 피다. 최근에 발견된 아이슬란드의 어떤 조개는 500년 넘게 산 것으로 밝혀졌는데, 그러니까 대략 콜럼버스 시대부터 살아 있었다는 이야기이다. 밍이라는 별명이 붙은 이 조개는 사로잡힌 상태로 행복하게 잘 살고 있었다. 2013년에 연구자들이 껍데기를 열어 봐야겠다는 대단한 생각을 하기 전까지는 말이다. 도

대체 그 인간들이 왜 그런 짓을 했는지는 주께서만 아시겠지만,**—조개 수프를 만들려고?**—결국 이 때문에 밍은 507세로 추정되는 나이에 때 아닌 죽음을 맞고 말았다.

이보다 더 놀라운 경우들도 있었다. 1990년대에 알래스카의 이누피아트 에스키모 사냥꾼들이 잡은 수염고래 시체에서 아주 먼 옛날 것으로 보이는 수제 작살 끝이 발견되었다. 그전까지는 고래는 '겨우' 50년 정도밖에 못 사는 것으로 알려져 있었지만, 이 별종은 수정체 변형 상태를 분석한 결과 나이가 약 211살에 이르는 것으로 밝혀졌다. 차가운 물이 장수에 좋은지도 모르겠다. 알래스카 어부들은 붉돔과 줄무늬농어의 친척인 볼락 별종들도 잡았는데, 한 세기는 족히 산 놈들이었다.

오스태드는 이처럼 오래 사는 종들을 노화의 기미를 거의 또는 전혀 보이지 않는**—또는 과학자들이 이야기하듯, 무시해도 좋을 정도로만 노화하는**—생물들로 한데 묶고, '므두셀라(성경에 나오는 인물로 969세까지 살았다고 전해진다 - 옮긴이)의 동물원'이라고 불렀다. 그리고 200년을 사는 심해 고래를 상대로 노화 연구를 진행하는 것은 어렵지만, 무척 오래 사는 또 다른 동물은 접근하기도 쉽고 숫자도 매우 많았는데, 바로 박쥐였다. 포유류 왕국 전체에서 오직 19종만이 인간보다 높은 장수 지수를 보여 주는데, 그중 18종이 박쥐라는 것을 오스태드는 발견했다. 야생에서 일부 박쥐들은 41년을 사는 것으로 알려져 있는데, 장수 지수로 환산하면 9.8로, 인간의 2배에 이른다. (19번째 동물은 벌거숭이 두더지쥐라 불리는 종으로, 하도 희한한 생물이라 아직은 별로 친해지고 싶은 생각이 없다.)

몇 해 전, 오스태드와 한 동료는 텍사스의 어느 다리 밑에서 집단으로 서식하고 있는 박쥐들 중 한 무리를 잡아들여, 간단한 질문 하나에 대한 답을 찾으려 했다. 이 녀석들이 이를테면 생쥐와 다른 점은 무엇일까? 그리고 그 다른 점이 이 녀석들의 장수에 어떻게 도움이 될까?

박쥐들이 확연히 다른 점은, 생쥐라면 이미 오래전에 세상을 뜨고도 남았을 7살이나 그 이상까지도 여전히 살아 있다는 것이었다. 다른 차이점은, 생쥐가 죽을 때까지 30일마다 새끼를 5에서 10마리씩 낳는 데 반해, 박쥐들은 1년에 한 번, 한 마리씩만을 낳는다는 것이었다. 그럴 만도 하다. 동굴에서 한적하게 사는 데다, 얼마 안 되는 포식자가 나타나면 날아서 도망칠 수 있는 능력까지 갖춘 만큼, 박쥐는 천천히 번식하는 호화를 누릴 수 있다. 섬 주머니쥐들이나 인간들처럼 말이다.

하지만 녀석들의 '비결'은 무엇일까? 벌레를 위주로 하는 고단백 식사일까? 아니면 낮은 콜레스테롤? 이리저리 날아다니며 충분한 운동을 하는 것? 낮 시간에 푹 자는 것? 아마 다 아닐 것이다. 그런 것들 말고, 오스태드는 좀 더 깊이 파고들어가 노화가 실제로 존재하는 곳에 주목한다. 바로 세포 속이다. 어느 연구에서 그와 동료들은 접시에 박쥐의 세포 한 다발을 놓고 유독성 화학물질을 그 위에 뿌리고는 세포들의 스트레스 저항력을 측정했다. 그런 다음 생쥐의 세포와 인간의 세포를 가지고도 같은 실험을 했다. 박쥐의 세포는 생쥐나 인간의 세포보다 스트레스를 훨씬 잘 견뎌 냈다. 간단히 말하자면, 오래 사는 동물들은 세포들이 더 강인했다. 그래서 더 오래갔던 것이다.

이 모든 것은 세포질 유지, 즉 우리의 모든 세포 속의 내부 청소 메커니즘과 관련이 있다. 오스태드를 비롯한 여러 사람들은, 오래 사는 동물들은 유지 프로그램이 생쥐처럼 단명하는 생물들의 세포보다 훨씬 더 잘 되어 있는 경우가 많다는 것을 발견했다. 그래서 이 동물들의 신체는 더 잘 관리되고, 따라서 더 오래간다. 예를 들어 차가 2대 있는데,

한 대는 공장에서 갓 나온 값비싼 재규어로 주말이나 특별한 일이 있을 때만 타고 다니고, 다른 한 대는 값싼 포드 자동차로 마을 여기저기에 심부름을 다닐 때 등 온갖 잡다한 일에 쓴다고 치자. 여러분은 아마 재규어는 최대한 오래 탈 수 있도록 경험 많고 숙련된 정비공에게 맡길 테지만, 싸고 언제라도 다른 차로 바꿀 수 있는 포드는 지피 루브(오일 교체 등 간단한 정비를 받을 수 있는 미국의 자동차 정비 체인점 - 옮긴이)에 맡길 것이다. 세포 차원에서도 같은 일이 벌어진다. 생쥐가 지피 루브에서 정비를 받는다면, 박쥐들은 재규어 정비사들의 보살핌을 받는다.

그렇다면 이제 질문은 다음과 같은 것이 된다. 어떻게 해서든 우리 자신의 세포를 생쥐 세포보다는 박쥐 세포에 가깝게 만드는 것이 가능할까? 민물 송어보다는 수염고래에 가깝게. 그리고 포드보다는 재규어에 가깝게.

이에 대한 답을 찾으려면 먼저 우리는 우리의 세포 자체가 어떻게 그리고 왜 늙는지를 이해해야 한다. 세포도 늙는다는 것을 우리가 알게 된 것은 필라델피아의 연립주택에 살던 어느 중하층 꼬마 덕분으로, 이 아이는 그 옛날 어느 프랑스인 나치주의자가 발명해 선전했던 50년간의 과학적 신화에 맞서 그 신화를 끝장내 버렸다.

Chapter 8

세포의 일생

노화는 우리의 세포에서 시작된다

이런 말도 안 되는 헛소리를 정말로 믿는 건 아니겠지?
이, 이 뭐라도 되는 것처럼 내세우는 쓰레기 같은 식단에, 관장 요법에,
머드팩에, 감각 박탈 요법을? 우리보고 어쩌라고? 또 6개월 동안 포도하고
질경이 씨를 많이 먹으라고? 아니면 1년 더? 우리는 어쨌거나 죽어.
우리 모두, 저 고귀하신 켈로그 박사까지도 말이야. 그게 진리 아냐?
– T. C. 보일

구글 지도를 보면, 금문교에서 소노마 해변에 있는 레너드 헤이플릭의 집까지는 겨우 167킬로미터밖에 되지 않는다. 그러니 차를 타고 가면 아무리 많이 걸려 봐야 2시간 반이면 될 것 같다. 하지만 실제로는 차로 거의 4시간이 걸린다는 것이 헤이플릭 본인의 주장이었다. "구글 지도는 제일 먼 길을 가르쳐 줄 거요." 나와 2013년 3월에 만나기로 약속한 뒤, 그는 이메일로 그렇게 투덜거렸다.

그 대안으로 그는 자기 집으로 오는 올바른 길을 엄청나게 상세히 직접 손으로 그린 지도의 복사본을 우편으로 보내 주었다. 겉면에는 휘갈겨 쓴 경고문구가 적혀 있었다("속도 제한을 모두 지키시오!!!"). 마지막 43킬로미터는 꼬박 한 시간이 걸린다고 그는 적었다.

하지만 20세기의 가장 중요한 과학자 중 한 사람인 그가 나는 여전히 못 미더웠다. 다른 사람들은 다 구글이 가르쳐 주는 길로 다니는 것 같던데. 지도? 알 게 뭐람. 그런데 곧 나는 그 지도가 세세한 것 하나하나까지 정확했다는 것을 깨달았다. 과연 '단속카메라가 없는 곳이 없었고' 마지막 구간은 1번 해안 고속도로를 따라가다 보니 정말로 한 시간이 걸렸다. 헤이플릭의 집 앞에 도착한 것은 금문교를 지나 정확히 4시간을 차로 달린 뒤였고, 나는 차멀미로 약간 어지러웠다. 약속 시간에 늦은 것은 말할 것도 없고 말이다.

"길 말이에요, 말씀하신 게 맞더군요!" 나도 모르게 불쑥 이 말부터 나왔다. 그는 끙 하는 신음 소리를 냈다. 이제 그는 자기가 옳다는 것을 알 때조차 사람들이 자기 말을 안 믿는 데 이력이 나 있었다.

거의 60년 전, 젊은 시절의 레너드 헤이플릭은 필라델피아의 위스타 연구소Wistar Institute의 실험실에서, 갓 취득한 박사 학위를 이용해 암 연구의 최전선에서 일하고 있었다. 중요하지만 화려하지는 않은 그의 업무는 위스타의 다른 과학자들이 쓸 수 있도록 살아 있는 인간 세포를 만들고 관리하는 것, 즉 세포 배양이라고 불리는 일이었다. 단순한 일 같아 보일지 모르지만, 헤이플릭은 계속 어떤 문제에 부딪히고 있었다. 배양 세포들이 죽는 일이 너무 잦았던 것이다. 그가 제대로 배양액을 쓰지 못하고 있거나, 세포들이 오염되거나, 그도 아니면 그가 아직 진단하지 못하는 어떤 일이 일어나고 있는 것이 틀림없었다. 무엇이 잘못되었든, 그것은 분명히 그의 책임이었다.

그가 이 사실을 알게 된 것은, 세포 배양의 원리를 근본적으로 창안해 낸 저명한 프랑스 과학자 알렉시 카렐의 작업 덕분이었다. 뉴욕시의 록펠러 대학에 있는 자신의 실험실에서 카렐은 닭의 심장 세포 한 종류를 1912년부터 몇십 년째 살아 있는 상태로 유지하고 있었다. 이 세포들은 세상에서 가장 유명한 세포가 되어, 매년 뉴욕의 타블로이드 신문들에서는 이 세포들의 '생일'을 기념해 기자와 사진가들을 카렐이 언론을 위해 특별히 고안한 유리 상자 속의 드라마틱한 원형 경기장으로 보냈다.

아무도 감히 그의 작업에 의문을 제기하지 못했다. 결국 카렐은 혈관을 봉합하는 새로운 기술을 개발한 공로로 1912년에 노벨상을 수상했다. 그는 스탠더드 오일 사의 돈을 처바른(심지어 오늘날에도 로비에 록펠러의 사진이 걸려 있다) 신흥 록펠러 대학의 간판 스타였다. 1930년대에는 찰스 린드버그와의 공동 작업으로 장기 이식에 도움을 주는 특수 펌프를 고안해 내, 두 사람 다 「타임」지의 표지를 장식함으로써 대중적 인지도를 한층 더 끌어올렸다. 이 두 사람은 똑같이 우생학 신봉자이기도 해서, 카렐은 1935년에 출간된 악명 높은 저서 『인간, 그 미지의 존재*Man, The Unknown*』에서 이 이론을 지지했다. 한편 카렐의 닭 세포들은 나치 동조자였을 가능성이 큰 그가 나치에 협력한 비시 정권 하의 프랑스로 돌아간 1943년에도 여전히 살아 있었다.

그는 이듬해 세상을 떠났지만 그의 교리는 계속 살아남았다. 카렐 덕분에 과학계의 모든 사람들이 살아 있는 세포들은 본질적으로 불멸한다는 것을—**다시 말해, 영원히 분열한다는 것을**—'알게' 되었다. 하지만 위스타의 지하실에서 헤이플릭은 흥미로운 현상 하나에 주목하기 시작했다. 당시 그는 인간 태아에서 떼어 낸 세포들을 이용하고 있었는데, 성인의 세포와는 달리 태아의 세포는 아직 바이러스에 노출되지 않았기 때문이었다. 하지만 1950년대의 미국에서는 낙태가 불법인 데다 흔하지도 않았기 때문에 태아 세포는 얻기가 어려웠다. 따라서 그는 이 세포들을 각별히 신경을 써서 돌보아야 했다. 하지만 몇 달 뒤면 이 세포들은 어김없이 모두 죽어 버렸다. 기록들을 살펴보니 실패한 배양 세포들은 언제나 가장 오래된 것들이었다.

그는 암 연구는 때려치우고, 왜 이 세포들을 살려 둘 수 없는지를 알아내기로 했다. 마침내 그는 자신이 '너저분한 노인 실험'이라고 부른 것을 고안하게 된다. 그는 한 접시에 10번밖에 분열하지 않은 '젊은' 여성 세포들과 40번 분열한 같은 수의 남성 세포들—**너저분한 노인들**—을 함께 두었다. 몇 주 뒤, 접시를 살펴본 그는 여성 세포들만이 남아 있는 것을 발견했다. 남성 세포들은 모두 죽고 없었다. 따라서 무엇인가가 남성 세포들만을 골라서 죽였거나, 아니면 무엇인가 다른 이유가 있다고 할 수 있었다. 이를테면 나이 많은 세포들이 죽는다든가 하는 것 말이다.

그는 자신이 발견한 결과가 현대 생물학의 가장 중요한 통념 중 하나를 뒤집어엎는 것이라는 사실을 알았다. 따라서 결과를 발표하기 전에 이 분야의 저명한 전문가들의 지원을 얻으려고 노력해야 한다는 것은 누구나 알 수 있는 일이었다. 예컨대 존스홉킨스 대학의 조지 게이 같은 사람 말이다. 그는 이미 10년 전에 심각한 전이성 암으로 사망한 젊은 여성으로부터 세포 배양 조직을 떼어 낸 적이 있었다. 지금은 기증자의 이름인 헨리에타 랙스에서 따온 '헬라'라는 이름으로 알려진 이 세포들은 암 연구에 대단히 유용한 것으로 밝혀졌다(또한 레베카 스클루트의 놀라운 책 『헨리에타 랙스의 불멸의 삶 *The Immortal Life of Henrietta Lacks*』의 소재이기도 하다).

헤이플릭은 자신의 태아 세포 샘플과 다른 배양 세포 6개를 조지 게이에게 보내며 세포들이 분열을 멈추면 전화해 달라고 부탁했다. "이 사람들은 이 분야에서 다들 난다 긴다 하는 사람들이어서, 자기가 최고라고 생각하는 자기 기술을 사용하오." 헤이플릭은 그때를 이렇게 회상한다. "그래서 전화가 울리고, 그 세포들이 다 죽었다는 소식을 내게 전할 때 난 속으로 생각했지. 혹시 지옥불에 떨어지게 된다면, 아주 훌륭한 일행하고 같이 떨어지겠구나 하고 말이오."

한마디로 말하자면, 그는 카렐이 완전히 틀렸다는 것을 보여 주었던 것이다. 결국 세포들도 수명이 한정되어 있는 것으로 보였다. 하지만 그의 논문은 즉각 거부당했다. 어느 학술지 편집자는(우연인지, 록펠러 대학 직원이었다) 배양된 세포의 불멸성은 "지난 50년 동안 배양된 세포 조직을 통해 증명된 엄연한 사실"이라고 주장했다.

헤이플릭의 논문은 결국 1965년에 「실험세포연구Experimental Cell Research」라는 군소 학술지에 실렸다. 논문에서 그는 25개의 서로 다른 종류의 태아 세포들이 모두 약 50번째 분열할 때 즈음에 괴사하는 것처럼 보인다는 것을 공들여 자세하게 밝혔다. 그리고 구체적으로 카렐이라는 이름을 언급하지 않을 때에도, 이 늙은 프랑스인 파시스트와 그의 교리는 헤이플릭의 집중적인 공격 대상이 되었다. 보통의 세포는 불멸은커녕 한정된 수명을 지닌다고 그는 썼다. 더 나아가 그는 나이 많은 기증자에게서 얻은 세포들은 남은 분열 횟수가 더 적다는 사실을 지적했다. 기증자 자신처럼 그들의 세포들도 나이가 든 것이다. 그는 이렇게 썼다. "카렐의 실험에 대한 일반적인 해석이 유효한지는 몹시 의심스럽다."

이어서 헤이플릭이 '새로운 아이디어의 세 국면'이라고 부르는 것이 찾아왔다. "처음에는 바보가 된 기분이다가, 그다음으로는 다 의미 없는 일처럼 느껴지오. 그리고 마지막으로, 모든 게 너무도 명백한데, 사람들이 믿어 주질 않는 거지."

하지만 헤이플릭은 고집 하나는 알아주는 사람이었다. 어린 시절을 보낸 필라델피아 남서부의 노동 계층용 연립주택을 박차고 나온 것이나, 크리스마스 선물로 받은 화학 세트를 갖고 실험을 하다 지하실을 날려 버리는 전통적인 과정을 통해 과학에 대한 열정에 눈뜬 것이나, 펜실베이니아 대학에서 분자생물학으로 석사와 박사 학위를 딴 것은 모두 그의 굳은 결심 덕분이었다. 그리고 그런 굳은 결심으로 본인의 말마따나 과학의 '쓰레기 하치장'으로 간주되던 노화 연구 분야에 뛰어들 용기를 냈다. "노화 분야를 연구하고 있다고 인정하는 건 60년대에는 과학자로서는 자살행위나 다름없었소." 그는 그렇게 말한다.

다른 사람들에게는 자살행위였던 것을 그는 기회로 여겼다. 1975년에 그는 신설된 국립노화연구소의 초대 소장의 물망에 올랐다. 하지만 그는 기묘한 스캔들에 휘말려 들어, 미국국립보건원의 또 다른 산하기관이 '너저분한 노인' 실험에서 사용했던 배양 세포인 WI-38이라는 세포계 중 하나를 사실상 그가 훔쳤다고 고발했다. WI-38은 1962년에 스웨덴에서 낙태된 태아의 폐 조직으로부터 그와 그의 동료 한 사람이 만들어 낸 배양 세포로, 지금까지 만들어진 것 중 가장 지속력이 강하고 유용했다. 이 세포는 다목적으로 사용할 수 있었고, 배양도 쉬웠으며, 바이러스나 다른 오염 물질에 노출되지 않아 '깨끗했다'. 또한 광견병에서 소아마비, B형 간염에 이르는 모든 형태의 질병에 대한 백신을 만들기 위한 이상적인 매개체가 되어 주었다. 머크 사와 다른 주요 제약 회사들은 홍역, 소아마비, 광견병 등에 대한 백신을 만드는 데 이 세포를 이용했다. 헤이플릭은 WI-38의 샘플을 이들 회사는 물론이고 요청하는 사람 누구에게나 약간의 운송비와 취급료만 받고 보내 주었다.

WI-38을 가지고 만든 백신은 무수한 생명을 살렸지만, (교황청을 비롯한) 종교적 강경론자들이 이 세포계가 낙태된 태아에서 나온 것이라는 사실에 반발하고 나서면서 헤이플릭은 낙태 논쟁의 중심에 서게 되었다. 하지만 이들의 불평은 훨씬 더 크고 더 강력한 적의 분노에 비하면 아무것도 아니었다. 그 적은 바로 연방정부로, 정부는 그가 기본적으로 연방 예산을 유용해 WI-38을 만들고, 그렇게 만든 세포를 개인 이익을 위해 사용했다고 고소했다. 헤이플릭은 세포 배양에 착수하기 위해 100달러 상당의 지원 기금을 사용했지만, WI-38로 개인적 이득을 얻은 일은 추호도 없다고 주장한다. 제약 회사들은 이 세포를 가지고 만든 백신으로 수십억 달러를 벌었지만 말이다.

논란으로 인해 그는 미국국립보건원에서 물러나고, 스탠퍼드 대학에서도 인정사정없이 그를 교직원 자리에서 해고했다. 그는 자신의 귀중한 WI-38이 담긴 액화질소 용기 하나를 '슬쩍해서'(본인이 한 말이다) 자기 집 스테이션 웨건 뒷좌석의 아이들 옆자리에 벨트로 묶은 다음, 만을 따라 차를 몰아 오클랜드로 가서는 한동안 그곳에서 일주일에 104달러씩 나오는 실업수당으로 아내와 다섯 아이를 부양했다. 결국 그는 플로리다에서 변변치 않은 교직 자리를 얻었다. 헤이플릭이 여러 해 동안 정부와 소송을 벌인 끝에 1982년에 결국 최종 판결이 났다. 연구자와 연구기관들이 정부 기금의 지원을 받아 개발한 발명품으로 특허를 내고 이윤을 얻는 것을 허용하는 법안이 의회에서 통과되고 얼마 뒤의 일이었다. 이 법안이 통과된 덕분에, 생명기술 산업이라고 부르는 것이 지금 호황을 누리고 있다.

올해 85세인 헤이플릭은 마치 최전성기의 권투선수처럼 건강하고 공격적인 모습으로 거실에 앉아 태평양을 바라본다. WI-38 세포 원본이 담긴 그 악명 높은 질소 용기는 몇 달 전까지만 해도 그의 집 차고에 있다가, 연구용으로 어느 곳엔가 그가 기증했다. 그 세포들은 이제 50년도 더 되어, 카렐의 가짜 닭 심장 세포들이 살아 있었다고 하는 햇수보다도 더 오랜 세월을 보냈다. 헤이플릭 자신도 나이에 비해 젊게 살고 있다. 여전히 예리하고, 활기 넘치며, 여차하면 한바탕 싸울 기세다. "난 지병이 없소." 그가 말한다. 그리고 그것을 106세 생일을 몇 달 앞두고 세상을 뜬 그의 어머니로부터 물려받은 유전자 덕분으로 돌린다. 80대인데도 그는 여전히 싸움닭 같아서 과학 학술지의 편집자들에게 하루가 멀다 하고 편지를 써 보낼 뿐 아니라, 노화 방지 산업과 연구기관들을 비판하는 긴 글을 투고하곤 한다. "난 사람들이 내 생각을 받아들이게 하려고 20년 동안 온갖 짓을 다 했소." 그는 말한다. "결코 쉽지 않은 일이었소."

세포가 영원히 살지 않는다는 그의 우연한 관찰은, 오늘날 '헤이플릭의 한계'라는 정식 명칭을 얻어 한때 카렐의 세포 불멸론이 그랬던 것처럼 보편적으로 받아들여지고 있다. 잘 알려지지 않은 학술지들에 발표되었던 헤이플릭의 두 논문은 지금은 지난 50년 동안 가장 많이 인용된 생물학 논문으로 손꼽힌다. 하지만 더 중요한 것은 '헤이플릭의 한계'가 지니는 함의로, 노화 연구 분야 전체에 영향을 미쳤다.

카렐의 조수들이 무심코 그랬는지 아닌지 모르지만 닭 세포들을 새 것으로 보충했던 것이 나중에 밝혀진 만큼, 카렐의 '불멸의' 닭 세포라는 것은 사기에 가까운 짓이었다고 그는 생각한다. 하지만 카렐의 아이디어 역시 노화 연구와 관련해 훨씬 더 깊은 함의를 가지고 있었다. 사실대로 말하자면, 카렐은 노화가 실재한다고 믿지 않았다. 1911년에 썼던 것처럼, 그에게 노화는 차라리 '조건부 현상'이었다. 적절한 조건만 주어진다면, 닭 심장 세포를 계속 자라게 할 수 있는 것처럼 인간의 머리도 얼마든지 영원히 살아 있게 할 수 있다고 그는 주장했다.

"조직의 노쇠와 죽음은 필연적인 현상은 아니다"라고 그는 썼다. 노화는 세포 밖의 우연적 사고와 원인들에서 비롯된다고 그는 주장했다. 그리고 수십 년 동안 많은 과학자들이 이 말을 믿었다. 헤이플릭의 2편의 논문이 발표된 이후에도 말이다. 1950년대에는 태양광선과 핵 활동(어쨌거나 '냉전' 시대였던 것은 분명하다)이 노화의 주된 원인이라는 생각이 널리 퍼져 있었다.

헤이플릭의 연구는 노화 과정 자체가 세포 자체 내부의 어느 곳에선가 비롯된 것이 틀림없다는 것을 보여 주었다. 이것이 노화 생물학에 갖는 함의는 엄청났다. 우리의 세포들 자체는 늙고 마침내 죽는다. "전 헤이플릭의 연구를 거대한 전환점으로 봅니다. 왜냐하면 이 연구는 노화를 세포 수준에서 연구할 수 있는 가능성에 초점을 맞추었으니까요." 스티븐 오스태드는 그렇게 말한다.

그것은 정말로 인간 생물학에서 결정적인 순간이었지만, 헤이플릭이 다른 많은 동료들과 갈라선 지점이기도 했다. 헤이플릭에게 자신이 제시한 한계는 본질적으로 노화 과정을 지연시키거나 멈출 수 있는 방법은 아무것도 없다는 것을 보여 주는 증거였다. 즉 노화는 우리 세포들 또한 나이 들고 죽는다는 사실의 자연스럽고 필연적인 결과였다. "노화 과정에 개입한다고?" 그는 내가 돌아갈 시간이 다 되어갈 무렵에 코웃음을 쳤다. "그건 당신이 할 수 있는 최악의 일이오. 한 번이라도 그런 생각 해본 적 있소? 히틀러가 만수무강을 누리면 좋겠소?"

다행히도 모든 사람이 그런 식으로 세상을 바라보는 것은 아니다.

헤이플릭의 논문에서 답해지지 않은 중요한 질문이 2개 있다. 헤이플릭의 한계는 왜 존재하는가? 그리고 그것과 노화 간에는 정확히 어떤 관계가 있는가?

그 자신도 한 가지 기묘한 관찰 결과에 깊은 당혹감을 느꼈다. 그가 배양한 세포들이 자기가 몇 살인지 아는 것처럼 보였던 것이다. WI-38 세포 한 다발을 이를테면 13번째로 분열한 시점에 냉동했다가 몇 주나 몇 달, 심지어 몇 년 뒤에 해동하면 세포들은 다시 분열을 재개하는데, 하지만 20번밖에 더 분열하지 않았다. "녀석들은 기억하고 있소." 그가 아직도 희미하게나마 경이에 찬 목소리로 내게 그렇게 말했다.

마침내 그는 어떤 종류의 횟수 계산 메커니즘이 있는 것이 틀림없다고 결론을 내렸다. 그리고 그것은 세포를 냉동했다 해동한 그의 실험이 보여 주듯, 물리적 시간에 의존하지 않는 것이 분명했다. 따라서 세포의 생물학적 나이는 달력상의 나이와는 거의 상관이 없다. 유일하게 문제가 되는 것처럼 보이는 것은 분열 횟수였다. 그와 그의 학생들은 그 후 10년 동안 그가 증식계산기replicometer라고 부른 횟수 계산기를 찾으려고 갖은 노력을 다했지만 운이 따르지 않았다. 답을 찾기 위해서는 또다시 4반세기를 기다려야 했고, 답은 생각지도 못했던 곳에서 나왔다. 바로 민물 녹조류인 해캄pond scum이었다.

1970년대 후반, 엘리자베스 블랙번이라는 버클리의 젊은 과학자가 주로 고여 있는 물에서 발견되는(그녀가 pond scum이라는 이름으로 부르기 좋아하는 것은 그래서다) '테트라하이메나'라는 단순하지만 독특한 원생동물을 관찰하고 있었다. 블랙번은 '테트라하이메나' 염색체 끝부분의 DNA 염기서열이 수없이 반복되는 것에 주목했다. 이 염기서열은 처음에는 2개의 티민과 4개의 구아닌만이—TTGGGG—여러 번

반복되는, 아무 기능이 없는 '쓰레기' DNA처럼 보였다.

이런 말단소체(텔로미어telomere)는 이름 그대로 염색체의 끝부분을 덮고 있는데, 흔히 비교되듯 신발끈 끝의 플라스틱 부분이 끈을 보호하는 것처럼, 염색체를 보호한다. 말단소체에는 의미 있는 유전 정보가 담겨 있지 않고, 일련의 아미노산이 반복될 뿐이다(인간의 경우 염기서열은 해캄의 말단소체와 약간 다른 TTAGGG이다). 하지만 말단소체는 결코 쓸모없지 않다. 말단소체는 일종의 총알받이 역할을 해서, 정보를 전달하는 더 중요한 DNA가 복제될 때 이 DNA를 보호한다. 각각의 연속적인 세포 분열에서 말단소체 '뚜껑'은 조금씩 깎여 나간다. 그러다 말단소체가 완전히 사라지면 '끈' 자체—**중요한** DNA—가 닳기 시작해서, 피해가 일정 수준에 이르면 세포는 분열을 멈춘다. 하지만 과학에서 흔히 그렇듯, 하나의 발견은 더 많은 질문을 낳을 따름이었다. 우리의 말단소체가 이런 식으로 닳아 없어져 버렸다면, 어떻게 우리가 아직 여기 있는 것일까? 우리의 세포는 자신의 말단소체를 회복시키고 DNA를 온전하게 유지하는 어떤 방법이 있는 것이 틀림없었다.

10년 뒤, 여전히 해캄을 연구 중이던 블랙번과 그녀의 대학원생 제자 캐럴 그라이더는 답을 발견했다. 하는 역할이 기본적으로 염색체의 끝부분을 회복시키는 것인 텔로머라아제(말단소체 복원 효소)라는 효소가, 각각의 연속적인 세포 분열에서 끝부분이 연신 닳아 없어지는 와중에도 더 많은 TTAGGG를 덧붙였던 것이다. 텔로머라아제는 우리 DNA의 '뚜껑'이 그대로 유지되도록 도와, 신발끈이 해지지 않도록 한다.

말단소체의 길이와 전반적인 건강 사이의 연관성을 발견하기는 어렵지 않다. 17년 동안 진행된 어느 중요 연구에서는 말단소체의 길이와 전반적인 사망 가능성 사이에 강력한 상관관계가 있는 것으로 밝혀졌다. 겁주려는 것은 아니지만, 말단소체가 짧을수록 여러분의 수명도 짧아진다는 것이 이 연구가 발견한 사실이었다. 더 흥미로운 사실을 보여 주는 다른 연구에서는, 캘리포니아 대학 샌프란시스코 캠퍼스에 재직 중인 엘리사 에펠이라는 블랙번의 동료 연구자가 만성 질환을 앓는 아이를 여러 해 동안 돌본 어머니들을—**다시 말해 찾을 수 있는 사람들 중 가장 스트레스를 많이 받는 사람의 집단을**—연구했다. 그녀는 아이 돌보는 역할을 더 오래 한 어머니일수록 말단소체의 길이가 더 짧아서, 9~17세 아이들의 말단소체 길이와 비슷한 경우가 많다는 것을 발견했다. 연로한 부모님을 돌보는 경우에도 같은 효과가 빚어지는 경우가 많았다. 노화는 스스로 추진력을 갖는다는 것이 다시 한 번 증명된 셈이다. 다른 연구들은 백혈구의 말단소체가 짧은 것과 노화의 여러 일반적인 질환들—**혈관성 치매, 심혈관계 질환, 암, 관절염, 당뇨병, 인슐린 저항, 비만 등등**—또는 그런 질환을 일으킬 수 있는 위험 요소들 사이에 연관성이 있는 것을 발견했다. 그에 반해 지구력을 요하는 운동을 하는 선수들은 평균적인 사람들에 비해 말단소체의 길이가 다소 더 긴 듯했다. 그리고 오래 사는 몇몇 바닷새들은 시간이 갈수록 사실상 말단소체가 더 길어진다.

따라서 말단소체가 짧아진 사람들은 건강이 좋지 않다는 것은 거의 확실하다. 하지만 이런 연구들은 한 가지 중요한 질문에 답을 하지 않았다. 말단소체가 짧아진 것이 노화의 원인인가? 아니면 심리적 상황이나 만성 질환으로 인한 저변의 어떤 생물학적 스트레스의 증상에 불과한가? 좀 더 최근에 4,500명을 대상으로 진행된 또 하나의 대규모 연구는, 흡연이나 무분별한 음주처럼 건강에 좋지 않은 행동들을 자제하면,

말단소체가 짧아진 것과 사망 위험성 사이에 연관성이 없어진다는 것을 밝혀냈다.

블랙번과 그라이더, 그리고 잭 조스택이라는 다른 연구자는 결국 텔로머라아제를 발견한 공로로 2009년 노벨상을 공동 수상한다. 하지만 텔로머라아제가 노화를 물리칠 마법의 탄환인지는 아직 전혀 확실치 않다. 그럴지도 모른다는 것을 암시하는 증거가 있긴 하다. 2010년 「네이처」지에 발표되어 널리 알려진 한 연구에서, 로널드 데피노는 텔로머라아제 유전자가 고갈되고, 그로 인해 건강 상태가 아주 나빠진 생쥐들을 골라 텔로머라아제 활성제를 주입했다. 생쥐들의 건강은 마치 마술이라도 부린 것처럼 회복되었다. 현재는 휴스턴의 MD 앤더슨 암센터 소장인 데피노는 원래 말단소체에 대해 회의적인 사람으로 알려져 있었던 만큼, 이것은 대단한 사건이었다. 인간의 경우, 텔로머라아제 수치가 낮은 사람들은 6가지의 주요 심혈관 위험 요소 수준이 높다는 것이 연구를 통해 밝혀져 있다. 하지만 비판자들은 이 모든 연구들이 정말로 보여 준 것은 텔로머라아제가 전혀 없으면 건강에 매우 안 좋다는 것뿐이라고 지적했다.

우리 세포에 간단한 효소 하나로 리셋할 수 있는 내장형 '시계'가 있다는 관념은 단순 명쾌하기 그지없어서 말할 수 없이 매력적이다. 간단하게 텔로머라아제를 추가해서(아니면 활성화시켜서) 세포들이 계속 분열하게 하면 그만 아닌가? 제프리 라이프 같은 노화 방지 의사들은 세포 나이를 측정해 준다며, 200달러에서 많게는 1천 달러까지 받고서 말단소체 길이 혈액검사를 해준다. 이들은 또한 TA-65라는 이른바 '텔로머라아제 활성제'—홍보 전단지에는 '노벨상을 수상한 기술'에 근거한 것이라고 나와 있다—를 판매한다. 한 달에 600달러를 낼 용의가 있는 사람들에게 말이다. 실제로 이 활성제를 구입하는 수잔 소머스 같은 사람들에게야 문제될 것도 없겠지만, 나머지 우리 같은 사람들은 그것의 활성 성분이 중국 약초 자운영에서 추출한 것이고 이 약초는 비타민숍 같은 데서 한 병에 15달러면 구할 수 있다는 사실을 알아 둘 필요가 있다.

다른 문제도 있다. 텔로머라아제를 활성화하는 것은 암을 유발할 수도 있다. 모든 암세포에서 공통적으로 나타나는 것 한 가지가 바로 텔로머라아제의 증가이다. 다시 한 번 말하지만, 텔로머라아제는 모든 종양 세포에서 어김없이 활성화된다. 너무 짧은 말단소체가 암으로 이어질 수 있는 것과 마찬가지로, 텔로머라아제가 너무 많은 경우에도 암이 발생할 수 있는 것이다. 물론 암세포는 말단소체도 길고(그래서 끝없이 증식하는 것이다), 그래서 실제로 최근의 암 연구에서 초점을 맞추고 있는 것 한 가지가 암세포에서 텔로머라아제를 억제하는 방법을 찾는 것이다. 제조사 자체에서 후원한 TA-65의 생쥐 실험에서는 이 물질이 생쥐의 수명을 연장하지 못할 뿐 아니라, 이 약을 투여한 생쥐들이 대조군 생쥐들보다 간 종양이 약간 더 많이 발생하는 것으로 나타났다.

"텔로머라아제는 암세포와 일반 세포 사이에 가장 확연하게 차이가 나는 특성이오." 레너드 헤이플릭이 코웃음을 치며 말한다. "그러니까 그건 적신호인 셈이지. 어디, 그래도 텔로머라아제 주사 한 방 맞으시겠소?"

음, 그렇게 말씀을 하시는데 제가 어찌 감히.

말단소체가 매우 길고 텔로머라아제도 많은—**실험용 생쥐 같은**—일부 동물들의 수명이 아주 짧다는 사실에서, 노화에 대한 말단소체/텔로머라아제 이론 전체에 대해 더 많은 질문들이 제기된다.

따라서 말단소체가 짧은 것이 정말로 노화의 주범인지, 아니면 노화와 관련된 질병의 증상일 뿐인지에 대해서는 기껏해야 판단을 유보할 수밖에 없다. 어쨌거나 아마도 더 중요한 것은, 우리 세포들의 운명과, 세포들이 분열을 멈추면 어떤 일이 일어나는가일 것이다.

'블래스트'에서 내가 받은 검사 중 가장 중요한 것 중 하나는 단순한 혈액 분석으로, 아마 다른 어떤 지표보다도 개인의 건강 상태를 더 잘 알려 줄 것이다. 모르긴 몰라도 여러분의 의사 선생님은 절대로 이 검사를 해주지 않을 것이다. 물론 블래스트 직원들도 나에게 이 검사에 대해 이야기하거나 검사 결과를 알려 주지 않았다. 이런 검사가 있다는 것조차 몇 주 뒤 루이지 페루치와 이야기를 나누다가 알게 되었다.

이 검사는 우리 세포에서 생성되는 화학 전달체인 '사이토카인'의 일종인 인터류킨-6, 또는 IL-6라는 물질을 측정한다. 일반적으로 IL-6는 감염균을 물리치고 상처를 치유하는 데 도움을 주는데, 신체의 염증 반응의 일환이라 할 수 있다. 하지만 나이 많은 사람들의 경우에는 IL-6와 다른 염증 사이토카인들이 특별한 이유 없이 항상 높은 수치를 유지하고 있는 것으로 보인다. 노화의 가장 큰 미스터리 중 하나이다. 나이가 많아질수록 몸에 더 많은 염증들이 생기는데, 그 이유는 아무도 모른다. 그것은 어디에서 비롯되는 것일까?

IL-6는 염증 사이토카인계의 랜스 암스트롱(미국의 전 프로 사이클 선수. 고환암을 극복하고 투르 드 프랑스 7회 연속 우승 등 눈부신 활약을 해 찬사를 받았지만, 금지 약물을 복용한 사실이 적발되어 모든 기록을 박탈당하고 사이클계에서 영구 추방되었다 - 옮긴이) 같은 존재여서, 지저분한 무리를 이끌고 가는 선두 주자라 할 수 있다. 우리 몸에 열이 나는 것은 대부분 IL-6 때문이지만(이것의 기능 중 하나가 체온을 올리는 것이다), 수십 가지 다른 염증성 물질들의 출현을 통제하는 기능도 하는 것으로 보인다. 랜스 암스트롱이 한때 투르 드 프랑스에서 모든 선수들의 선두에 서서 달렸던 것처럼 말이다. 아, 그리고 그것은 죽음을 초래하거나, 아니면 적어도 사망률과 직접적으로 연관이 있다. 캘리포니아의 노인들을 대상으로 25년 동안 진행한 란초 베르나르도의 연구에 따르면, IL-6의 수치가 높을수록 이승 호텔에서 체크아웃하는 시간도 빨라진다.

IL-6은 '블래스트'에서 루이지 페루치가 가장 세심한 주의를 기울이는 생물지표 가운데 하나이기도 하다. IL-6 수치가 높은 실험 대상자들은 문제가 많을 가능성이 더 높다. 여러 노화 관련 질병이나 사망 위험 요소들로 말이다. "인과적 메커니즘이 있다고 말할 수는 없어도, 우리가 가진 가장 강력한 생물지표들 중 하나라고 할 수 있습니다." 그는 내게 그렇게 말했다.

특히 이 물질은 심혈관 질환, 암, 간 질환으로 인한 사망의 위험성을 크게 높이는 것으로 보인다. 이해가 가는 일이다. 염증은 동맥 플라크를 형성하는 핵심 요소이고, IL-6에 지속적으로 노출되면 세포가 암세포로 전환될 가능성이 크니까 말이다. 염증은 심지어 우울증을 유발하는 요소이기도 한 것으로 밝혀졌다. 나이가 들수록 염증도 흔해져서, 페루치의 이탈리아인 동료 한 사람은 이를 가리키기 위해 '염증노화inflammaging'라는 용어를 만들기도 했다. 비교적 최근까지도, 왜 그토록 많은 노인들이 이런 종류의 경미한 염증으로 고생하는지에 대해서 아무도 만족할 만한 설명을 내놓지 못했다. 가능한 한 가지 해답은 '헤이플릭의 한계'와 연관이 있는 것으로 밝혀졌다.

헤이플릭은 분열을 멈춘 우리의 세포에게는 두 가지 운명의 갈림길이 있다는 것을 깨달았다. 암세포가 되어 영생을 누리거나, 아니면 그가 세포복제 노쇠replicative senescence라고 부르는 상태에 들어가는 것이다. 그런데 노쇠 세포가 하는 일은 무엇일까?

1990년대 말에 로렌스 버클리 국립연구소의 주디스 캄피시라는 암 연구자가 이 질문에 대해 숙고하기 시작했다. 노쇠 세포들은 기본적으로 양성으로, 동네 맥도널드 가게에서 볼 수 있는 점잖은 은퇴 노인들처럼 그 자리에 조용히 앉아 있다는 것이 당시의 통념이었다. 캄피시는 과연 그럴지 의심했다. 그녀는 헤이플릭의 한계가 정말로 실질적인 의미에서 노화를 '유발한다'고도 믿지 않았다. "90세 되는 분을 데려다가 생체검사를 하면, 여전히 분열하고 있는 세포들이 수도 없이 나올 거예요." 그녀는 말한다. "그러니 나이가 들면 세포들이 더 이상 세포분열을 안 하기 때문에 죽는다고 하는 생각은 저로서는 납득이 안 가죠."

그녀는 이른바 노쇠 세포들을 더 자세히 관찰하기 시작해, 이들 세포가 헤이플릭과 다른 모든 사람들이 믿는 것처럼 양성 세포 은퇴자들이 결코 아니라는 사실을 알아냈다. 이 노쇠 세포들이 아무 해도 끼치지 않고 가만히 앉아 있는 것이 아니라, 염증 사이토카인을 속속 뿜어 내는 것을 그녀는 발견했다. "세포가 노쇠하면 만성 염증을 유발하는 분자를 분비하기 시작한다는 것을 깨달았을 때, 캄캄했던 눈앞이 한순간에 환해지는 것 같았어요." 그녀는 말한다. "그리고 염증은 우리가 아는 사실상 모든 주요한 노화 관련 질병들을 유발하거나 그것의 주요 원인이 되죠."

노쇠 세포들은 아주 나쁜 이웃이어서, 맥도널드에서 카페라테를 홀짝이는 점잖은 은퇴 노인들이라기보다는, 험악한 표정을 지으며 버드

와이저 맥주에 담배를 피워 물고 한 손에는 산탄총을 들고 현관 앞에 앉아 있는 어느 클린트 이스트우드 영화 속 주인공에 가까운 존재다.

이 세포들이 분비하는 독성 물질은 주변의 세포들을 오염시키고, 그리하여 이 세포들이 질병이나 암에 걸리거나, 그 자신도 노쇠해지기 쉽게 만든다. 노쇠함도 전염되는 듯 보이는 것이다. 좋은 소식은, 살아 있는 조직에는 노쇠 세포가 그리 많지 않다는 것이다. 지금껏 관찰된 것 중에는 (아주 나이 많은 개코원숭이의 피부에서) 15퍼센트를 차지하고 있는 것이 최고 기록이다. 하지만 이웃집의 클린트 이스트우드처럼, 숫자가 적다고 주위를 살벌한 곳으로 만들지 못하는 것은 아니다.

퀸즈에서 태어나, 곱슬곱슬한 갈색 머리카락에 음영이 진 모습이 아직도 뉴요커 분위기를 물씬 풍기는 캄피시는 마린 카운티 언덕 옆에 자리 잡은 멋진 포스트모던풍의 대리석 건물인, I. M. 페이가 디자인한 매끈한 버크노화연구소 본부의 자기 사무실에는 약간 어울리지 않아 보인다. 2005년 캄피시와 그녀의 동료들은 대부분의 유형의 노쇠 세포들에는, 주로 IL-6을 무리의 선두로 하여, 자신이 분비한 사이토카인들의 전형적인 '서명'이 있다는 것을 발견했다. 그녀는 이것을 노쇠연관성 분비 표현형senescence-associated secretory phenotype, 또는 SASP라고 불렀는데, 오염된 세포 환경을 과학자들이 부르는 말이다. (이미 눈치챈 독자도 있겠지만, 과학자들은 약어를 정말 좋아한다.) 하지만 기묘하게도, 나이 많은 사람들에게 영향을 미치는 기본적인 경미한 염증을 일으키는 주범도 똑같은 사이토카인들이었다. 그래서 캄피시와 다른 연구자들은 노쇠 세포들과 SASP가 노화 과정 자체의 촉진을 돕는 것이 아닌가 하는 생각을 하게 되었다.

"노쇠는 암을 억제하도록 진화했지만, 노쇠가 하는 또 다른 일은 인생 후반기의 퇴행성 질환들을 촉진하는 거라고 우리는 생각해요. 심지어 2차 암, 인생 후반기 암, 그러니까 50세 이후에 걸리는 암들까지 촉진하는 것 같아요." 그녀는 말한다. "암을 촉진하고, 신경퇴화를 촉진하고, 근육감소증을 촉진하죠. 그게 노쇠 세포들이 하는 일이에요. 그 세포들이 이 만성 염증을 만들어 내는 거죠."

그것은 노화의 딜레마다. 세포들은 암세포가 되기보다는 노쇠해지는 쪽을 택하지만, 노쇠 세포들은 다른 세포들이 암세포가 되는 데 일조하는 염증을 유발한다. 하지만 노쇠 세포들은 매우 중요한 기능을 하나 수행한다. 치유를 돕는 것이다. 생쥐를 메스로 콕콕 찌르면 (아니면 자기 몸을 찔러도 좋다) 상처 주변의 일부 세포들이 곧바로 노쇠화하면서 모든 곳에서 SASP 과정이 시작된다. 이것은 다시 상처를 치유하고 감염에서 보호하는 것을 돕는다. 따라서 단기적으로는 건강한 심신을 유지하는 데 노쇠 세포들이 필수적이지만, 장기적으로는 목숨을 앗아갈 수 있다.

세포의 노쇠화가 노화 과정을 재촉한다는 것을 보여 주는 가장 강력한 증거는 암과 투병하는 사람들에게서 찾을 수 있다. 이들은 강력한 항암제 약물로 치료를 받으면서, 기본적으로 세포들의 분열을 중단시키는 걷잡을 수 없는 DNA 손상 때문에 노쇠화된 세포로 만신창이가 된다. 후속 연구들에서 연구자들은 이런 장기 암 환자들은 일반인보다 노화와 관련된 질병에 훨씬 더 일찍 걸리는 것에 주목하기 시작했다. "20년 사이에 이런 사람들이 원래 걸렸던 암과는 무관한 2차 암을 포함해, 노화와 관련된 여러 병들에 걸린 채 병원에 속속 모습을 드러내고 있어요." 캄피시는 그렇게 말한다.

비슷한 현상이 강력한 항레트로바이러스 약품들로 치료를 받은 에

이즈 환자들에게서도 관찰되었다. 이 약품들 역시 그들의 신체, 특히 주로 그들의 면역 체계를 노쇠화된 세포들로 엉망으로 만든다. 이 에이즈 환자들 중 많은 사람이 역시 심한 염증에 의해 촉발된 죽상 경화 같은 질병들을 앓는 듯했다. 노쇠 세포들 때문에 예전의 암 환자들과 에이즈 환자들은 기본적으로 온갖 염증에 시달리게 되고, 그것으로 인해 좀 더 빨리 노화하는지도 모른다.

하지만 노쇠 세포들은 몸 전체의 다양한 조직들에 흩어져, 건강한 세포들 사이에 마치 게릴라 병사들처럼 따로따로 존재하기 때문에 제거가 불가능한 것으로 간주되었다. 그런데 만약 그것이 가능하다면 어떻게 될까?

언젠가는 그렇게 될지 모른다. 버크에서 320킬로미터 떨어진 미네소타 주, 로체스터의 메이오 클리닉에서는 한 연구팀이 노쇠 세포들을 어떻게든 동물에게서 제거할 수 있게 되면 어떤 일이 벌어지는지 알아보기 위한 복잡한 실험을 진행했다. 결코 간단하지 않았다. 첫 실험 대상으로 연구팀장인 대런 베이커와 그의 팀은 무척 복잡하게 유전적으로 조작된 생쥐를 만들어 내야 했다. 그들은 핵심 단백질 유전자가 없어서, 노쇠하고 제 기능을 못 하는 세포들이 쌓여 일찍 노화가 진행되도록 특수하게 조작된 생쥐로 실험을 시작했다. 그런 다음 그들은 그 생쥐를, 특수한 노쇠 세포 제거 약품을 이용해 노쇠 세포가 사라졌을 수도 있는, 자신들이 만든 또 다른 생쥐와 교배시켰다. (복잡하다고 미리 이야기하지 않았나.)

이렇게 해서 태어난 잡종 생쥐는 지금껏 지구상에 발을 디딘 설치류 중 가장 이색적이고 가장 값비싼 녀석이었을 뿐 아니라, 가장 건강이 좋지 못한 녀석이기도 했다. 이 생쥐들은 지극히 빨리 노화해서(노쇠 세포 때문이었다), 마치 근본적으로 쇠약해진 고령의 노인처럼 이른 나이에 벌써 백내장이 생기고 근육과 지방 조직이 감소했다. 한마디로 말해, 녀석들은 노쇠 비슷한 것으로 고생했는데, 나이는 생쥐의 중년 정도에 지나지 않았다. 게다가 녀석들을 온통 주름으로 쪼글쪼글했다. 하지만 베이커 팀이 노화된 세포를 제거하는 또 다른 특수 약품을 이용하자, 녀석들의 상태는 급격히 좋아졌다. 이 생쥐들은 훨씬 강건해졌고, 쳇바퀴 돌기 검사에서도 더 오랜 시간을 버텼고, 백내장은 사라졌으며, 심지어 주름도 없어졌다. 한마디로 말해서 다시 젊어진 것이다. 어느 한 녀석도 성장 호르몬 주사를 맞지도 않았는데 말이다.

"언젠가 병원에 가서 마치 자동차 오일을 교체하는 것처럼 노쇠 세포를 제거하는 시술을 받는 날이 올지도 모릅니다." 이 연구의 공동 저자인 제임스 커클런드가 내게 그렇게 말했다. 하지만 그러자면 먼저 어떻게 노쇠 세포를 찾아내고, 주변 세포들에 피해를 주지 않으면서 그 세포들을 제거할 수 있는지 알아내야 한다. 노쇠 세포들은 전체 세포에서 차지하는 비율이 크지 않기 때문에, 쉬운 과제가 아니다. "아직까지는 공상 과학 수준이죠." 커클런드는 그렇게 경고한다.

하지만 노쇠 세포가 주로 어떤 곳에 자리를 잡는지를 알아낼 수 있다면, 일은 훨씬 쉬워진다. 이 세포들은 상대적으로 희귀하다는 것을 잊지 말라. 캄피시와 마찬가지로 커클런드 역시 여러 해 동안 세포 노쇠화를 연구했다. 그리고 그는 이런 세포들이 우리가 노화로 인식하는 많은 것들을 촉진한다는 결론을 내렸다. 여러 미스터리들 중 커다란 미스터리는, 정확히 어디에서 이 세포들을 찾을 수 있는가이다. 왜냐하면 이 세포들은 꼬리표를 붙여서 위치를 찾아내기가 지극히 어렵기 때문이다(백만 달러를 들여서 색다르게 유전자를 조작한 생쥐는 제외하고 말이다). 커클런드는 가장 강력하고 유해한 노쇠 세포 집단은, 우리 대부분이 몸속에 약간 너무 많다는 것을 깨닫게 되는 특별한 종류의 인간 생체 조직에서 발견된다는 결론을 내렸다. 바로 지방이다.

Chapter 9

필과 지방의 대결

지방은 어떻게 사람을 늙게 하며, 한 남자는 그것을 어떻게 물리쳤는가?

음식에 대한 사랑만큼 진지한 사랑은 없다.

– 조지 버나드 쇼

필 브루노는 다시 특대 사이즈가 되어 가고 있었다. 2004년의 어느 금요일 저녁, 5시 30분을 막 지난 시각에 그는 퇴근해 집으로 차를 몰고 가는 중이었다. 집에서 몇 킬로미터 떨어진 곳에서 그는 세인트루이스 교외의 맨체스터 로드에 줄지어 서 있는 수많은 패스트푸드점 중 하나인 화이트 캐슬에 차를 세웠다. 물론 조금만 더 가면 그의 집 주방에서 아내 수잔이 거창한 이탈리아식 저녁을 준비하고 있었지만, 그는 지금 당장 배가 고팠다. 하도 오래전부터 하던 습관이라 이제는 거의 자동적이었다.

10분 뒤, 옆자리에 햄버거 봉지를 놓고 그는 또 다른 패스트푸드점에 차를 세웠다. 이번에는 맥도널드였다. 거기서 그는 또다시 치즈 콤보를 얹은 더블쿼터파운더 버거에, 디저트로 사과파이를 주문했다. 아 참, 입가심할 초콜릿 셰이크도 있었지. "제가 그랬던 건 음식점 한곳에서 주문을 너무 많이 하면 창피해서였어요." 그는 사실 그대로를 털어놓은 이메일에서 내게 그렇게 설명했다. "계산대 직원이 웬일이니 하는 표정으로 저를 바라보는 건 싫었거든요."

체중이 거의 4분의 1톤이 나가는 남자가 앞에 와서 이것저것 음식을 시키면, 패스트푸드점 직원들이 뒤에서 수군대기 십상이기 때문이었다. 특히 그 사람이 그것도 매일 그런다면 말이다. 그 시기에 필 브루노가 그랬듯이. 그리고 패스트푸드점으로 끝나는 것도 아니었다. 거의 매일 저녁 집에 와서 저녁 식사를 기다리는 동안 그는 간단한 샌드위치를 손수 만들어 먹곤 했다.

필은 언제나 먹는 것을 좋아했다. 그것은 끈끈한 정으로 이어진 그의 시칠리아 가문의 내력이기도 했다. 할머니와 할머니가 만든 라자냐는 길 하나만 건너면 언제나 그를 기다리고 있었다. 하지만 그가 언제나 이렇게 뚱뚱했던 것은 아니다. 대학 시절 그는 야구 선수로 활약했는데, 기골이 장대한 190센티미터 장신에 몸무게는 97킬로그램이었다. 하지만 그러다 결혼을 하고 아이가 둘, 곧이어 셋이 되었다. 갑자기 주말과 저녁 시간은 온통 아이들을 돌보는 데 쏟아부어야 했다. 숙제를 도와주고, 저녁을 차려 주고, 야구와 축구 연습을 함께 해주었다. 그는 운동을 그만두었다. 하지만 개의치 않았다. 가족이 최우선이었으니까 말이다. 그러나 몸무게가 한 해가 다르게 늘기 시작하더니 멈출 줄을 몰랐다. 그래도 별다른 조치를 취하지 않았다. 그냥 그러려니 생각하기까지 했다. 필 브루노는 모든 일을 열정적으로 했는데, 인생의 그 시점에서 그가 열정을 쏟은 분야는 먹기였다. "정말 무던히도 애를 써서 그 몸무게가 됐죠." 이제 그는 그렇게 말한다.

그렇게 애를 쓸 필요까지는 없었다. 어떤 의미에서 필 브루노는 자신의 중년 생리의 희생자라 할 수 있다. 나이가 들면서, 그리고 (다른 화학적 변화들에 따라) 성장 호르몬과 테스토스테론이 줄어들면서, 우리가 소모하는 칼로리가 지방으로 전환될 가능성이 훨씬 높아진다. 35세 전후부터 시작해, 설령 체중은 그대로라 해도 우리의 총 체지방 비율은 해마다 1포인트씩 증가한다. 더 중요한 것은, 지방 분포가 변해서, '피하' 지방—**젊은 사람들을 풍만하고 부드럽게 보이게 해주는 피부 밑 지방**—이 '사장님 배', '풍선 배', 처치 곤란한 똥배로도 불리는 내장 지방으로 바뀐다는 것이다. 허리둘레도 끊임없이 늘어나서, 중년 여성에 대한 어느 장기적 연구에 따르면 9년마다 1인치 반씩 는다고 한다. 이러한 변화들은 거의 누구에게나 일어난다. 같은 몸무게의 나이 많은 사람과 젊은 사람을 비교해 보면, 거의 언제나 나이 많은 사람이 내장 지방이 더 많다고 루이지 페루치는 말한다. 우리는 묵시록의 기수들이 찾아와도 더 오래 살아남을 수는 있겠지만, 외모는 그리 보기 좋지는 않을 것이다. 나이 많은 내 친구 한 사람이 얼마 전 이렇게 말했듯이 말이다. "50대 중반이 되면 어느 순간 모든 것의 모습이 달라지지."

'블래스트' 덕분에 그것은 나도 잘 안다. 하버 병원에 다녀오고 2달 뒤에 내 검사 결과지가 담긴 마닐라지 봉투가 우편함에 도착했다. 대부분 특별한 것이 없었지만, 한 가지만은 예외였다. 내 체지방 비율이 (나로서는) 믿기 어렵게도 내 평생 최고치인 24.3퍼센트로 나왔던 것이다. 내 몸의 거의 4분의 1이 지방이라는 말로, '정상치'를 간신히 턱걸이했지만 체지방 비율 25퍼센트 이상인 비만이 바로 코앞이었다. 건강한 남성의 경우 일반적으로 14~17퍼센트가 나오고, 한때 나도 그런 축에 든다고 생각했던 운동가들은 그보다 더 낮아서, 13퍼센트에서 심지어 6퍼센트까지 내려가기도 한다. (흑흑.) 여성은 남성보다 대개 몇 포인트 정도 높은데, 여성의 몸은 수유를 위해 지방이 더 많이 비축되기 때문으로, 정상치가 25~31퍼센트이고, 32퍼센트부터 비만으로 분류된다. 이 말은 곧 비만이 심한 일부 여성은 거의 몸의 절반이 지방 조직일 수 있다는 것이 된다. 반면, 그것은 또한 여성들이 기아에서 살아남을 가능성이 남성보다 높다는 뜻이기도 한데, 아마 그것이 핵심일 것이다.

아직 (간신히) '평균' 영역에 있기는 했지만, 가만히 넘어갈 수가 없었다. 나는 '블래스트' 측에 곧바로 이메일을 보내서 당신네 기계에 무엇인가 이상이 있다고 알렸다. 그렇지 않다는 퉁명스러운 대답이 돌아왔다. 그것은 이중에너지방사선흡수계측법dual-energy X-ray absorptiometry 또는 DEXA 스캔 기계로, 옛날 방식대로 으스스하게 생긴 사람이 클립보드를 들고 서서 측경 양각기로 아프게 눌러 가며 지방을 측정하는 것보다 훨씬 정확하다는 것이다. 불행히도 100달러짜리 내 욕실용 체지방 측정기도 그들의 검사 결과와 같은 결과를 내놓아서, 그래도 봐줄 만한 18퍼센트에서 지금과 같은 거의 돼지 수준의 24퍼센트로 얼마 전 껑충 뛴 적이 있었다. 친절한 담당 여성이 감사하게도, 스캔 결과를 보니 지방의 대부분이 몸통 부분에서 발견되었다고 알려 주었다. "중년이 되면 다 그렇습니다." 그녀는 그렇게 적었다. 무슨 말이 더 필요하겠는가.

필은 차원이 달랐다. 나의 체질량 지수body-mass index 또는 BMI는 25를 약간 넘어서, 과체중 범위의 아래쪽 끝자락에 걸려 있었다. 30 이상은 비만으로 간주된다. 필의 BMI는 비정상적으로 높은 45이지만, 더 중요한 것은 그의 허리둘레가 거의 그의 키에 맞먹는다는 것이었다. 연구들에 따르면 허리둘레는 본인의 키의 반 이하가 되어야 했다. 이것은 단순히 수치에 불과한 것이 아니었다. 그가 먹어 치운 모든 것이 본인의 말마따나 그를 '신체적, 정서적 만신창이'로 만들었던 것이다. 2층짜리 자기 집의 계단을 오르내릴 때마다 관절은 말할 수 없이 아팠다. 다리에 "모래주머니를 달고 다니는 것처럼" 느껴졌다. 심장은 항상 가슴 속에서 쿵쾅거렸고, 얼음물을 아무리 들이켜도 목은 이상하게도 타는 듯이 말랐다. 그 덕분에 밤새 30분마다 한 번씩 화장실을 들락거려야 했다. "그때 나이가 마흔일곱 살이었는데, 여든은 된 것 같은 기분이었어요." 그는 그렇게 말한다.

하지만 필 브루노의 상태는 중년의 생리적 변화라는 것으로 설명할 수 있는 수준이 아니었다.

한 친구가 등을 떠밀어, 그는 마침내 자기 집의 오랜 주치의인 론 리빙스턴 박사를 찾아갔다. 2004년 6월 6일의 일이었다. 그는 이날을 언제나 기억할 것인데, 정신이 번쩍 들게 하는 결과가 나왔기 때문이다. 우선, 160킬로그램이 측정할 수 있는 최대치인 병원 체중계로는 그의 체중을 잴 수가 없었다. 할 수 없이 근처 식료품점에 가서 트럭으로 배달되어 온 대형 식료품 화물의 무게를 재는 데 쓰는 저울 위에 올라가야 했다. 저울 눈금은 215킬로그램을 가리켰다. 필의 혈압은 소방용 호스라도 되는 것처럼 250에 160이 나왔다. 동맥과 심장에 엄청난 압박이 가해지고 있다는 뜻이었다. 혈당 역시 비정상적으로 높은 600이 나왔는데, 정상치보다 6배가 높은 것이었다. 그리고 당뇨병 여부를 알려 주는 중요한 혈액 지표인 A1C는 원래 5.8 이하여야 하는데, 그의 경우 16까지 치솟아 있었다.

당뇨병이 완전히 진행된 것이 분명했지만, 문제는 그것 말고도 수두룩했다. 그는 어유魚油부터 시작해 혈압약에, 콜레스테롤 약인 리피토에, 당뇨병 약인 글루코파지까지, 12가지도 넘는 약과 보충제가 처방된 처방전을 들고 병원에서 나왔다. 진료를 마친 리빙스턴 박사가 그에게

한 말이 머릿속에서 떠나지 않았다. "브루노 씨, 아직도 살아 계신 게 놀라울 지경입니다. 이 자리에서 지금 당장 돌아가신다 해도 이상할 게 없어요."

살찐 것이 건강에 나쁘다는 것은 누구나 '알지만', 정확히 왜 그런지에 대해서는 대부분의 사람들이 제대로 설명하지 못한다. 물론 어떤 이유들은 명백하다. 몸무게가 많이 나가면 관절에 무리가 가고, 더 심각하게는 심장에도 압박을 줄 수 있다. 그리고 그날 리빙스턴 박사가 브루노에게서 진단해 낸 것처럼, 살찐 것은 당뇨병을 수반하는 경우가 많다. 몸무게가 많이 나가는 사람이 꼭 당뇨병에 걸리는 것은 아니지만, 당뇨병에 걸린 사람들은 대부분 과체중이거나 비만이다.

오늘날 당뇨는 그 자체로 노화 과정을 심각하게 촉진하는 것으로 간주된다. 몸이 우리가 섭취하는 당분을 처리할 수 없게 되면, 결국 당분은 혈류를 타고 신이 나서 돌아다니다가 접촉하는 모든 조직의 세포에 어마어마한 손상을 가하게 된다. 지나친 혈당은 심지어 여러분을 늙어 보이게 할 수도 있다. 어느 연구에 따르면, 혈당 수치가 높은 사람들은 실제로 자기 나이보다 나이 들어 보이는 것으로 밝혀졌는데 아마도 세포 손상이 피부에 드러나 보이기 때문일 것이다. 나이가 들수록 당뇨병에 걸릴 확률도 높아진다. 반면 100세인들은 당분을 대량으로 흡수해도 아무 문제없이 처리할 수 있는 것으로 보인다. 평생 아침 식사로 패스트리를 뚝딱 해치우고도 전혀 끄떡없으셨던 우리 외할머니처럼 말이다.

하지만 당뇨병은 과도한 지방이 신장암, 결장암, 간암을 포함하는 심각한 건강상의 문제들과 연결되는 이유의 일부일 뿐이다. 「뉴잉글랜드 의학 저널New England Journal of Medicine」에 발표된 2003년의 어느 대규모 연구에서는, 미국의 높은 비만율—**인구의 3분의 1이 과체중이고, 다른 3분의 1은 체질량 지수가 30 이상인 초고도 비만이다**—은 남성의 경우 암으로 인한 사망의 14퍼센트, 여성의 경우 20퍼센트의 원인으로 작용하는 것으로 밝혀졌다. 새로운 증거는 지방 자체가 이 모든 문제들을 야기하는 원인일 수도 있다는 가능성을 제기한다.

아주 최근까지도 지방 조직은 비활성이며, 단순히 신체를 위한 에너지 비축에 불과한 것으로 여겨졌다. 통장의 예금 잔고만큼이나 수동적인 것으로 말이다. 여러분은 먹는 것으로 칼로리를 '저축'하고, 운동을 해서 그것을 '인출'한다. (5시간 동안) 조깅을 해서 3,500칼로리를 소모하면, 체중이 0.5킬로그램 줄어들거나, 적어도 더 불지는 않는다. 그 외에는 지방은 가만히 있으면서 별다른 작용을 하지 않는다는 것이 통념이었다.

1990년대에 과학자들은 우리의 지방 덩어리들이 그저 출렁이는 것보다 훨씬 더 많은 일을 할지도 모른다는 것을 깨닫기 시작했다. 지난 10년 사이에 과학자들은 지방이 사실은 거대한 내분비선이며, 신체의 나머지 부분에 강력한 영향력을 발휘한다는 것을 알게 되었다. "일반적인 북미인들의 경우, 지방 조직은 가장 큰 신체 기관입니다." 지방의 내분비 효과에 대한 선구적 연구에 일조했던 제임스 커클런드는 그렇게 말한다. 얼마 안 가 커클런드는 나이가 들면 지방은 몸에서 가장 중요한 기관이 될 수도 있다고 믿게 되었다.

체중이 느는 것은 정말로 쉬우며—**필이나 나나 모두 몸소 경험했다**—아무 노력도 안 해도 순식간에 체중이 엄청나게 늘어나기도 한다. 수천 년 동안 왕창 먹었다 쫄쫄 굶었다를 반복하는 사이에 인간의 몸은 놀라울 정도로 효율적인 지방 축적 기계로 진화하였고, 이 기계의 임무는 소중한 잉여 칼로리를 최대한 비축하는 것이다. 이제는 상대적으로 음식이 풍부하고 대부분의 사람들이 싼값에 구할 수 있다는 사실에 진화는 아직 적응하지 못했다. 우리의 유전자는 아직도 우리가 수렵채집인이라고 생각하며, 이 유전자들에게 지방은 곧 생존과 직결된다. 「랜싯」에 발표된 어느 대규모 연구는 매일 소모할 수 있는 것보다 10칼로리씩만 더 섭취해도 20년 뒤에는 체중이 9킬로그램이나 늘어날 수 있는 것으로 추정했다. 10칼로리가 아니라 이를테면 138칼로리—**내가 매일 오후 마시곤 했던 340밀리리터짜리 콜라 캔 하나의 칼로리다**—나 200칼로리짜리 캔디바라고 하면, 9킬로그램은 금세 20킬로그램이나 45킬로그램이 된다.

하지만 지방이라고 해서 다 나쁜 것은 아니다. 피하 지방은 완충재나 갑옷처럼 몸을 부상으로부터 보호해 주며, 감염균과 싸우고 상처 치유를 돕는 면역 인자들을 분비하기도 한다. 상처를 치료하는 노쇠 세포들이 나오는 것도 여기서다. 일반적으로 지방은 감염에 대한 저항성이 큰데, 일부 과학자들은 전반적인 면역 체계의 작용에서 지방이 결정적인 역할을 한다고 생각한다. 그 밖에도 추운 날씨에 체온을 유지할 수 있게 해주고, 물에서 뜰 수 있게 해주며, 적당한 위치에만 있으면 외모에도 도움을 준다. 지방이 없다면 카다시안 남매들(출중한 미모와 몸매로 모델과 배우, 방송인 등으로 활동하고 있는 4남매 - 옮긴이)도 있을 수 없다.

또한 피하 지방은 아디포넥틴이라는 호르몬을 생성하기도 하는데, 아디포넥틴은 신진대사의 조정을 돕고, 특정한 암들, 특히 유방암을 막는 것으로 보이며, 그 밖에도 아직 밝혀지지 않은 여러 순기능을 한다. 니르 바질레이의 유대인 100세인들이 평균보다 높은 아디포넥틴 수치를 보이는 것도 우연이 아니다.

좋은 소식은 여기까지다. 나쁜 소식은, 나이가 들수록 우리는 이런 좋은 지방을 점점 잃어버린다는 것인데, 우리 손이 점점 더 앙상해지고 '재미있어지는' 데에는 이것도 하나의 이유가 된다. 그 대신 우리는 통통하고 즙이 많은 지방을 몸통에 쌓는데, 그 바람에 갈수록 큰 바지를 사야만 한다. 이 '내장' 지방은 상처를 치료하고 아디포넥틴을 분비하는 좋은 피하 지방과 같은 물질이 아니다. 예를 들어 피하 지방은 우리 뇌에게 "이봐, 너한테는 비축된 에너지가 충분해. 그러니 이제 그만 먹어도 돼"라고 말해 주는 또 다른 중요한 호르몬인 렙틴을 생성하기도 한다.

내장 지방은 렙틴을 아주 조금밖에 생성하지 않아서, 뇌의 포만중추가 이 신호를 받지 못한다. 이것은 내장 지방이 진화론적으로 다른 목표를 수행하기 때문일 수도 있다. 이를테면 집중적인 사냥 기간 같은 때 짧은 시간에 재빨리 에너지를 발산해 내는 것을 목적으로 하는 단기적 에너지 축적 같은 것 말이다(그래서 남성은 내장 지방이 더 많고, 여성은 '양육에 필요한' 피하 지방이 더 많은 것일 수도 있다). 싸울 것인가 도망칠 것인가를 결정해야 하는 상황에서 활성화되는 스트레스 호르몬 코르티솔은 몸에게 더 많은 내장 지방을 모으라고 지시한다. 만약 여러분이 받는 스트레스가 주로 앉아서 하는 사무 작업에서 오는 것이라면, 여러분은 이 내장 지방을 사실상 소모해 버리지 못한다. 이렇게 해서 내장 지방은 여러분이 책상 앞에 앉아 새 바지를 사려고 온라인 쇼핑을 하는 동안, 여러분의 간과 다른 생체 기관들 사이에 자리를 잡는다.

문제는 바지가 아니다. 문제는 바로 지방이다. 지난 10여 년간, 특히 필 브루노가 2004년 진단을 받은 이후로, 커클런드와 다른 과학자들은 이 복부 또는 내장 지방이 우리의 생체 기관들에 침투해, 우리 몸 전체에 큰 피해를 입히는 끔찍한 화학적 스튜에 이 기관들을 푹 적신다는 것을 발견했다. 내장 지방은 만성 염증의 지존인 IL-6뿐 아니라, '종양 괴사 인자tumor necrosis factor'를 뜻하는 TNF-알파라는 물질(이름만큼 실제로도 무시무시하다)도 포함하는 일련의 염증 사이토카인들을 생성한다. (그것은 암과 연관성이 있는 것이 맞지만, 세포가 인슐린으로부터 오는 신호들에 반응을 보이지 않는 세포의 인슐린 저항성에 기여하기도 한다.)

필 브루노가 47세라는 자기 나이보다 훨씬 더 늙은 것처럼 느낀 것도 무리가 아니다. 그의 지방은 사실상 신체의 다른 부분들을 오염시키고 있는 거대한 유독성 종양이었다. 의사가 경고한 대로, 그는 당뇨병과 심장마비를 주로 하여 뇌졸중, 암, 치매에까지 이르는, 보통은 훨씬 더 나이 많은 사람들에게 걸리는 질병들로 사망할 위험성이 지극히 높았다. "비만은 노화가 가속화되는 상황과 공통되는 부분이 무척 많습니다." 커클런드는 그렇게 말한다.

따라서 노화는 우리를 살찌게 하고, 살찐 것은 우리를 노화하게 만든다고 할 수 있다. 버터와 라드(돼지비계를 정제해 굳힌 것 - 옮긴이)가 시간이 가면 산패하듯이, 우리의 노화한 지방은 우리를 훨씬 더 빨리 노화하게 한다. 커클런드는 지방 조직에 묻힌 노쇠 세포들이 노화에 수반되는 전신 염증을 일으키는 주범일지도 모르며, 나이가 들수록 더 많은 노쇠 세포들이 우리의 축적된 지방 안에 도사리고 있다고 믿는다. 또 다른 심각한 문제는 우리의 지방 조직 자체가 제 기능을 잃어버려, 더 많은 지방을 축적하는 역할을 제대로 해내지 못한다는 사실이다. 이렇게 되면 유리지방산free fatty acid이 혈류를 타고 돌아다니는, 지방 독성lipotoxicity이라는 위험한 상황이 벌어진다. 좋지 않은 상황이다. 그리고 물론 비만은 말단소체가 짧아지는 것과 연결이 된다(이것은 다시 더 많은 노쇠 세포들을 만들어 낸다).

이 부정적 피드백 고리는 나이가 들수록 악화될 뿐이다. 문제가 되는 지방은 중년 이상 연령대의 사람들에게 압도적으로 영향을 미치고, '신진대사 장애'—**비만, 인슐린 저항, 고혈압, 콜레스테롤 악화의 조합**—가 20대의 7퍼센트에게만 나타나는 데 반해 60대는 거의 절반에서 나타나는 것은 바로 이 때문이다. 필 브루노는 신진대사 장애가 있었고, 쇼핑몰에서 여러분이 마주치는 뚱뚱한 사람들은 아마 모두 그럴 것이다.

실제로 우리 몸속의 지방 조직이 문자 그대로 우리의 수명을 줄어들게 할 수도 있다는 증거가 속속 발견되고 있다. 2008년에 시행된 어느 드라마틱한 실험에서, 니르 바질레이와 브롱크스의 알버트 아인슈타인 의대의 그의 동료들은 비만종의 실험용 쥐들에게서 복부 지방을 외과적으로 제거한 뒤 이 쥐들이 여전히 토실토실한 사촌들보다 20퍼센트 이상 더 오래 사는 것을 발견했다. 복부 지방이 근본적으로 쥐들의 생명을 앗아 가고 있었던 것이다. 바질레이가 "모든 지방이 단순히 지방인 것은 아닙니다"라고 말하듯이 말이다.

필 브루노는 이 모든 것을 너무도 잘 알고 있었다. 하지만 그에게는 불행하게도, 수술은 선택할 수 있는 방법이 아니었다. 인간의 경우에는 내장 지방은 안전하게 제거될 수가 없는데, 왜냐하면 이 지방이 혈관 및 장기와 깊숙이 뒤엉켜 있기 때문이라고 바질레이는 말한다. 지방흡입은 '좋은' 피하 지방만을 제거할 뿐이고, 그래서 최근의 몇몇 연구들은 지방흡입을 과학자들이 '건강상의 악결과'라고 부르는 것, 그러니까 여러분이나 내가 '죽음'이라고 부르는 것과 연결시킨다.

그리하여 2002년 7월, 진단을 받은 지 약 한 달이 지나서 필 브루노는 주치의가 처방하지 않은 것 한 가지를 실행에 옮겼다. 체육관에 나가기 시작한 것이다.

제대로 읽은 것이 맞다. 필의 주치의가 살을 빼야 한다고 말한 것은 맞지만, 그는 살을 빼는 방법으로 실제로 운동을 추천하는 데까지 나가진 않았다. 믿기지 않지만, 조사 결과, 당뇨병 환자의 절반만이 의사로부터 운동을 해야 한다는 이야기를 들은 것으로 나타났다. 아마 의사들이 환자들이 실제로 체육관에 나가지 않을 것이라고 생각하거나, 해도 끝까지 열심히 하지 않든지, 결국 체중이 그리 많이 줄지 않을 것이라고 생각하기 때문인 것 같다. 이런 각각의 비관적인 견해들을 입증하는 연구들도 있다. 하지만 이런 연구의 저자들 중 필 브루노를 만난 사람은 아무도 없었다.

새로 받은 약들을 먹으며 몇 주를 보냈지만, 필은 예전과 똑같이 비참한 기분이었고, 이제는 훨씬 더 피곤하기까지 했다. 약들 중 4가지에는 나른하게 졸릴 수 있다는 경고가 있었는데, 그것은 곧 어떤 날들은 그가 책상 밑으로 기어 들어가는 것 같은 기분을 느끼며 오전 11시까지 비몽사몽하고 있다는 것을 의미했다. 그는 또한 이 약들이 자신의 질병의 원인을 치료하는 것이 아니라 증상만을 치료한다는 것을 알고 있었다. 그는 좌절감과 무기력감, 그리고 우울함을 느꼈다. "뭔가가 머릿속에서 번쩍하더니 이런 생각이 들었어요. 이건 아무 소용이 없어." 그는 그렇게 말한다. 독실한 가톨릭신자인 그는 자신이 '예수 그리스도 다이어트 계획'이라고 명명한 분투에 대한 글에서 쓴 것처럼, 답을 찾기 위해 기도에 매달렸다.

내게 그것은 교회에 가서 신도석에 널브러져 앉아 예수님께 가슴속에서 눈물로 호소하는 기도를 올리는 것으로 시작되었다. 나는 그저 예수님, 예수님, 예수님 하고 부르고 또 부를 수밖에 없었다. 한 시간인가를 그러고 있는데 어떤 근원적인 질문이 머릿속에 떠올랐고, 나는 이 또렷한 생각이 성령께서 나를 돕기 위해 해주시는 첫 번째 일이라고 느꼈다.

그 질문은 …… '살고 싶은가, 아니면 죽고 싶은가?'였다.

답은 이것이었다. …… 나는 살고 싶어!!!!!!!!!!!

그는 다른 것은 다 제쳐 두고 아이들이 결혼하는 것은 보고 싶다는 것을 깨달았다. 이렇게 가다가는 그럴 수 있을 것 같지 않았다. 의욕을 내기 위해 그는 성경뿐 아니라 예전에 읽었던 전 미식축구 코치 토니 던지의 책과 동기 전문가 토니 로빈스의 책을 다시 펼쳐 들었다. 이들은 책에서 미래는 반드시 과거에 의해 규정되는 것은 아니라고 설파했다. 그가 듣고 싶던 말이었다.

심장 검사를 받은 뒤(물론 심장은 여러 해 동안 무리한 결과 크기가 커져 있었지만, 할머니의 올리브유 덕분인지 동맥은 깨끗했다), 필은 2004년 7월 어느 토요일, 맨체스터의 자기 동네에 있는 '골드 짐' 헬스클럽에 걸어 들어갔다. 그는 자신 없이 주변을 둘러보다가, 200킬로그램이 나가는 사람도 할 수 있을 것 같아 보이는 기구 쪽으로 갔다. 실내용 자전거였다. 그는 간신히 안장에 올라타 5분쯤 페달을 밟다가, 쌕쌕거리고 헉헉대면서 남들의 시선을 의식하며 멈춰 서야만 했다. "체육관에 뚱보가 들어오면 모두가 일제히 바라보게 되어 있죠." 그는 그렇게 말한다.

호머 심슨을 등에 업고 운동용 자전거를 탄다고 한번 상상해 보라. 필이 느꼈던 기분이 바로 그랬다. 하지만 그는 다음 날 다시 체육관을 찾았고, 그다음 날도 마찬가지였다. 얼마 안 있어 그는 매번 더 많은 땀으로 매트를 흥건히 적시며 30분 동안 자전거를 탈 수 있게 되었다. 그는 땀 한 방울 한 방울을 몸에서 빠져나가는 지방 한 방울 한 방울이자, 목표를 향해 나아가는 작은 한 걸음 한 걸음으로 상상했다.

골드 짐에 나가던 초창기에, 늘 타는 운동용 자전거가 있는 곳으로 가는 길에 그는 유리벽으로 둘러싸인 스피닝(실내 자전거와 에어로빅을 결합한 운동 - 옮긴이) 강습실을 지나치곤 했다. 쿵쾅거리는 음악에 맞춰 유연한 몸들이 바닥에 고정된 자전거 위에서 힘차게 페달을 밟는 모습은 정말 멋져 보였다. 한두 주가 지나서야 그는 스피닝 반의 문을 두드려 볼 용기를 낼 수 있었고, 그곳에 가서도 본능적으로 맨 뒤의 구석자리에 있는 자전거로 갔다. 날씬한 금발 미녀 한 사람이 오더니 그의 앞에 섰다. "전 베스라고 해요." 미소 지으며 그녀가 말했다. "제가 시작하는 걸 도와 드릴게요."

그녀는 그를 맨 앞줄로 데려갔다. 그녀의 이름은 베스 샌본이었고, 철인 3종 경기에 딱 어울리는 몸매를 하고 있었다. 하지만 그녀는 그의 체중에는 전혀 신경 쓰지 않았다. 그는 45분짜리 강습을 받으며 자전거 위에서 헉헉대며 페달을 밟았다. 얼마 안 있어 필은 베스의 강습반의 정규 수강생이 되어 일주일에 3번씩 강습을 받았고, 곧 강습실 안의 모든 사람들을 알게 되었다. "그렇게 몸집이 큰 분은 처음 봤어요." 샌본은 말한다. "우리 반에서 제일 열심히 하는 분이었죠. 정말로 죽어라 하고 운동을 하시더라고요."

필은 일요일은 쉬었지만, 매일 체육관에 나갔다. 안장이 피투성이가 될 때까지 탈 때도 많았는데, 150킬로그램이 넘는 사람들을 위한 자전거 안장은 아예 만들어지지 않기 때문이었다. "보기 좋은 광경은 아니었죠." 그는 그렇게 말한다. 9월이 되자 그는 훨씬 더 큰 도전에 나서기로 결심했다. 아내 수잔이 앓고 있기도 한 다발성 경화증 환자들을 위한 160킬로미터 자선 자전거 달리기 대회에 나가기로 한 것이다. 그는 진짜 자전거는 20년 동안 타본 적이 없었지만, 지하실에서 낡은 트렉 자전거를 꺼내 먼지를 털어 내고 자전거 수리소로 가져갔다.

100킬로미터 지점까지는 잘 달려왔는데, 약간 오르막길인 그 지점에서 길이 흔들거리며 그의 발밑에서 녹아내리기 시작하는 것 같았다. 그는 다리와 가슴에 통증을 느꼈고, 불길하게도 땀이 더 이상 흐르지 않았다. 낙오자용 자동차가 그를 따라오고 있다가, 행사 의료 요원이 그에게 달려와 넘어지지 않게 두 팔을 잡아 주었다. "정말로 그런 생각이 들었어요. 여기 길바닥에서 죽으면, 적어도 내 인생을 바꿀 무언가를 하고 있긴 했던 셈이로구나 하는 생각." 그는 그렇게 말한다.

자기도 모르는 사이 필은 자신의 몸에 대한 통제권을 두고 한편에는 지방, 다른 한편에는 근육을 상대로 전쟁을 벌이기 시작했다. 지방이 고집 센 물질이라는 것은 그도 이미 알고 있었다. "생각할 수 있는 다이어트란 다이어트는 다 해봤습니다." 그는 말한다.

지방은 고집이 셀 뿐 아니라 우두머리 행세를 하려 한다. 역설적이지만, 지방은 툭하면 더 먹으라고 여러분에게 말한다. 그래서 다이어트에 그리도 많이 실패하는 것이다. 우리의 지방은 우리가 계속 뚱뚱하기를 바란다. 일부 지방이 우리에게 그만 먹으라고 지시하는 렙틴을 분비하기는 하지만, 비만이 심한 사람들은 렙틴에 반응하지 않거나 무감각해지게 된다. 그래서 필 브루노가 맨체스터 로드를 운전해 달리면서 연방 쿼터파운더 버거를 먹고 있는데도, 그의 뇌는 아직도 배고프다고 비명을 질러 댔던 것이다. '보통의' 뚱뚱한 사람에게 몸무게를 줄이는 것이 상당히 힘든 일이라면, 필 같은 사람에게는 거의 불가능에 가까운 일이라고, 오스트레일리아, 멜버른에 있는 베이커 IDI 심장 및 당뇨병 연구소의 당뇨병 연구자 마크 페브라이오는 말한다.

"180킬로그램이 넘는 사람들에 대해 이야기하자면, 보통 이런 사람들은 몸의 여러 부분에서 전달되는 이제 그만 먹으라는 신호들에 유전적으로 결함이 있습니다." 페브라이오는 그렇게 말한다. "그래서 그 사람들은 채워지지 않는 식욕을 갖게 되죠. 생활방식으로 어느 정도는 교정할 수 있습니다만, 언제가 배가 고프다면 결국 다시 먹기 시작하겠죠."

'A. B.'의 이야기는 그래서 더욱 주목할 만하다. A. B.는 40년도 더 전에 스코틀랜드 북동부의 던디에 있는 병원을 찾았던 27세의 스코틀랜드 남성이다. 그는 몸무게가 200킬로그램이 나갔는데, 비만이 일반화되기 전인 1960년대의 기준으로 보면 기괴하다고까지 할 수 있었다. 연구자들의 격려를 받아, A. B.는 이 세상에서 가장 단순한 다이어트를 시행했다. 아무것도 먹지 않은 것이다.

그는 비타민과 양조용 효모 말고는 음식을 전혀 섭취하지 않고, 의사들은 그의 건강 상태를 주의 깊게 관찰했다. 체중이 줄기는 했지만, 과학자들이 예상했던 것보다 느리게 줄어들었다. 어쨌거나 이 남자는 섭취하는 열량이 거의 0칼로리였고, 오로지 대량으로 축적된 자신의 지방을 소모하며 생명을 이어가고 있었다. 그는 그 지방을 스스로 바로바로 태워 버렸어야 했다. 결국 그는 지극히 정상적이라 할 수 있는 80킬로그램으로 체중을 줄였지만—**어떤 기준으로 보더라도 대단한 성취다**—그렇게 되는 데 무려 382일이 걸렸다. 훨씬 더 놀라운 것은 그 체중을 유지했다는 것이다.

필 브루노는 먹는 것을 그만둘 계획은 없었다. 그래야 한다고 생각하지도 않았다. 대신 그는 식생활에 단순하면서도 합리적인 변화를 도입했다. 굶기보다는, 예전에는 거의 주식이라 할 수 있었던 튀긴 음식, 패스트푸드, 당분이 많은 탄산음료를 끊는 것부터 시작했다. 그는 이런 음식들을 구운 닭고기와 구운 생선 같은 것으로 대체하고, 간식으로는 감자칩 대신 소금을 넣지 않은 아몬드를 먹었다. 약간의 상식적 행동이 커다란 차이를 불러왔다. "처음 20킬로그램은 그렇게 해서 빠졌죠." 그는 그렇게 말한다.

애초에 그의 목표는 그저 식료품점 저울이 아니라 집에 있는 체중계로 체중을 잴 수 있을 정도가 되는 것이었다. 하지만 그는 먹는 것을 정말 좋아하기도 해서, 가끔씩 그러고 싶을 때면 저녁 식사 때 닭가슴살을 추가로 더 먹기도 했다. 튀김과 쿼터파운더 버거를 먹는 것보다야 나았다. "햄버거 세트를 하루에 2번씩 먹고 거기다가 사과파이에, 초콜릿 셰이크까지 먹고 있었다면, 무슨 변화를 취하든 그것보다는 나아지는 거죠." 그는 그렇게 지적한다.

하지만 운동을 계속하면서 필은 체중이 줄 뿐 아니라 배고픈 것도 줄어들었다는 것을 깨달았다. 게다가 타는 듯한 갈증도 사라졌고, 고질적인 무릎과 엉덩이의 통증도 많이 좋아졌다. 그는 스피닝 수업에 혼신의 힘을 다해서 결국 강사 인증을 받았는데, 그것도 그곳 골드 짐 지점에서 가장 인기 있는 강사였다. "정말 대단한 변화를 목격했죠." 스피닝

반에서 친구가 된 짐 웨슬리는 그렇게 말한다. 그는 세인트루이스의 세인트루크 병원 응급의학과 과장이다. "처음 왔을 때는 몸집이 엄청나고 병적으로 비만인 데다, 자전거도 몇 분만 타면 나가떨어지곤 했는데, 이제는 몰라보게 달라졌죠."

필은 이렇게 말한다. "그만둔다는 건 있을 수 없었어요. 그건 곧 죽음을 뜻했으니까요."

의욕과 열정이 넘치는 그는 중도 포기자가 아니라 동기 부여자다. 영업직에서 일하는 것도 놀라운 일이 아니다. 2005년 봄에 첫 번째 160킬로미터 자전거 달리기 대회를 위해 훈련하는 동안, 그는 같은 체육관 수강생들을 모아서 '골든 플라이어스Golden Flyers'라는 사이클링 팀을 만들었다. 이제 그 팀은 회원 수가 150명이 넘고, 중서부 전역의 자선 자전거 달리기 대회에 참여한다. 그는 스피닝 수업에 엄청난 애정을 쏟아부으며 강사 훈련을 받았고, '뚱뚱한 친구'로 체육관에 걸어 들어간 지 4년 만인 2008년에 강사 자격증을 땄다. 일주일에 사흘씩, 아침에 그는 자기가 겁내곤 했던 바로 그 수업을 맡아, 새벽 5시 30분에 나타나 광란의 도가니에 빠지는 무모하고 물불 안 가리는 수강생들을 이끈다. 필은 가슴에 '유약함을 깔아뭉개고, 죽음을 뛰어넘어라'라고 씌어 있는 티셔츠를 입고 나타나 분위기를 띄운다.

그는 또한 당뇨병 환자들의 전국 사이클링 단체로, 환자들이 약보다는 운동을 통해 이 병을 관리하도록 돕는 것을 목표로 하는 '팀 타이프 2Team Type 2'에도 가입해 있는데, 내가 그를 알게 된 것도 이 단체를 통해서였다. 필은 가장 많은 체중을 감량한 기록의 보유자다. "그 사람은 남달라요." 팀 타이프 2의 리더 중 한 사람인 솔 저크먼은 그렇게 말한다.

필이 잠시도 쉬지 않는다면, 그것은 그의 적 또한 그렇기 때문이다. 주로 앉아서 일을 해서 움직일 일이 없는 사람들의 경우—**실제로 필처럼 비만이든 아니든**—지방이 사실상 근육에 침투해, 와규 소고기에 들어 있는 마블링처럼 근육 섬유 사이사이에 들어간다. 설상가상으로, 지방은 '작은 방울'의 지방질 형태로 근육 세포 자체에도 침입하는데, 이것은 세포를 둔하게 만들고 심지어 인슐린 저항을 야기할 수도 있다고 예일 대학의 저명한 당뇨병 연구가인 제럴드 슐먼 박사는 말하다.

슐먼 박사에 따르면, 간과 근육의 이러한 지방 '저장소'는 포도당 전환의 핵심 과정을 방해하며, 그로 인해 당뇨병의 전제 조건인 인슐린 저항이 발생한다고 한다. 책상에 앉아서 일하는 평균 체중의 사무원들이 당뇨병에 걸릴 위험이 높은 것도 이 때문이다. "몸에 지방이 얼마나 있는가가 아니라, 어떻게 분포되어 있는가가 문제입니다." 슐먼은 그렇게 말한다. "지방이 근육이나 간처럼 원래는 없어야 할 곳에 쌓이면, 제2형 당뇨병으로 이어집니다."

열심히 운동을 해서 필은 이러한 과잉 지방의 저장소를 말끔히 비우고 있었다. 그 결과, 그의 인슐린 저항과 당뇨병은 호전되는 것 같았다. 과잉 당분은 그의 몸 여기저기를 떠다니면서 닥치는 대로 해를 입힌 것이 아니라, 근육의 용광로 속에서 소각되었다. 그는 여전히 과체중이었지만—**그의 체중은 200킬로그램대를 오르내렸다**—신진대사 상태는 이제 완전히 달라졌다. 최근의 데이터를 보면, 비만은 일반적으로 심각한 위험 요소이지만, '건강하게 살찐'이라는 소범주에 들어가는 사람들은 걱정을 훨씬 덜 해도 된다.

진단을 받은 지 1년 뒤, 그는 리빙스턴 박사를 다시 찾아가 정기 검사를 받았다. 의사는 놀라서 입을 다물지 못했다. 브루노의 인슐린 저항은 사라졌고, 혈액 수치도 거의 정상으로 돌아와 있었던 것이다. 16이었던 A1C 수치도 이제는 5.5로 낮아졌다. 그로서는 이런 사람을 본 적이 없었다. 반신반의하면서 의사는 브루노에게 처방했던 모든 약을 중단했다. 브루노는 한때 자신의 생명을 위협했던 당뇨병을 식단을 바꾸고 운동에 매진하여 극복했다. 운동은 거의 제2의 직업 같은 것이었다. "전 웰스 파고의 재정 자문가입니다." 그는 그렇게 말한다. "하지만 사람들은 대부분 저를 스피닝 강사로 알죠."

하지만 필은 자신이 '완치'된 것과는 거리가 멀다는 것을 알았다. 개인적인 신체조건 때문에 그는 평생 체중이 늘어나는 문제와 씨름했다. 심지어 아이 때에도 비만아용 사이즈의 바지를 입었다. 그는 자신의 형태학적 운명과 지속적이고도 갈수록 치열해지는 전투를 치러야 했다. 체육관에 계속 빠짐없이 나가 일주일에 네다섯 번은 스피닝 강습에 참여했고, 일요일에는 정기적으로 자전거 타기 모임을 가졌으며, (당뇨병 환자들을 위한) 투르 드 큐어와 MS 150 같은 자선 자전거 대회에 참여하기 위해 골드 짐의 기금 모금 팀을 모집하기도 했다.

4년 만에 그는 90킬로그램 이상을 빼서 몸무게를 120킬로그램이 안 나가게 만들었는데, 그것만 해도 대단한 성과였다. 그는 여전히 뚱뚱했고, 여전히 만족하지 못했다. 그는 20킬로그램을 마저 빼서 대학 다닐 때의 몸무게가 되고 싶었다. 그는 가만히 있을 틈이 없다는 것을 알고, 끊임없이 움직이고 끊임없이 자전거를 탔다. "물속에서 비치볼을 들고 있는 것하고 약간 비슷하다고 할 수 있죠." 그는 내게 그렇게 말했다. "하는 일을 계속 하고 있으면 별 문제가 없어요. 그런데 일단 멈추면, 쿨렁 하고 곧바로 떠올라 버리죠."

Chapter 10

영원을 향한 장대높이뛰기

빨리 달리고 천천히 늙기

사람들은 늙어서 활동하지 않는 것이 아니라, 활동하지 않기 때문에 늙는 것이다.

– 올리버 웬델 홈스

서늘하고 구름 낀 클리블랜드의 어느 여름 날, 나는 조그만 대학 미식축구 경기장 트랙 안쪽 필드에 서서 미국 최고의 운동선수들이 중요한 육상경기를 벌이는 것을 보고 있었다. 사방에 팽팽한 긴장감이 감돌았는데, 경기들 중간의 장내 정리 시간에 나는 끌리듯 트랙 안쪽 필드로 가서, 몸을 풀고 있는 호리호리한 단거리 달리기 선수 3명을 만났다. 그들의 이름은 론 그레이, 돈 레이스, 버나드 리터였는데, 이른 아침의 쌀쌀한 기운 때문에 아직 체온보호용 겉옷을 입고 있었다. 스트레칭을 하며 몸을 푸는 동안 그들은 차분히 경쟁자들의 기량을 가늠했다. 남자 선수들이라면 어디를 가나 다 그렇듯, 매력적인 여자 선수들에게 흘깃흘깃 눈길을 줄 때만 빼고 말이다.

론, 돈, 버나드는 모두 자기 종목에서 발군의 기량을 자랑하는 선수들이었다. 돈은 삼단뛰기에서 전국 기록을 갖고 있었고, 론은 미국 최고의 단거리 주자 중 하나였으며, 버나드는 고향인 사우스캐롤라이나의 주 대회나 지역 대회에서 우수한 성적을 거두었다. 그들은 각자 이번 전국대회에서 메달을 따기 위해 여러 달 동안 연습을 했다. 그들의 다음 계획은 그해 말 브라질에서 열리는 세계 선수권 대회에 나가는 것이다. 돈은 육상경기의 온상인 패서디나 출신이고, 론은 덴버 출신으로 콜로라도 대학 미식축구팀의 러닝백으로 뛰었다.

60년 전에 말이다.

이 시합은 2013년도 전국 연장자 대회로, 나이 든 선수들을 위해 2년에 한 번씩 열리는 일종의 올림픽 대회다('연장자'라는 것은 50세 이상인 사람으로 정의된다). 전통적인 육상경기와 수영 외에도, 몇 가지만 들어 보면 철인 3종 경기, 농구, 배구, 배드민턴, 탁구 등이 종목에 포함되어 있다. 물론 셔플보드도 종목 중 하나다. 패들테니스의 일종으로 은퇴한 노인들 사이에서 큰 인기를 누리게 된 피클볼은 특히 경쟁이 치열하다고 한다. 이 대회에 참가하기 위해서는 주와 지역 연장자 대회에서 좋은 성적을 거두어야 하는데, 그것은 곧 이곳 클리블랜드에 모인 선수들은 나이 많은 선수들 중 최정예라는 것을 뜻한다.

내가 육상경기에 초점을 맞춘 것은, 기록이 수치로 나오고—**지나야 할 결승선이나 넘어야 할 가로막대가 있다**—특별한 재능을 필요로 하지 않기 때문이다. 누구나 뛰고 점프할 수 있으니까 말이다. 내가 아침 9시에 쫄쫄이 경기복에, 트랙용 스파이크를 신고, 자못 심각한 표정을 짓고 있는 나이 많은 분들에 둘러싸인 채 이 경기장 한가운데 서 있는 것도 그래서다. 또한 응원 소리를 들으면서 말이다. 대학 육상경기 못지않게 응원소리가 요란했다. 응원하는 사람들 주름살이 약간 많긴 했지만.

내가 여기 온 것은, 노인학자들이 즐겨 쓰는 말로 '성공적으로 나이

들어가는' 사람들을 찾기 위해서였는데, 예상했던 것보다 훨씬 더 많은 사람들을 발견했다. 그 주말에 나는 거의 아흔이 다 된 할머니가 올림픽 경기용 투창을 저 멀리까지 던지는 것을 목격했다. 70~74세부의 높이뛰기에서 우승한 사람은 1896년 아테네 올림픽이었다면 은메달을 딸 수 있었을 기록을 냈고, 92세 된 할아버지가 좁은 도움닫기 달림길을 달려 내 머리만큼 높이 걸려 있는 가로대를 장대를 이용해 넘으려 하는 장면도 볼 수 있었다.

나는 경악을 금치 못했다. 제정신인 것일까? 누구 하나 말리는 사람도 없었단 말인가? 거기 서서 내 부모님 뻘 되는 분들이 헛구역질이 날 정도로 열심히 달리고 뛰어오르는 모습을 지켜보면서, 아침 내내 나는 걱정이 끊이지 않았다. 내가 400미터 달리기를 마지막으로 한 것이 언제였는지 기억도 나지 않았다. 이 선수들이 모두 갖고 있는 공통점 하나는 규칙을 깨뜨리고 있다는 것이었다. 육상경기의 경기 규칙을 지키지 않았다는 말이 아니라, 이른바 노인들에게 허용되는 행동이라는 것을 규정하는 무언의 규칙을 깨뜨렸다는 말이다. 만약 할머니들이 지역에서 주최하는 5킬로미터 달리기를 완주하면, 사람들은 박수를 칠 것이다. 하지만 할머니가 100미터 달리기에서 중년의 자기 자식들을 저만치 따돌릴 수 있다면, 상황은 묘해진다. 위험하기 짝이 없는 것까지는 아니더라도, 어딘가 잘못된 것으로 보일 것이다. (아무래도 여기서 한마디 덧붙이는 것이 좋겠다. 이 책을 구입했다면, 여러분은 '집에서 직접 시도해 보다가' 어떤 일이 일어나든 저자에게 어떠한 법적 책임도 묻지 않기로 동의한 셈이다.)

하지만 이분들은 자기 자식들이 어떻게 생각하든 개의치 않는 사람들이다. 트랙 안쪽 필드에서 론, 돈, 버나드는 흡사 베테랑들처럼 훈련과 다이어트에 대해 이야기를 나누었다. 사실, 그들은 베테랑들이었다. 돈의 경우, 아직 7월밖에 안 되었는데 그것이 벌써 그해 8번째의 대회 참가였다. 오늘은 "놀이터에서 노는 손주를 쫓아다니다가" 눈에 생긴 멍 때문에 몸 상태가 약간 좋지 않았다. 론은 로키 산의 햇살 아래서 약간 너무 오래 지낸 사람처럼 피부가 거칠고 거무튀튀했다. 하지만 떡 벌어진 어깨며, 우람한 팔뚝이며, 매끈하게 빠진 다리 등, 나머지 부분들은 1950년대 초에 콜로라도 대학 미식축구팀에 신입선수로 들어갈 때와 별다를 바 없어 보였다. 그는 대학 시절에 4시즌 동안 미식축구팀의 러닝백으로 활약했을 뿐 아니라 트랙 선수로도 뛰었다. "그러고는 55년 동안 아무것도 안 했지." 그는 그렇게 말하며 웃었다. '아무것도 안 했다'고 하지만 실은 그는 거의 일주일에 한 번씩 애스펀의 하일랜드볼을 하이킹해서 올랐다가 45도 급경사를 스키를 타고 내려왔다.

4년 전 대학 동창 한 사람이 론에게 마스터스 육상 대회에 나가보는 것이 어떻겠느냐고 제안했다. 그는 경쟁에 푹 빠졌는데, 경매업계에서 일하던 때가 새삼 떠올랐다. 훈련도 정말 마음에 들었다. 이제 그는 일주일에 사흘은 혼자서 마을 운동장에서 연습을 하고, 이틀은 체육관에 나가 트레이너의 지도를 받는다. "가슴이 쿵쾅거리고 속이 벌렁벌렁하는 게, 기분이 아주 끝내주지." 나중에 그는 내게 그렇게 말했다. "물론 남한테 이기는 것도 그렇고."

내가 보기에 론과 돈, 버나드 모두 훈련할 때 지키는 규율을 노화에 대해서도 적용하는 것 같았다. 마치 노화 자체가 일종의 운동 행사라도 되는 것처럼 말이다. 본인 말에 따르면, 론이 젊음을 유지하는 것은 '가연성 물질'을 피하기 때문인데, 아마도 유제품과 밀, 설탕이 함유된 음식을 말하는 것 같다. 그는 예전에 6개월 동안 이 새로운 '가연성 물질' 금기 다이어트를 실험했는데, 효과가 있는 것 같았다고 말했다. "작년 어느 날 아침에 눈을 떴는데, 아픈 데가 한 군데도 없지 뭐요." 그는 말짱한 얼굴로 말했다. "난 내가 죽은 줄 알았지. 요새도 일어나면 아픈 데가 없는데, 그건 정말로 아무 데도 아픈 데가 없어서 그런 거요!"

그러고 보니, 그는 정말로 약간 코미디언 로드니 데인저필드를 닮았다. 그는 또한 '전담 의사'를 두고 있었는데, 기본적으로 고정 상담료를 받는 값비싼 의사였다. 그는 언제 무슨 일로라도 의사를 찾아갈 수 있었고, 원하는 기간만큼 입원해 있을 수도 있었다. 제이 올샨스키와 다른 학자들이 알아냈듯이, 교육, 돈, 의료 진료를 받을 수 있는지 여부는 모두 장수와 연관된다. 론, 돈, 버나드는 이 3가지를 모두 갖고 있었다.

이 삼총사는 400미터 계주에 참가할 계획이었지만, 그러자면 4번째 멤버가 필요했다. 나는 50살이 모자란 것에 내심 안도의 한심을 내쉬었다. 하지만 진정한 적은 상대 선수가 아니라 부상이었다. 그리고 실제로 트랙 안쪽 필드에 서서 잡담을 나누고 있던 우리는 75세의 한 할머니가 100미터 달리기 예선에서 발이 꼬이더니 넘어지면서 땅바닥에 머리를 부딪쳐 의식을 잃은 채로 앰뷸런스에 실려 나가는 것을 보았다. 기분이 착잡했다. 바로 다음 경주에서는 대략 비슷한 나이의 신사 한 분이 출발하면서 다리에 쥐가 나는 바람에 트랙 옆으로 쓰러져 고통으로 몸부림쳤다. "쥐가 엄청 심하게 났는걸." 응급의료진이 환자를 들것에 싣고 트랙 밖으로 빠져나가자 론이 얼굴을 찡그리며 말했다.

론은 준비에 더 철두철미했다. 그는 운동을 하거나 달리기를 하기 전에 반드시 그의 81년 된 근육과 관절이 달리기를 준비할 수 있도록 짜인 특별 준비운동으로 신중하게 몸을 풀었다. 자기 차례가 다가오자 론은 언제나처럼 몸 풀기 준비운동을 했다. 그런 다음 그는 빨간색 경기용 셔츠에 쫄쫄이 반바지 차림으로 출발선 근처에 서서 다른 연령대 경기들이 하나하나 치러지는 동안 기다리다가, 마침내 80~84세부 차례가 되어 자기 이름이 호명되자 어슬렁어슬렁 자기 자리로 걸어갔다. 6번 레인이었다.

"제자리에." 출발 진행요원이 구령을 울렸다.

론은 꿇어앉아서 손가락을 우둘투둘한 트랙 위에 올려놓고는 발을 출발대에 올려놓았다. 처음에 앞발, 이어서 뒷발. 선수 중 2명은 굳이 출발대를 쓰지 않으려 했다. 여든 나이에는 꿇어앉은 자세로 있다가 앞으로 튀어나가는 것이 더 위험한 것은 말할 것도 없고, 더 힘들기 때문이다. 그래서 그들은 출발선에 선 채로 준비 자세를 취했는데, 덕분에 종아리 근육에 무리는 훨씬 덜해졌지만 동시에 메달을 딸 가능성도 사라졌다. 결국 3명이 실질적인 경쟁자였는데, 론과, 호리호리한 아프리카계 미국인으로 예선전에서 론을 눌렀던 알렉스 존슨, 역시 과거에 론을 이긴 적이 있는 플로리다 출신의 존 허드라는 선수가 그들이었다.

"준비." 출발 진행요원이 구령을 울리자 선수들은 모든 동작을 멈추었다. 결승선 쪽 관람석에는 한 무리의 관객들이—대부분이 선수들의 부인이나 중년의 자녀들이었다—약간 지루한 표정으로 관람석에 멍하니 앉아 있었다.

땅!

론은 집 근처 운동장 트랙에서 한 주에 몇 번씩이나 연습했던 대로, 출발대를 박차고 앞으로 튀어나갔다. 두 걸음 만에 그는 몸을 곧추세우고, 두 팔을 앞뒤로 내저으며 있는 힘껏 달렸다. 두 손은 마치 칼날처럼 허공을 갈랐고, 두 다리는 풍차처럼 거침없이 돌았다. 그는 전력 질주를 하고 있었고, 대부분의 사람들이 여든 노인이 할 수 있을 것이라 생각하는 것보다 훨씬 더 힘차게 달리고 있었다. 10미터 지점을 지날 때 그는 허드와 존슨 두 선수 모두를 한두 걸음 차로 앞섰다. 하지만 75미터 지점에 이르자 존슨이 긴 다리로 성큼성큼 트랙을 잡아먹을 듯 달리더니 론을 추월했다. 론은 2위 자리를 지켜서 3주 전에 마스터스 전국 대회에서 세운 기록보다 1초나 단축한 16.75초를 기록했다. 그는 기뻐하며 트랙 안쪽 필드에 서서 가쁜 숨을 골랐다.

"다음 시합까지 어떻게 기다리나 싶군." 그는 여전히 헐떡거리면서도 그렇게 말했다.

운동선수들은 다른 누구보다도 노화를 잘 이해한다. 왜냐하면 누구보다도 노화의 영향을 빨리 체감하기 때문이다. 프로 미식축구 선수는 30세가 되면 은퇴를 고려하게 된다. 르브론 제임스는 33세의 나이에 퇴물이 되어가고 있다. 지구력 스포츠는 선수 생명이 좀 더 길지만, 많이는 아니다. 멥 케플레지기는 39세의 나이로 보스턴 마라톤 대회에서 우승했는데, 놀라운 위업으로 환호를 받았다. 2014년 투르 드 프랑스에서 가장 나이 많은 참가자는 나이가 43세였다. 제이미 모이어는 50세의 나이로 메이저리그 야구 역사상 최고령 선발 투수가 되었다. 투구한 이닝 수는 2이닝이었다.

프로 선수들에게 나이가 들어도 건강을 유지하는 것은 생계와 직결된 문제여서, 양키스의 스타였던 알렉스 로드리게스와 그의 몇몇 동료들이 사우스플로리다의 '노화 방지' 클리닉에 자주 다니며 인간 성장호르몬과 자신의 경력을 연장시켜 줄지도 모르는 다른 마법의 약물들을 찾은 것도 그런 데 이유가 있었다. 하지만 마스터스 대회에 참가한 선수들의 경우에는 전세가 역전되었다. 그들은 더 이상 노화의 희생자가 아니라, 수십 년이 지나는 동안 노화와 싸워 온 전투원들이다.

"47세나 50세에—**물론 90세에도**—운동선수가 되는 것은 그저 '기다려!'라고 말하는 것과 같은 것일 뿐이다." 늦은 나이에 수영 선수가 되기까지의 사연을 담은 멋진 회고록인 『끈질기게 노력하기*Staying With It*』에서 존 제롬은 그렇게 썼다. "그것은 시간의 바짓가랑이를 잡고 늘어지는 것이자, 잠깐만 기다려 줘, 지금 무슨 일이 벌어지고 있는지 이해해 보게, 라고 말하는 것과 같은 것이다. 어쩌면 중요한 것은 노화와 싸우는 것이 아니라, 노화가 오도록 내버려두면서 그 안에 침잠하여 그것이 무엇인지 알아내는 것일지도 모른다."

연장자 대회에 참가한 선수들 중에 내가 그날 오후 늦게 멀리뛰기 경기가 벌어지고 있던 잔디 지역의 '모래밭'에서 만난 하워드 부스만큼 노화에 깊숙이 들어간 사람은 거의 없었다. 남자 멀리뛰기 경기는 좁은 도움닫기 달림길을 전속력으로 달리다가 모래밭으로 몸을 내던지는 머리 허연 남자들 사이에 치열한 경쟁이 펼쳐지고 있었다. 옆에서 지켜보고 있던 내가 무릎이 다 후들거릴 정도였다. 하워드 부스는 매우 독특한 점핑 스타일로 이목을 끌었다. 착지할 때 재빨리 공중제비를 한 번 넘은 다음 두 발로 내려섰던 것이다. 관객들뿐만 아니라 심판들마저도 이 모습을 볼 때마다 웃음을 터뜨렸다.

하워드 부스는 예전에 대학 체조선수였을 뿐 아니라—**어쩐지 공중제비를 넘더라니**—미시건 주립대학 생물학 교수로 운동과 노화 모두에 개인적으로도 직업적으로 깊은 관심을 갖고 있는 사람이었다. 몸집이 작으면서도 근육질이었고, 머리는 백발에 수염은 짧게 깎았고, 몸에 딱 달라붙는 경기복을 통해 드러난 몸매는 20대 청년들이라도 부러워할 만했다. 사실 그의 주 종목은 장대높이뛰기였는데, 키가 그리 크지 않다는 점을 고려하면 조금 의아했지만, 부족한 키를 그는 열정으로 보완했다.

대학 시절에 장대높이뛰기를 했지만, 대학원 공부와 연구 때문에 그만두었다. 약 10년 전에 친구 하나가 연장자 대회에 대해 이야기하자 그는 재미 삼아 자기 나이대의 장대높이뛰기 기록들이 얼마나 되는지 알아보았다. 그 정도 기록이면 충분히 자기도 뛸 수 있을 것 같아, 그는 다시 장대를 잡기로 결심했다. 그는 뒷마당에 잡동사니 조각들로 높이뛰기대를 만들어 세우고 쓰레기봉투에 나뭇잎을 채워 착지용 매트리스를 대신했다. 단풍나무 묘목 하나는 장대로 쓰고 다른 하나는 가로대로 올려놓으니, 짜잔, 그는 다시 장대높이뛰기 선수가 되었다. 그 이후로 그는 시설을 계속 보완해 정식 시설에 좀 더 가깝게 만들었고, 그래서 이제는 일요일 아침마다 온갖 연령대의 장대높이뛰기 선수들이 그의 뒷마당을 찾는다. 그리고 그는 전국 대회에서 정기적으로 메달을 딴다.

"아침에 일어나면 팔다리가 말도 못 하게 쑤셔서, '도대체 뭐 하러 이 짓을 하는 거지?' 하는 생각이 든다오." 그는 그렇게 말했다. 답. "왜냐하면 하늘을 나는 건 정말로, 정말로 재미있기 때문이지. 정신적으로, 우리는 놀고 있는 어린애들이라오."

'정신적으로'라는 부분에 무엇인가 비밀이 있을지도 모른다. 그것은 하버드의 심리학자 엘런 랭거가 실시한 유명한 실험을 상기시키는데, 이 실험에서 그녀는 남성 노인 8명을 모집해 세세한 부분까지 1950년대 스타일로 꾸며진 시설에서 일주일 동안 함께 지내도록 했다. 심지어 잡지와 책들도 그 시절에 나온 것들을 갖다 놓았다. 그런 다음 노인들에게 자기가 한창때였던 1959년에 있다고 상상하라고 지시했다(이를 돕기 위해 집에서 거울을 모두 제거했다). 노인들은 마치 지금 일인 것처럼 1950년대의 스포츠와 뉴스들에 대해 이야기를 나누는 등등의 행동을 했다. 그녀는 노인들에게 예전의 자아로 '존재하라'고 말했다.

일주일이 지나자 노인들은 기적적일 정도로 젊음을 되찾아서, 블래스트에서 실시하는 것과 같은 악력 검사 등등의 검사들에서 전보다 훨씬 좋은 기록을 보였고, 심지어 갑자기 자기들끼리 터치풋볼 시합을 하기도 했다. 이들의 회춘은 기적에 가까웠다. "거의 루르드의 성모 발현 기적처럼 보일 정도였죠." 훗날 그녀는 그렇게 말했다.

히포크라테스는 고대 중국의 의사들과 마찬가지로 운동은 약과 같은 것이라고 믿었다. 하지만 20세기 초에는 운동은 시대에 뒤떨어진 것 취급을 받았고, 사실상 '위험한' 것으로 간주되었다. 우연인지, 이때 심장병이 주된 사망 원인으로 등장했다. 20세기 전반기에 의사들은 심장에 이상이 있는 환자들에게 주로 침대에 누워서 쉬라는 처방을 내렸다. 저런.

1960년대에 들어 상황이 바뀐다. 대규모의 프레이밍햄 연구를 통해 정기적으로 운동을 하는 사람들은 그렇지 않은 사람들보다 심장마비를 일으킬 확률이 훨씬 낮다는 것이 밝혀진 것이다. 반면 흡연자들은 심장마비 위험성이 훨씬 높았다. 그 이후로 급격히 늘어난 운동 관련 데이터들은 모두 같은 방향을 가리켰다. 65만 명 이상을 대상으로 한 통계자료에 대한 최근의 한 분석에 따르면, 보통 정도의 체중을 유지하면서 하루에 한 시간 걷는 정도의 격하지 않은 운동을 하는 사람들은 운동을 하지 않는 사람들보다 평균 7년을 더 사는 것으로 나타났다. 더 강도 높은 운동이 그에 비례해 더 많은 이득을 주는지에 대해서는 불꽃 튀는 논쟁이 벌어지고 있지만, 예전에 투르 드 프랑스에 참가했던 전직 선수들에 대한 한 연구에서는 이들 역시 동년배들보다 대략 7년 정도를 더 사는 것으로 나타났다. (1896년부터 2010년까지의 올림픽 참가 선수 1만 5천 명 이상을 조사한 연구에 따르면, 올림픽 메달리스트들은 동년배들보다 3년을 더 산 것으로 나타났다.)

그것은 적어도 자전거 선수들의 경우에는 와인 덕분인지도 모르지만, 점점 더 많은 증거들이 보여 주듯이, 운동 자체가 말 그대로 약과 같은 효과를 발휘한다는 사실 때문일 가능성이 더 크다. 스탠퍼드의 과학자 존 이오아니디스는 임의적으로 고른 300건 이상의 임상 약품 처방과, 운동에 대한 57편의 연구 결과를 꼼꼼히 비교 분석하여, 심장병, 뇌졸중, 당뇨병으로 인한 사망을 예방하는 데 운동이 거의 모든 경우에 약품만큼이나 효율적이고, 때로는 효과가 더 크다는 것을 알아냈다.

"알약 하나로 운동하는 것만큼의 효과를 얻을 수 있다면, 그 약은 놀라운 명약일 겁니다." 운동에 대한 광범위한 연구를 진행해 온 버크 연구소의 연구자 사이먼 멜로브는 그렇게 말한다. "이제는 장기적인 운동의 효과에 대한 데이터들이 나오고 있는데, 노화와 관련된 모든 종류의 질환, 그러니까 암에서 신경병성 질환, 심장 질환에 심지어 관절염에 이르기까지 모든 질병을 예방하는 데 운동은 탁월한 효과가 있습니다. 꾸준히 운동을 하는 사람들은 이런 질병들에 걸릴 위험성이 크게 낮아지는데, 어떤 약 하나로 그런 효과를 본다는 건 말도 안 되는 소리죠."

생물학자로서 하워드 부스는 이런 사실을 이미 알고 있었다. 대학을 졸업한 뒤 그는 달리기와 자전거 타기를 통해 활력을 유지했고, 그 덕분에 여전히 비교적 건강한 편이었지만, 점점 지루해하고 있었다. 그가 60세 나이에 장대높이뛰기를 다시 시작한 것은, 교직에서 물러날 때 새로운 도전이 필요하리라는 것을 알았기 때문이기도 했다. "우리 아버지 세대를 생각해 보면, 은퇴라는 건 그렇게 오랫동안 죽도록 일만 했으니 이제는 아무것도 안 해도 된다, 그런 의미였지." 그는 내게 그렇게 말했다. "뭔가 다른 일을 하는 게 아니라 아무것도 안 하는 거."

그는 그럴 생각이 없었다. 한때는 60대 남성이 할 만한 활동으로 유일하게 사회적으로 인정되던 골프 역시 안중에 없었다. "공 날아가는 거 보느라 고개 운동이나 될까." 그는 그렇게 코웃음을 쳤다. 이스턴미시건 대학에서 교직(과 코치직)을 완전히 그만둔 것은 아니지만, 장대높이뛰기 훈련과 경기는 그에게 또 다른 목표, 또는 오키나와인들이 말하는 이키가이, 즉 목표의식을 선사해 주었다. 얻을 수 있는 것은 변변치 않았지만—**기껏해야 연장자 대회에서 합금으로 된 싸구려 메달을 받는 것 정도**—동시에 그만큼 값진 보상도 없었다. "여행 경비며 숙박비에 수천 달러가 드는데 얻는 건 고작 2달러짜리 리본이라면, 말도 안 되는 짓 같지. 하지만 그게 심리적으로는 말이 되고도 남는다오. 옆에서 팔짱 끼고 구경하는 게 아니라 정말로 직접 참여하는 거니까." 그는 그렇게 말했다.

그의 몸속에서도 생물학적으로 비슷한 일이 벌어지고 있었다. 그는 직접 참여하고 있었던 것이다. 결과들과 기록장부들에 신경을 쓰게 되면서 그는 궁금해지는 것이 하나 있었다. 과연 얼마나 좋은 기록을 낼 수 있는 것일까? 나이 든 운동선수가 전성기 때 기록을 낼 수 있을까? 그 비슷한 기록이라도?

부스는 학생들에게 연장자 육상경기에 참가한 자기 또래 선수들을 조사하도록 해, 열심히 연습한 60대 선수들은 전성기 때의 80퍼센트 정도에 해당하는 기록을 낸다는 것을 알아냈다. 이를테면, 대학 시절에

4미터 60센티미터 정도를 뛴 사람은 60대에 3미터 70센티미터 정도의 기록을 낸다는 말이다. 전국 기록을 살펴보아도 이런 사실이 드러난다. 예를 들어 2012년도 60~64세 남자 100미터 달리기 최고 기록은 놀랍게도 11.83초로, 저스틴 게이틀린이 올린 올림픽 금메달 기록 9.79초보다 2초 남짓밖에 뒤지지 않는다. 10년 더 연장인 70~74세부에서는 최고 기록이 그보다 1초 정도 더 뒤지는데(12.90초), 그래도 상당히 빠르다고 할 수 있다.

최고 기록은 75세를 넘기면 꽤나 급격히 떨어지지만, 부스가 밝혀낸 정말로 흥미로운 사실은, '대조군'—**즉, 몸을 잘 움직이지 않는 같은 나이대의 평균적인 성인들**—은 자신의 신체 능력의 22퍼센트밖에 유지하지 못한다는 것이었다. 이런 사실을 통해 부스는 자신이 얻는 것이 단순히 기록을 깨고 메달을 따는 것—**이런 것들은 그에게는 상대적으로 쉬웠다**—보다 훨씬 더 크다는 것을 알게 되었다. 중요한 것은 포기하지 않고 시합을 계속하는 것이었다. "대부분의 사람들은 이 나이가 되면 건강을 잃지." 그가 말했다. "이제는 노인이니까 그게 당연하다고 생각하지만, 당연한 게 아니라오! 그건 태만해서 그런 거요. 스스로 노력하지 않아서 그런 거라고. 운동은 하나의 연속체라오. 더 많이 할수록 잃는 것은 더 적어지지."

부스가 그날 출전 종목을 다 마쳐서, 우리는 접이식 의자에 앉아 햇살을 느긋하게 만끽하며 스포츠 과학에 대해 이야기를 나누었다. 그의 부인인 루앤이 가까운 곳에 앉아 고개를 끄덕이며 그의 이야기를 들었다. "근육 단백질 생성과, 갈수록 사라지게 마련인 신경 접합들, 그리고 근섬유가 회복되는 속도를 보면 알 수 있다오." 그는 계속 말을 이었다. "이런 것들은 다 기본적으로 운동을 많이 하면 좋아진다오. 자연적인 쇠퇴 속도가 느려지는 거지. 그리고 운동을 더 열심히 하면 할수록, 신체 능력이 감퇴하는 속도도 더 느려진다오."

그가 장대높이뛰기를 선택한 것은 그것이 기본적인 체력뿐 아니라, 신체적 기술과—**블래스트 연구에서 밝혀졌듯이**—유산소운동 능력보다 훨씬 더 빠르게 감퇴하는 신체 조정 능력을 요하기 때문이었다. 점핑이나 전력 질주에 사용되는 속근섬유는 지구력 운동에 사용되는 지근섬유보다 빨리 사라지는 경향이 있다. "특히 속근섬유는 정확한 방식으로—**테니스에서 정확한 오버핸드를 구사하거나 정확한 동작으로 점프슛을 하거나 해서**—많이 사용할수록, 사용하거나 일한 부위의 운동단위(근섬유와 그것을 움직이게 하는 신경을 결합한 것) 수가 많아진다오." 그가 말했다. "그러다 그런 활동들을 안 하면 퇴화해 버리지."

이 책을 집필하는 동안, 책의 주제에 대해 이야기하면 열이면 열, 똑같은 것을 알고 싶어 했다. "그래서, 도대체 노화의 비밀이 뭐야?"

지금까지 봐서는 그 '비밀'이란 바로 이것 같다. '사용하지 않으면 잃어버린다.'

단순하다 못해 바보 같은 소리처럼 들릴지도 모른다. 하지만 이 말은 대화뿐만 아니라 수준 높은 연구들에서도 거의 무슨 주문처럼 계속해서 들려온다. 그것은 심혈관계, 근육, 성생활, 두뇌에 모두 해당되는 말이기도 하다. 하워드 부스가 그 모든 것을 밝혀냈듯이 말이다.

반면, 사용하지 않는 것은 심각한 결과를 초래할 수도 있다. 심지어—**아메리칸 드림의 정점이라 할 수 있는**—정년이 되어 은퇴하는 것조차 건강에 위험이 될 수 있다. 권위 있는 민간 싱크탱크인 전미경제조사회National Bureau of Economic Research가 발행한 한 논문에 따르면, '완전한 은퇴'는 이후 6년 사이에 "이동이나 일상생활과 관련된 어려움을 5~16퍼센트 증가시키고, 질병을 앓는 비율을 5~6퍼센트 증가시키며, 정신건강을 6~9퍼센트 악화시키는" 것으로 나타났다. 이른 은퇴가 적어도 유럽에서는 사망 위험성을 낮추는 것으로 밝혀졌지만, 이제 막 은퇴한 사람들은 목표의식을—**이번에도 오키나와인들의 '이키가이'다**—잃어버리는 경우가 많은 것으로 보고되고 있는데, 이 빈자리는 다른 무엇으로 메우기가 어렵다.

브라운 세카르 이후로 모든 사람들이 주목했듯이, 힘이나 최대 산소 섭취량 같은 신체적 특성들은 나이가 들수록 한 방향으로, 즉 쇠퇴하는 쪽으로 향하는 경향이 있다. 하지만 모든 사람이 똑같이 그런 것은 아니다. 스칸디나비아의 나이 많은 크로스컨트리 스키 선수들을 대상으로 한 최근의 조사에서는, 나이 많은 선수들이 젊을 때와 비교해 유산소운동 능력을 상당 부분 유지하고 있는 것으로 나타났다. 또한 그들은 대조군인 몸을 별로 움직이지 않는 같은 나이대의 인디애나 주민들보다 훨씬 건강 상태가 좋았다.

이것은 극도로 불공평한 비교인 것처럼 보이지만—**노르딕 스키 선수들 대 중서부의 카우치 포테이토들이라니**—여러분은 어느 쪽이 되고 싶은가? 스키 선수들은 혈액 순환 능력과 동맥의 탄력성과 폐의 유연성을 잘 유지하고 있었다. 간단히 말해 생물학적으로 그들은 더 젊었다. 실제 생활에서 이것은 곧 그들이 더 쉽게 걸어다니고, 더 쉽게 계단을 오르고, 하워드 부스의 표현에 따르면 더 쉽게 인생에 참여한다는 것을 의미했다. 그들은 한 번도 사용을 중단하지 않았기에 잃어버리지도 않았던 것이다.

나이 든 운동선수들의 근육과 뼈를 보면 꼼짝하기 싫어하는 사람들과의 차이는 한층 더 확연해진다. 중년의 대표적 특징 중 하나가—**내가 처음으로 알아차린 것들 중 하나가**—근육을 늘리고 유지하기가 훨씬 더 어려워진다는 것이다. 우리는 40세 무렵부터 점점 근육량이 줄어들기 시작하고, 시간이 갈수록 줄어드는 속도가 빨라진다. 50세에서 70세 사이에 우리는 10년마다 순 근육이 약 15퍼센트씩 줄어든다. 그 이후로는 줄어드는 비율이 10년에 30퍼센트로 훌쩍 뛴다. "노화는 근육에서부터 시작된다고 해도 좋을 겁니다." 메이오 클리닉의 연구자 네이선 르브라소는 그렇게 말한다.

하지만 설령 중년에 근육이 없어진다 해도, 전체적인 체중은 줄어들지 않는다(헐). 그 말은 곧 우리의 근육이 우리도 모르는 사이에 점점 지방으로 대체된다는 소리다. 지방은 많아지고 근육은 줄어든다는 것은 곧 신진대사의 '엔진'이 훨씬 더 느린 속도로 작동한다는 것을 뜻한다. 근육이 줄어든다는 것은 미토콘드리아가 줄어든다는 것이고, 그렇게 되면 몸은 혈류 속의 당분을 태워 버리는 기능을 제대로 수행하지 못하게 된다. 대부분의 사람들이 40대 중반이나 더 늦은 나이에 당뇨병에 걸리는 것은 우연이 아니다.

그 이유는 아직 명확히 밝혀지지 않았다. 테스토스테론 수치가 낮아지는 것이 중년에 근육이 줄어드는 주원인으로 지목되기도 하지만, 과연 그런지 의문이 제기되고 있고, 호르몬의 변화만이 유일한 원인이 아니라는 것은 분명하다. 나이 많은 사람들은 훨씬 더 강력한 적을 자기 몸속에 지니고 있다. 병체결합을 포함한 여러 실험들을 통해, 나이 많은 생쥐들은(아마 나이 많은 인간들 또한) 오래된 혈액 속을 순환하는 어떤 물질 때문에—**또는 오래된 혈액에서 그 물질이 사라지기 때문에**—근육 줄기세포 또는 '위성세포'가 부상이나 스트레스에 대응해 활성화되는 것이 어렵다는 사실이 밝혀졌다. 그것으로도 모자라다는 듯, 우리 몸은 미오스타틴이라는 호르몬을 생성하는데, 르브라소에 따르면 이 호르몬의 실제 역할은 근육 성장을 둔화시켜서 우리 몸이 너무 커져 지나치게 많은 음식이 필요해지는 사태를 막는 것이다. (진화야, 고마워).

이런 근육 감소가 지속되면서 가속화되면 근육감소증, 또는 노화의 예리한 관찰자인 셰익스피어가 '말라비틀어진 정강이'라고 불렀던 질병에 걸릴 위험에 처하게 된다. 이 병에 걸리면 근육량과 근력이 근본적으로 줄어들어, 노쇠해질 가능성이 크다. 우리 집에 남아 있는 개 리지가 이제는 침대나 자동차 좌석으로 잘 뛰어 올라오지 못하는 것도 노화에 따른 근육 감소 때문이다. 한때는 1미터 50센티미터 높이의 담장도 식은 죽 먹기로 뛰어넘곤 하던 녀석이었는데 말이다. 이제는 껑충껑충 뛰어오르지도 않고, 걷는 것도 전에 없이 느리다. 한때는 탄탄했던 뒷다리가 이제는 말랑말랑해지고 말았다. 이래서는 장대높이뛰기건 담장 뛰어넘기건, 아무것도 할 수가 없다. 근육감소증에 걸린 사람들은 (개들도) 넘어질 위험성이 훨씬 더 크고, 노쇠한 상태에서는 단순히 넘어지는 것이 치명적인 사건으로 비화될 수 있다. 그래서 근육 감소가 나이 많은 분들이 치료 시설에 들어가는 이유 중 알츠하이머병에 이어 2위를 달리는 것이다.

도대체 무엇이 근육감소증을 야기하는지는 아무도 모른다. 심지어 근육감소증의 정확한 정의에 대해서도 과학자들 사이에 논란이 벌어지고 있다. 그것의 치료 역시 논쟁의 대상이다. 닥터 라이프나 수잔 소머스 같은 사람들에게는 답은 간단하다. 테스토스테론과 성장 호르몬을 팍팍 주사하라는 것이다. 여기까지 책을 읽은 독자 여러분은 이것이 얼마나 잘못된 생각인지 이미 알 것이다. 그리고 어쨌거나 테스토스테론을 주입하면 근육의 크기가 커지는 것이 사실이라 해도, 근육의 질까지 반드시 향상되는 것은 아니다. 적어도 운동을 병행하지 않는 경우에는 말이다.

6곳 정도의 제약회사들이 근육 성장을 촉진하여 나이 많은 사람들의 근육감소증을 치료하는 약품을 개발 중이다. 이 약품들은 아직 초기 실험 단계에 있을 뿐인데도, 일부가 암시장에 흘러나와 운동선수와 보디빌더들 사이에서 유통되고 있다. 하지만 최근까지도 과학이 대체로 무시했던, 더 간단한 근육감소증 치료법이 있다. 바로 계속 몸을 활발히 움직이는 것이다. 살면서 꾸준히 운동을 한 성인들은 다음의 그림이 상당히 극적으로 보여 주듯이, 근육을 더 오랫동안 유지한다.

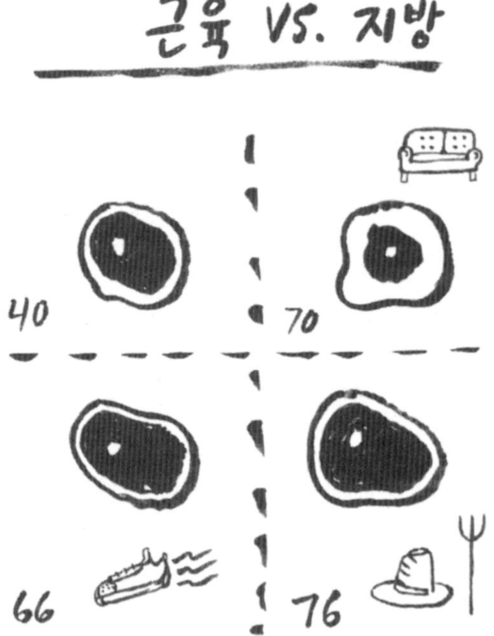

이 그림은 남성 4명의 허벅다리를 '블래스트'에서 하는 것처럼 MRI로 촬영한 것을 토대로 그린 것이다. 각각은 어떤 사람의 허벅다리 단면이다. 왼쪽 위의 것은 전형적인 날씬한 체형의 40세 남성의 허벅다리인데, 대부분이 근육이고 바깥쪽을 약간의 피하지방이 둘러싸고 있는 것을 볼 수 있다. 오른쪽 위는 몸을 잘 움직이지 않는 일반적인 70세 미국인 남성의 것인데, 근육감소증의 전형적인 징후를 보여 준다. 아주 잘 먹여 키운 돼지로 만든 판체타 햄 조각처럼 거의 대부분이 지방인 것을 주목하라. 하지만 이 지방은 근육을 거의 완전히 잠식하고 있기도 해서, 마치 '마블링'된 것 같은 모습을 보이면서 근육을 약화시킨다.

아래쪽의 두 그림 역시 충격적이다. 왼쪽 것은 66세의 철인 3종 경기 선수의 것인데, 날씬한 40대 남자의 것과 거의 다를 바가 없어 보인다. (네이선 르브라소의 말에 따르면, 두 사람 사이의 차이는 현미경으로만 관찰할 수 있다고 한다.) 하지만 오른쪽 그림은 철인 3종 경기는 고사하고 다른 어떤 달리기도 평생 해본 적이 없는 76세 노인의 것이다. 그는 영국인 농부로, 직업 때문에 거의 평생 동안 매일같이 엉덩이 한번 붙일 새 없이 움직여야 했다. 그의 '근육 나이'는 40세 남성과 거의 동일한데, 그것은 그의 생활방식이 우리의 진화상의 선조들의 생활방식과 매우 흡사하기 때문이다. 우리는 안락의자에 앉아 있는 것이 아니라, 걸어다니도록 진화했다.

고령이 되어서도 장대높이뛰기나 멀리뛰기나 달리기를 함으로써, 하워드 부스와 다른 연장자 운동선수들은 시간과 중력을 물리치고 있을 뿐만 아니라, 어떤 의미에서는 우리의 수렵채집인 선조들이 해야만 했던 일들을 모방하고 있기도 하다. 근육감소증에 걸리지 않는 것은 그것의 부수효과일 따름이다. 그들은 놀이터에서 손주들과 술래잡기를 할 수도 있을 것이고, 이를테면 파리로 여행을 가서 온 시내를 걸어다닐 수도 있을 것이다. 움직이기 싫어하는 오른쪽 위의 남성은 그럴 수 없을 것이다. 사용하지 않으면 잃어버리고 마니까 말이다.

'사용하지 않으면 잃어버린다'는 심지어 실험실의 생쥐들에게도 해당이 된다. 전통적으로 생쥐들은 구두 상자 정도 크기만 한 플라스틱 우리에 갇혀 지내는데, 먹이는 거의 무한정 나오지만 운동할 기회는 전혀 없다. 게다가 갇혀 있는 수컷들은 서로 싸우는 경향이 있기 때문에 우리 하나에 한 마리씩만 넣는다. 약 10년 전에 토머스 커크우드의 실험실 조수였던 샌디 키스라는 사람이 발표하지 않은 소규모 실험을 실시했는데, 이 실험에서 그는 생쥐들을 좀 더 큰 우리에 넣고 종이로 된 휴지 심 같은 간단한 물건들을 가지고 놀 장난감으로 넣어 주었다. 또한 그는 생쥐들과 매일 놀아 주어, 계속 사회적 유대관계를 맺을 수 있게 해주었다. 이렇게 '자유 방목된' 생쥐 가운데 한 마리인 찰리라는 이름의 수컷은 놀랍게도 1,551일, 다시 말해 4년 3개월을 살았다. 이것은 칼로리 제한을 받은 생쥐 중 가장 오래 산 녀석보다도 6개월이 더 긴 것이다. 게다가 훨씬 더 재미있게 살기까지 했다.

지금까지도 찰리는 역사상 가장 오래 산 생쥐 가운데 하나로 남아 있다. 그저 '몸을 쓸' 기회를 얻은 것 하나 덕분에 말이다. 문제는 대부분의 노인들이 어떤 일을 본격적으로 하리라는 기대나 격려를 받지 못하며, 무엇인가 해보려 했다가 괜히 마음의 상처만 받을 때가 많아 좀처럼 아무것도 하지 않으려 한다는 데 있다. "어떤 세대들에게는 운동이 낙인이 찍혀 있어요. '운동'이라는 말만 들어도 사람들은 아예 귀를 닫아 버리죠." 르브라소는 그렇게 말하는데, 그의 연구 센터는 어느 노인 생활 공동체와 연계되어 있다. "저한테 가장 충격적인 건, 사람들이 자꾸만 안락의자를 중심으로 자기 세계를 건설하려 하는 거예요. 사람들은 안락의자 주변에 약과 텔레비전, 음식을 갖다 놓죠. 신체 활동을 삶에서 내쫓아 버리는 거예요."

체육관에서 부지런히 러닝머신을 타는 입장에서 보면 그것은 '운동'이 아니라, 그 영국인 농부처럼 '그저 이리저리 움직이는 것'에 더 가깝다. 최근의 연구들은 가만히 앉아 있는 행동 자체를 잠재적인 사망 위험 요소로 지목한다. 2013년 「랜싯」에서 발행한 어느 분석 자료에 따르면, 심장병에서 결장암에 이르는 다양한 원인으로 인한 때 이른 죽음 가운데 전 세계적으로 매년 530만 건 이상이 비활동성에 기인하는 것으로 밝혀졌다. 저자들은 비활동성을 제거하면 — **사람들을 러닝머신에 붙들어 매놓아서? 아니면 텔레비전을 금지해서?** — 이런 질병들뿐 아니라 제2형 당뇨병과 유방암도 6~10퍼센트까지 감소시킬 수 있다고 결론 내린다. 그뿐 아니라 그들은 그렇게 되면 전 세계 모든 인류의 기대수명이 9개월 가까이 늘어날 것이라고 주장했다.

앉아 있는 것은 흡연과 같은 것이라고 일부 과학자들은 믿는다. 질병으로 이어질 수밖에 없는 나쁜 습관이라는 것이다. 그러니 나가서 걷자. 단, 건물 밖 인도에서 담배 피우는 사람들을 지나칠 때는 숨 참는 것을 잊지 말고 말이다.

어찌 되었든 간에 근육을 움직이는 것은 단순히 칼로리를 소모하는 것보다 훨씬 더 근본적인 어떤 작용을 한다. 르브라소와 그의 동료들은 최근 운동의 신진대사 능력을 확연히 보여 주는 새로운 실험을 마쳤다. 실험실에서 르브라소는 패스트푸드 — **빅맥 햄버거, 튀김, 콜라** — 의 영양 성분을 모방한 특별식을 생쥐들에게 먹였다. 생쥐들은 노쇠 세포들이 모두 특수 형광성 표식물에 붙어서 어둠 속에서 빛나도록 유전적으로 조작되었다. 몇 주 동안 패스트푸드만 먹자 생쥐들은 밝은 녹색 빛을 띠게 되었다. 일반적인 먹이를 먹은 생쥐들보다 노쇠 세포가 많아졌기 때문이었다. 하지만 빅맥 햄버거를 먹으면서 운동도 한 생쥐들은 노쇠 세포가 훨씬 더 적었다. 운동이 1번 콤보 밀의 독성 효과를 무력화시켰던 것이다. 그로 인해 생겨난 노쇠 세포들을 없애 버리거나 아예 노쇠 세포의 형성을 막음으로써 말이다.

"그건 정말로 운동의 힘을 한눈에 보여 줍니다." 그는 말한다. "이 독성 물질을 몸에 쏟아부어도, 운동만 한다면 그렇게 나쁜 영향을 미치지 못하는 겁니다."

그렇다면 조깅을 해서 가기만 한다면, 맥도널드에 가도 아무 문제가 없는 셈이다. (뒤로 뛰면 더 효과 만점일 것이다.) 하지만 과학자들이 발견하고 있는 것은, 조깅의 효과가 동맥에서 특제 소스를 말끔히 제거해 주는 것이 전부가 아니라는 사실이다. 조깅을 하면, 근육이 몸의 다른 기관들과 연락을 취해서 기관들의 기능을 최적화하는 것이다. 우리가 이런 사실을 알게 된 것은, 척추 부상으로 몸이 마비된 운동선수들을 대상으로 한 1990년대의 혁신적인 실험들 덕분이다. 운동을 모방한 자극을 그들의 근육에 가하면, 간이 근육에 직접 에너지를 전송해야 하는 것을 '아는' 것을 연구자들은 발견했다. 과거에는 이런 연락이 신경계와 두뇌를 통해 이루어진다고 생각했지만, 척추 환자들도 똑같은 에너지 공급을 받았던 것이다. 심지어 그들은 '러너스 하이runner's high(달리기 등 중간 강도의 운동을 30분 이상 했을 때 찾아오는 쾌감 - 옮긴이)'를 경험하기도 했다. 어떻게 그런 일이 일어날 수 있을까?

2003년 생물학자 마크 페브라이오와 벤트 페더슨은 지방이 신체 다른 부분들에 '이야기'를 하는 것처럼 — **주로 끔찍한 내용들이다** — 근육 또한 마찬가지라는 사실을 발견했다. "우리는 수축했을 때 근육은 사실상 내분비 장기이며, 다른 조직들에 이야기할 수 있는 인자들을 분비할 수 있다는 것을 발견했습니다." 페브라이오는 그렇게 말한다. "따라서 수축해 있을 때 근육은 단순한 운동 기관에 그치지 않습니다."

그들이 알아낸 주된 신호 인자는 깜짝 놀랄 만한 것이었다. 바로 우리의 옛 친구 IL-6였던 것이다. 염증과 때 이른 죽음 같은 나쁜 일들과 주로 연관되는 그 유명한 염증 사이토카인 말이다. 운동은 대량의 IL-6를 생성하지만, 이 상황에서는 IL-6는 간에 지방을 에너지로 바꾸기 시작해야 한다는 신호를 보내는 등, 실제로 긍정적인 작용을 한다는 것을 그들은 발견했다. "우리가 이런 사실을 발견했을 때, 사람들은 우리를 믿지 않았습니다. IL-6는 여러 질병들을 일으키는 유해 물질로 간주되고 있었거든요." 그는 그렇게 말한다. "하지만 실은 운동을 할 때는 IL-6가 사실상 소염제 역할을 합니다."

이 차이는 시간과 관련이 있었다. 나이 많고 비만인 환자들은 지속적으로 IL-6 수치가 높아지는 경향이 있는데, 이것은 만성 염증이 있다는 신호다. 보통 체중의 좀 더 나이 적은 환자들은 수치가 더 낮지만, 운동을 할 때는 IL-6 수치가 급격히 치솟았다가 몇 시간 안에 가라앉았다. 이처럼 IL-6가 단시간 동안 폭발적으로 증가하는 것은 사실 간이나 장 같은 다른 기관들에 '운동' 모드로 전환하라는 메시지를 보내고 있는 것이었다.

그 이후로 마이오카인이라 불리는 근육 특이적 전달체가 10개도 넘게 밝혀졌다. 스스로를 '운동에 미친 인간'이라 부르는 전직 철인 3종 경기 선수인 페브라이오는 앞으로도 수백 개가 더 발견될 것이며, 운동으로 무수히 많고도 복잡한 유익한 효과를 얻을 수 있는 것은 대부분 이것들 때문이라고 믿는다. 이 물질들 중 일부는 심지어 뇌에도 작용해, 뉴런을 치유하고 보호하는 역할을 하는 BDNF, 즉 뇌유래 신경영양인자brain-derived neurotrophic factor의 생성을 촉발한다.

어떤 의미에서 운동은 신체가 내부 청소를 하는 것을 돕는다. 강도 높은 활동은, '스스로를 먹는다'는 뜻을 지닌 그리스어에서 유래한 '자식自食작용autophagy'이라 불리는 세포 정화 작용을 촉발한다. 자식작용은 우리 세포의 생존에 없어서는 안 되는 작용이다. 자식작용이 없으면 우리의 세포들은 순식간에 노폐물로 가득 차 제대로 기능하지 못하게 된다. 쓰레기를 치우지 않으면 집이 엉망진창이 되는 것과 마찬가지로 말이다. "운동은 단백질 교체를 촉진하는 놀랍도록 효율적인 메커니즘입니다. 오래된 단백질을 없애 버리는 방식으로 말이죠." 르브라소는 그렇게 말한다. 운동은 우리 몸의 세포들이 내부 청소를 하는 것을 도와, 더 오랫동안 더 원활하게 기능할 수 있게 해준다.

다른 마이오카인들은 뼈, (인슐린을 분비하는) 췌장, 면역체계에 작용하거나 근육에 직접 작용하여 성장과 치유를 촉진하는 것으로 보인다. "근육은 지방에 대항하는 기관인 것 같습니다." 페더슨은 그렇게 말한다. 말 그대로다. 새로 발견된 한 마이오카인은 심지어 지방을 근육과 같은 에너지 연소 체계로 전환시키려 하기까지 했다. 2012년 하버드 대학을 기반으로 한 한 연구팀이 운동 중에 근육에서 분비되는 이리신irisin이라는 호르몬을 발견했다. 이 호르몬은 우리 몸속 지방의 대부분을 차지하는 평범하고 오래된 백색 지방에 작용해서 마치 '갈색' 지방처럼 활동하게 하는데, 갈색 지방은 훨씬 드문 지방 조직으로, 미토콘드리아로 가득 차 있으며 실제로 에너지를 연소한다. 이리신을 발견한 하버드 대학의 과학자 브루스 스피겔먼은 이제는 운동과 상관없이 이 물질의 생성을 촉발할 수 있는 합성 약품을 찾고 있다.

하지만 페브라이오는 '운동한 효과를 내는 알약'은 있을 수 없다고 경고한다. "그런 일은 결코 일어나지 않을 겁니다." 그는 단호하게 말한다. "왜냐하면 운동으로 얻는 이득은 다각적이기 때문입니다. 운동을 대체할 약품은 절대로 만들 수 없습니다." 필 브루노에게 물어보면 될 것이다. 실제로 그의 경우에는 운동이 약품들을 대체했으니까 말이다.

돈과 론과 버나드, 그리고 하워드 부스에게는 한 가지 공통점이 있다. 모두 운전면허증에 기록된 나이보다 훨씬 더 젊어 보이고, 더 젊게 행동한다는 것이다. 하지만 최근까지 주류 과학은 운동이 노화 과정 자체에는 사실상 영향을 미치지 않는다고 주장했다. 단지 건강수명을 연장시키고 신체 기능을 향상시킬 뿐이라는 것이다. 생쥐를 대상으로 한 연구들에서(연구자들은 이런 연구를 정말로 좋아한다) 운동은 최대 수명이 아니라 평균 수명을 늘릴 뿐인 것 같았다. 그 말은 곧, 설령 어떤 사람들이 운동 덕분에 더 오래 살게 되었다 해도, 운동이 실제로 노화를 늦추는 것은 아니라는 뜻이다.

하지만 몇몇 새로운 연구들은 운동이 예전에 과학자들이 믿으려 했던 것보다 훨씬 더 심대한 영향을 노화 과정에 미칠지도 모른다는 것을 암시하고 있다. 2007년에 사이먼 멜로브는 나이 많은 캐나다인 한 집단에서 운동이 실제로 노화 효과를 역전시키는 듯 보이는 것을 발견한 연구팀의 일원이었다. 이 연구는 나이 많은 사람들과 젊은 사람들, 두 집단을 관찰했다. 연구자들은 각 집단의 구성원들의 근육 조직 검사를 했다. 이 검사는 꽤 크고 긴 주삿바늘을 찔러 넣어 조직 안의 '유전자 표현형'의 패턴을—**유전자들이 켜져 있는지 꺼져 있는지**—분석하는데, 상당히 고통스럽다. (시간이 지나면서 우리 몸의 서로 다른 세포들에서 서로 다른 유전자들이 활성화되는데, 이 과정을 '후생유전학적' 변화라고 부른다.)

이어서 그들은 각 집단에서 절반의 사람들에게 엄격하지만 지나치게 힘들지는 않은 저항성 운동을 6개월 동안 실행하도록 했다. 6개월이 지난 뒤 그들은 다시 생체 검사를 실시해, 나이 많은 실험 대상자들의 근육이 '더 젊은' 상태로 되돌아간 것을 발견했다. 즉 똑같은 유전자들 가운데 많은 수가 연구에 참여한 그들의 젊은 짝들처럼 활성화되었던 것이다. "노화를 나타내는 유전자 표현형을 운동을 통해 근본적으로 되돌릴 수 있다는 것을 우리가 보여 준 거죠." 멜로브는 그렇게 말한다.

요컨대, 운동은 '젊은' 유전자들을 켜고, '늙은' 유전자들을 꺼버린다. 이 유전자들 대부분은 미토콘드리아의 기능과 관련이 있는데, 미토콘드리아에 대해서는 아마 고등학교 생물학 시간에 배운 기억이 다들 있을 것이다. 미토콘드리아는 우리 세포 속의 작은 에너지 발전소라 할 수 있다. 나는 미토콘드리아를 세포 속의 아주 조그만 터빈이라고 생각하기를 좋아하지만, 정말로 재미있는 것은 그것들의 역사다. 미토콘드리아는 저 먼 원시 수프(지구상에 생명을 발생시킨 유기물 혼합 용액 - 옮긴이) 시절에는 원래 완전히 별개의 유기체로—**엄밀히 말하자면 기생생물로**—진화했다. 그 시절에 지구상의 생명체를 구성하던 박테리아들은 혐기성이었다. 산소 없이 살았다는 뜻이다. 하지만 서서히 대기 속에 산소가 늘어나면서, 이 최초의 전 지구적인 기후 대변화 속에서 혐기성 생물들은 하나둘 죽어 나가기 시작했다. 지금 우리가 미토콘드리아로 알고 있는, 산소를 연소하는 미세한 기생생물의 침입을 받지 않은 경우에 말이다. 이제는 거의 모든 생명체가 산소에 의존하고 있고, 살아 있는 거의 모든 세포들에서 미토콘드리아가 발견된다. 그런데 미토콘드리아는 워낙에 오래되고 원시적이어서, 여전히 우리의 게놈과는 구별되는, 지극히 중요하면서도 지극히 손상되기 쉬운 13개의 유전자로 이루어진 자기만의 작은 별도의 게놈을 갖고 있다.

멜로브의 공동저자인 마크 타노폴스키라는 온타리오 맥마스터 대학의 연구자 겸 의사는 미토콘드리아에 매료되어, 2007년 연구에서 남겨진 과제들을 연구하기 시작했다. 타노폴스키는 자신의 경력을 어린이와 성인에게 희귀하게 나타나는 미토콘드리아성 질병을 연구하는 데 바치면서, 자신의 환자들 중 많은 이들이 노화의 가속화로 인한 증상과 비슷한 증상들을 보이는 데 주목했다. 이런 환자들은 이른 나이에 백발이 되거나, 20대에 시력을 잃거나, 40대에 근력이 떨어진다. 그럴 만도 한 것이, 미토콘드리아성 기능 장애는 노화 과정을 촉진하는 주요인 중 하나로 간주되고 있다. "노화 과정과 관련된 것 중 우리 몸에 나타나는 그 많은 이상 증상들의 정체를 밝히는 것은 과연 무엇일까요?" 그는 그렇게 묻는다.

타노폴스키는 좀 더 기능적인 부분에서도 미토콘드리아를 이해할 수 있었다. 왜냐하면 그 자신이 크로스컨트리 스키와 트레일 러닝에서 전국 몇 위 안에 들 정도로 정상급의 아마추어 운동선수였기 때문이다. 40세가 가까워지면서 그는 나이가 그 자신의 미토콘드리아에 어떤 영향을 미칠지, 그리고 운동이 과연 그런 결과를 방지할지 궁금해졌다. 어느 노화 이론은, 시간이 가면서 우리 몸속의 미토콘드리아는 그들 자신의 손상되기 쉬운 DNA에 대한 돌연변이들을 축적하고, 이 때문에 하나씩 하나씩 장애를 일으키게 된다고 설명하다. 나이를 먹으면서 미토콘드리아를 잃게 되면, 결국 우리는 루이지 페루치가 말한 대로 에너지가 고갈되고 만다. 더 심각한 문제는, 미토콘드리아가 유독한 유리기free radical와 다른 유해한 분자들을 생성하는, 우리 몸에서 가장 강력한 화학 반응이 일어나는 장소라는 사실이다. 일정 수의 미토콘드리아가 기능을 멈추면, 세포도 기능을 멈추게 된다. 근육 세포든, 두뇌 세포든, 다른 어떤 종류의 세포든 말이다.

타노폴스키는 생쥐를 이용해 미토콘드리아성 노화를 연구하고 싶어 했지만, 연구 자금을 얻을 수 없었다. 기존 과학계가 운동 연구에 선입견을 갖고 있기 때문이라는 것이 그의 생각이다. "불행히도, 운동을 연구하고 싶으면 이미 출발부터가 불리하죠." 그는 그렇게 말한다. "사람들은 운동을 '지저분하다'고 말해요. 왜냐하면 워낙 경로가 많아서, 정확히 어떤 경로인지 말할 수가 없기 때문이죠. 우리는 논문 여러 편을 퇴짜 맞았는데, '운동 경로의 정확한 메커니즘을 보여 주지 못했다'는 것이 이유였지요."

달리 대안이 없어서, 타노폴스키는 연구 자금을 스스로 충당하기로 결정하고, 자신의 진료소 수익금 10만 달러 이상을 들여 비싸기 이를 데 없는 유전자 조작 생쥐를 몇 마리 구입했다. 생쥐들은 미토콘드리아 DNA가 정상보다 훨씬 더 큰 비율로 변형되어 미토콘드리아가 더 빨리 멈춰 버리도록 프로그램되어 있었다. 이렇게 되면 생쥐는 더 빨리 노화한다. 그는 그런 다음 이 생쥐들 중 몇 마리에게 정기적으로 쳇바퀴에서 일주일에 3번, 한 번에 45분씩 운동을 하도록 하고, 나머지 생쥐들은 우리에서 아무것도 하지 않게 했다.

결과는 극적이었다. 예상했던 대로 몸을 움직이지 않은 생쥐들은 일찍 노화했다. 털색이 잿빛으로 변하고, 수척해지고, 쇠약해졌다. 하지만 운동을 한 생쥐들은 여전히 강하고, 활동적이고, 털 빛깔도 윤기가 도는 검은색이었다. 녀석들은 운동 안 한 사촌들을 말 그대로 깔아뭉갰다. 똑같이 시원치 않은 미토콘드리아 DNA를 갖고 있었으면서도 말이다. 겉보기에만 그런 것도 아니었다. 생체검사를 해본 결과, 운동한 생쥐들은 활동을 많이 하지 않은 생쥐들보다 (당연히) 심장이 더 튼튼했을 뿐 아니라, 간과 뇌도 더 건강했고 생식선도 훨씬 더 원기 왕성했다. 어떻게인지는 모르지만 운동이 이 녀석들의 미토콘드리아 DNA를 회복시켰다. 한마디로, 노화를 되돌렸던 것이다. 그는 운동을 하면 미토콘드리아가 근육만이 아니라 다른 기관들에서 회복 작용을 하는 모종의 신호전달 분자를 내보내는 것은 아닌가 추측한다. 그는 이 분자들의 정체를 밝혀내기로 굳게 결심했다. 왜냐하면 이 분자들로 희귀병을 앓는 자신의 환자들을 치료할 약품을 만들 수 있을지도 모르기 때문이다. 하지만 그 밖에 우리 같은 사람들에게는 운동이 곧 약이다.

"아주 간단합니다." 그는 말한다. "소파에서 박차고 일어나세요."

나는 연장자 대회를 사흘 동안 구경하며 이 놀라운 나이 많은 운동선수들이 달리고 뛰고 던지는 모습을 바라보았다. 어느 순간부터인가는 이런 장면들에 익숙해져, 테니스 복장을 한 70세의 노부인이 높이뛰기를 완벽하게 성공하는 모습을 보고도 별 감흥을 느끼지 못할 정도였다. 하지만 이틀째 오후, 스타디움의 관람객 모두가 어디서도 볼 수 없는 시합 하나를 숨죽이며 지켜보았다.

그것은 여자 800미터 달리기로, 트랙을 두 바퀴 도는 경기였는데, 출발 신호가 울리자마자 선수 한 명이 다른 사람들을 저만치 따돌리며 앞서 나갔다. 키가 크고 은발머리를 길게 기른 그녀는 긴 다리로 우아하게 성큼성큼 달려 나갔다. 다른 사람들은 달리면서 힘에 겨워하며 한창때가 지난 모습을 보여 준 반면, 그녀는 그 나이의 올림픽 선수 같은 위풍당당한 모습으로 트랙을 거침없이 달렸다. 그녀가 연장자 대회 신기록인—**또한 40세 선수도 내기 어려운**—3분 28초로 결승선을 통과하자, 모두들 환호성을 올렸다. 아름답기까지 한 대단한 볼거리였다. 나는 그녀의 비결을 알아내야만 했다.

그녀의 이름은 진 대프라노였고, 현재 76세이며 은퇴 전에는 애틀랜타 외곽에서 교사로 일했다. 그녀는 연장자 트랙 경기에서는 유명인사로, 자신의 나이대의 세계 기록을 여럿 갖고 있다. 그녀는 76세 여성 중에서 7분 안에 1,600미터를 뛸 수 있는 유일한 사람이다. 마스터스 대회에서 사용하는 연령 등급 공식에 따르면, 그녀의 6분 58초는 젊은 사람으로 치면 4분 만에 1,600미터를 뛴 것에 해당하는데, 아직 어떤 여성도 이 기록을 내지 못했다. (현재 여자 세계 기록은 4분 12초다.)

한마디로 말해 그녀는 급이 다른 선수였는데, 하지만 그녀의 인생사는 엘리트 운동선수와는 거리가 멀었다. 아이오와의 한 농장에서 자라면서, 인생의 대부분 동안 제대로 된 운동이라고는 서던캘리포니아 롱비치의 초등학교를 다닐 때 한 것이 전부였다. 달리기 붐이 일었던 1980년대인 45세 때에 조깅을 하기 시작했지만, 훈련을 받고 시합에 나가는 것을 심각히 고려하게 된 것은 60세에 접어들어서였다. "여러 해 전에 나와 같이 달리기를 시작했던 여자들은 나보다 훌륭한 운동선수들이었죠. 하지만 그 여자들은 이제는 달리기를 하지 않는다오." 그녀는 내게 그렇게 말했다.

교사로서 그녀는 학생들에게 달리기 시합을 시키곤 했었다. 이제 그녀는 무릎을 보호하기 위해(무릎은 사실 70년을 견디도록 설계된 물건

이 아닌 것이 확실하다) 거의 모든 훈련을 부드러운 잔디밭에서 한다. 그리고 많은 운동선수들이 그러듯이, 그녀는 식단 조절에 무척 신경을 쓴다. 달리기를 좀 더 본격적으로 시작하면서 그녀는—**그렇게도 좋아하던**—프렌치프라이를 6주 동안 끊었다. 그저 자기가 할 수 있는지 알아보기 위해서였다. 6주가 지나자 그녀의 프렌치프라이 중독은 치료되었고, 그녀는 이제 '살아 있는 음식들'로 이루어진 식사를 즐기게 되었다. 그녀가 말하는 '살아 있는 음식들'이란 생식, 샐러드, 회 등을 일컫는 것이다. 그녀는 남는 시간에는 요양원들을 방문해 입소자들—**일부는 그녀보다 나이가 적었다**—에게 활기차게 생활하고 좀 더 건강에 좋은 음식을 먹도록 의욕을 불러일으키려 한다.

"나이 드는 건 아름다운 거예요." 트랙 안 필드에 서서 나와 이야기를 나눌 때 그녀는 그렇게 말했다. "그게 아름답다는 걸 늘 잊지 마세요. 신께서 설계하신 노화는 완벽하답니다."

그녀의 생각을 반박하기는 어려웠다. 하지만 이런 질문이 머릿속에 떠올랐다. 진 대프라노는 그녀의 달리기 동료들보다 108세 된 투자 전문가 어빙 칸과 공통점이 더 많은 것일까? 진과 론, 돈, 버나드와 그들의 동료 선수들은 어떤 식으로든 유전적으로도 노화의 영향을 받지 않게 되어 있는 것일까? 노화에 대한 신의 계획은(아니면 누구의 계획이든) 어떤 사람들에게는 더 완벽한지도 모른다.

네이선 르브라소도 같은 질문을 던지는데, 기존의 연구들은 이 질문에 제대로 대답하지 못했다. "이런 연구들의 문제점은 운동을 잘하거나, 높은 최대 산소 섭취량을 보이거나, 의욕을 낼 수 있는 능력이 장수와 똑같은 유전적 특성의 일부인지를 알 수가 없다는 것입니다." 그는 그렇게 말한다. "훈련을 해서 신체의 강건함을 유지할 수 있는 능력이 있다면, 그런 것들이 심혈관계 질환과 뇌졸중에 걸리지 않는 능력과 같은 것일까요?"

가족 전부가 카우치 포테이토인 집안을 누구나 하나쯤은 알고 있을 것이다. 하지만 그들이 카우치 포테이토인 것은 유전 때문일까, 아니면 주변의 모든 사람이 그런 식으로 살기 때문일까? 최근의 연구는 운동을 하겠다는 의지 자체가 적어도 부분적으로는 유전되는 것이라는 의견을 제시한다. 예를 들어 쌍둥이에 대한 연구들에서는, 유전자적으로 가까운 친척들은 평생 유사한 활동수준을 유지하는 것으로 나타났다. 이것이 유전/환경 논란에 대한 진정한 답을 주지는 못한다. 미주리 대학의 과학자들은 최근 흥미로운 실험을 통해 이 문제에 대한 분석을 시도했다. 그들은 한 무리의 실험용 쥐들을 쳇바퀴에 들어가 죽어라고 뛰는 녀석들과 쳇바퀴 근처에도 가지 않는 녀석들, 이렇게 두 집단으로 나누었다. 그런 다음 많이 뛰는 녀석들은 많이 뛰는 녀석들과, 게으른 녀석들은 게으른 녀석들과 선택적으로 교배시켰다. 8세대 만에 그들은 두 계열의 쥐들의 뇌에 뚜렷한 차이가 생긴 것을 발견했다. 많이 뛰는 쥐들에게는 쾌락 및 중독과 연관이 있는 특정 유형의 뉴런이 더 많이 있었는데, 그것은 곧 이 녀석들이 운동을 하면서 쾌감을 느낄 가능성이 더 크다는 것을 뜻했다. 카우치 포테이토 쥐들은 중격의지핵이라고 불리는 뇌의 부분에 위치하는 이 뉴런이 더 적었다. 하지만 과학자들은 상황을 좀 더 복잡하게 만들었다. 카우치 포테이토 쥐들을 (전기 충격을 통해) 달리도록 유도하자, 이 녀석들도 '운동 뉴런'이 늘어났다. 다시 말해 유전자적으로 프로그래밍된 카우치 포테이토 쥐들조차도 적어도 조금은 운동을 좋아하는 법을 배우게 되었던 것이다.

이것은 중요한 발견이 아닐 수 없다. 왜냐하면 연구들을 살펴보면,

미국인의 무려 90퍼센트가 연방정부에서 규정하는 최소한도의 신체 활동인 일주일에 5번씩 30분간의 적당한 운동('활발한 보행' 정도를 생각하면 된다)도 하지 않는 것으로 나타나기 때문이다. 세대가 바뀔 때마다 몸을 덜 움직여도 되도록 생활이 조정되면서—**아마도 〈월 E〉에 묘사된, 24시간 내내 안락의자에 누워 생활하는 인간들의 세계로 가는 길목에 있는 것 같다**—선진국 사람들은 점점 더 게을러지고, 활발히 움직이려고도 하지 않아서(그럴 필요도 없어지고 있다), 점점 더 카우치 포테이토 쥐들과 비슷해지고 있다.

하지만 동시에, 자발적이건 비자발적이건 간에 아무것도 안 하는 것보다는 무엇이라도 하는 편이 쥐들에게는 훨씬 나았다. 그것은 사람도 마찬가지다. 드디어 연구자들은 운동을 '개입' 요소로 하는—**다시 말해, 운동을 약품과 같은 것으로 간주하는**—임상실험을 위한 연구자금을 받아내게 되었고, 그중 가장 규모가 큰 것 중 하나인 '라이프 연구LIFE Study'는 2014년 6월에 결과를 보고했다. 이 실험에서는 몸을 잘 움직이지 않는 70~89세의 노인 800명에게 가벼운 운동 프로그램을 시작하도록 했다. 설마 전기 충격을 주지야 않았겠지만, 혹시 또 아는가?

실험 대상자들은 이미 건강 상태가 좋지 않아서, 신체 활동 검사들에서 최하점을 기록하고 있었지만, 적어도 아직 400미터 정도는 걸을 수 있어서 심각한 이동 장애로 분류되지는 않았다. 그렇다고는 해도, 체육관을 찾아가 등록할 수 있는 사람들은 아니었다. 조금만 더 있으면 더 이상 혼자 자립적으로 생활할 수 없는 경계선상에 있는 사람들이라 할 수 있었다. 2년 뒤, 운동을 한 집단은 운동을 해야 한다는 말만 들은 집단보다 신체적 장애를 겪는 비율이 훨씬 낮았다. 약간 걷는 운동을 한 것만으로 많은 이들이 적어도 조금 더 오랫동안은 요양원 신세를 면할 수 있었다. 만약 약품이었다면 FDA 승인은 따놓은 당상이었을 것이다.

“정말이지 운동은 말년의 질병들에 대한 가장 확실한 처방이라 할 수 있습니다.” 르브라소는 그렇게 말한다. 게다가 공짜 아닌가.

Chapter 11

영생을 위한 절식

적게 먹으면 더 오래 사는가?

나는 비틀거리며 해리스버그를 빠져나왔다. 저주받은 도시! 얻어 탄 차에는 적절한 단식이 건강에 좋다고 믿는 깡마른 사내가 타고 있었다. 동쪽으로 가는 동안 내가 배고파 죽겠다는 소리를 하니까, 그는 이렇게 말했다. "잘됐네요. 정말 잘됐어요. 그것만큼 좋은 게 없어요. 나도 사흘째 아무것도 안 먹었어요. 난 150살까지 살 거예요." 그는 뼈와 가죽뿐이었다. 축 늘어진 인형. 부러진 막대. 미치광이.

– 잭 케루악, 『길 위에서』

보스턴 북부 대저택 문을 열고 나오면서 돈 다우든은 방금 점심을 다 먹었는데 어쩌면 좋으냐는 말로 나를 맞아 준다. 나를 부엌으로 안내한 그는 거의 다 비고 드레싱 소스 자국과 약간의 시금치 잎, 고추, 브로콜리, 버섯, 그리고 길 잃은 병아리콩 한두 개만 남은 커다란 금속제 샐러드 그릇을 보여 주었다. "정말 맛있었다오." 이런 그의 말에 아침도 못 먹고 240킬로미터를 달려온 나는 고개를 끄덕일 수밖에 없었다. 냄새까지 맛있게 느껴졌다.

하지만 저혈당으로 의식이 몽롱한 와중에도 나는 이 상황의 아이러니를 감지할 수 있었다. 나는 주린 배를 움켜쥐고 거기 서 있는데, 다우든—**은퇴한 특허변리사로, 케루악이 '건강을 위한 적절한 단식'이라고 부른 것, 또는 칼로리 제한이라고도 알려진 것을 실행하는 사람**—은 입가를 핥고 있었다. 원래대로라면 배고파하는 것은 바로 그여야 하는데 말이다. 큰 키에 품위가 넘치는 다우든을 보고 나는 곧바로 같은 단련법을 신봉했던 또 다른 귀족적인 인물을 떠올렸는데, 다만 이 인물은 이 단련법이 멋진 것이 되기 전인 5세기 전에 그것을 실천에 옮긴 사람이다.

이 다른 인물의 이름은 알비제 코르나로로, 16세기 이탈리아 파도바에 살았던 부유한 상인이자 지주였다. 그는 거의 혼자 힘으로 그 위치에 오른 사람이었고, 파티를 끔찍이도 좋아했던 것이 분명하다. 친구들은 그를 루이지라고 불렀다. 하지만 30대 후반에 이르자 방탕한 생활의 대가가 찾아와, 그는 악화된 건강으로 고통받게 된다. "배앓이에, 통풍에, 거의 언제나 미열이 있고, 위는 대개는 더부룩하고, 끝없이 목이 말랐다." 그는 그렇게 털어놓았다.

필 브루노는 물론이고 당뇨병 환자라면 누구나 듣자마자 전적으로 현대의 노화 질병인 당뇨병의 핵심 증상들이라는 것을 알아차릴 것이다. 요한 세바스찬 바흐가 기록된 최초의 당뇨병 환자로 이따금씩 인용되기는 하지만, 가엾은 루이지 코르나로는 그보다 2세기가 앞선다. 아직 40대도 안 되었지만 여기저기 안 좋은 곳이 하도 많아서, 솔직하게 말하자면 그 역시 자기가 거의 죽음을 손짓해 부르고 있는 것이나 마찬가지라는 것을 인정하지 않을 수 없었다. 그런 일이 일어나게 할 수는 없었다. 그의 눈부시게 아름다운 아내 베로니카가 그토록 오랫동안 기다리던 딸을 막 낳아 준 참이었다. 그는 딸아이가 자라는 모습을 기필코 보아야 했다.

그를 진찰한 의사는 그의 고통의 원인이 '무절제한' 생활방식에 있다고 지적했다. 한마디로 르네상스식 연회를 너무 많이 즐긴다는 것이었다. (우리 모두 겪어 본 일이다.) 교양 있는 의사들은 당시에도 이미 케케묵은 옛날인 로마 시대 의사 갈레노스의 충고를 인용해, 생활을 약간 절제할 것을 그에게 권했다. 당연한 일이지만, 그는 그 충고를 무시하고 계속해서 친구들과 연회를 즐겼다. (이 역시 다들 겪어 본 일이다.) "다른 모든 환자들과 마찬가지로, 사실 나는 의사들에게 감추는 것이 있었다." 훗날 그는 그렇게 인정했다.

하지만 결국 그는 병 앞에 굴복할 수밖에 없었다. 의사들이 이런 생활을 그만두지 않으면 앞으로 한 달 안에 죽음을 맞이할 것이라고 마지막으로 경고했던 것이다. 이번에는 그도 생활방식을 바꾸기로 마음먹었다. 그는 먼저 자신에게 맞지 않는 음식들을 끊는 것부터 시작했다. "거칠고 너무 차가운 와인, 멜론과 다른 과일들, 샐러드, 생선 같은 것들, 돼지고기, 타르트, 채소류, 패스트리 등등은 내 미각을 무척 즐겁게 해주었지만, 그럼에도 불구하고 나에게는 맞지 않았다." 이런 음식들을 그는 별 미련 없이 끊었다. 아마 얼음은 아쉬움이 좀 남았던 것 같은데, 그마저도 그는 끊어 버렸다. 새해 다짐도 이만하면 대단하다 하지 않을 수 없다.

몇 달의 과정을 거쳐 그는 빵과 고기(염소고기나 양고기) 약간, 아니면 가금류 고기나 생선을 주로 걸쭉한 수프에 한데 섞고 포만감을 더하기 위해 달걀노른자를 곁들인, 건강에 좋지만 퍽퍽한 느낌이 드는 음식을 하루에 먹을 양식으로 결정했다. 그는 이 진한 수프를 하루에 정확히 340그램씩만 먹었다. "식탁에서 일어날 때면 언제나 조금 더 먹고 마시고 싶은 생각이 간절했다." 그가 이렇게 털어놓은 것은 놀라울 것도 없다. "하지만 나는 근근이 목숨을 이어 갈 수 있을 정도의 양만 먹었다."

굳이 말할 것도 없이, 그의 새로운 식단은 말 그대로 그에게 제2의 삶을 주었다. 1주일 만에 몸 상태가 좋아지기 시작했고, 덕분에 그는 식이요법을 계속할 힘을 얻었다. 의사들 걱정대로 40세의 나이에 세상을 떠나기는커녕, 코르나로는 파도바에서 가장 부유하고 가장 중요한 인물들 중 한 사람이 되었을 뿐 아니라, 결국 가장 나이 많은 사람 중 하나가 되었다. 틴토레토가 그의 초상화를 그렸는데, 이 초상화는 피렌체의 팔라초 피티에 걸려 있다. 제작 연도 미상인 이 그림에서 그는 머리도 벗겨지고 늙은 것이 분명한 모습이지만, 눈빛은 생기가 넘친다. 그는 행복한 사람이었다. 그는 친구에게 자신의 생활방식이 "58세인 내게 35세 젊은이의 활력을 준다"고 자랑했다.

그것은 시작에 불과했다. 80대에 들어서도 그는 자기 영지의 계단들을 기운차게 오르내리며, 정원에서 일을 했다. "나는 말에도 쉽게 올라탈 수 있고, 다른 많은 일들도 거뜬히 해낸다." 그는 자랑하듯 그렇게 적었다.

모두가 그렇게 신이 난 것은 아니었다. 그의 건강을 염려한 가족들은 그에게 조금만 더 먹으라고 잔소리를 했다. 그는 하루에 400그램으로 양을 늘렸지만, 늘어난 음식 때문에 '우울해진다'고 투덜거렸다. 그래서 결국 다시 340그램으로 원상 복귀했고, 가족들도 더는 그를 들볶지 않았다. 그는 마음 놓고 자신의 주 업무, 즉 자신의 새로운 생활방식에 대한 장기간에 걸친 논문을 작성하는 일로 다시 돌아갔다. 그는 논문 제목을 『절제하는 삶에 대한 논설*Discorsi della vita sorbia*』이라고 짓고 1558년에 초판을 발행했다. 이때 코르나로는 81세로, 의사들이 예언했던 수명의 2배를 넘기고 있었다. 그는 2년 뒤인 83세 때 재판을 발행하고, 90세 때 다시 한 번 개정판을 냈다. 90대에 들어서서도 여전히 건강 상태가 완벽해서, 그는 다시 작업을 해서 4번째 개정 증보판을 낼 필요가 있다고 생각했다. 그때 그의 나이가 농익을 대로 농익은 95세였으니, 개정 작업을 끝내게 할 수 있는 것은 아마도 죽음밖에 없었을 것이고, 마침내 그는 98세에 영원히 펜을 놓게 된다.

하지만 4개의 판본 모두가 담고 있는 기본 메시지는 무척 단순하다. 너무 많이 먹지 말라, 바로 그것이다. 인간은 모름지기 "생명을 유지하는 데 절대적으로 필요한 양만을 먹어야 하며, 그 양을 넘어서는 것은 모두 질병과 죽음을 초래한다는 것을 기억해야 한다"고 그는 썼다.

코르나로의 진심이 담겨 있는 이 조그맣고도 묵직한 책은 세계 최초의 베스트셀러 다이어트 서적이 된다. 오늘날에 쓰인 것이라 해도 믿을 정도로 진솔한 고백체로 쓰인 이 책은, 지금까지 매 세기마다 거의 모든 언어로 번역 출간되어, 다이어트와 장수에 관한 서적으로는 역사상 가장 유명한 책이 되었다. 독일어판, 프랑스어판에, 저 유명한 벤저민 프랭클린이 편집한 영어판까지 나왔는데, 프랭클린은 이 책의 상식적인 호소력을 알아보았음에 틀림없다.

코르나로의 저서는 20세기에 들어설 무렵 새로이 각광을 받았는데, 이 당시 확산되던 금주운동은 그가 시행한 절제를 잘못 해석했다. 340그램의 수프를 먹으면서 400그램, 다시 말해 거의 3잔의 와인을 곁들여 마셨다는 사실을 편리하게도 잊어버렸던 것이다. 토머스 에디슨은 이 책을 **— 이제는 대개 『장수의 기술』이나 『100세까지 사는 법』 등의 제목으로 출간되었다 —** 적극 추천했다. 헨리 포드도 자신의 부자 친구들에게 이 책을 나누어 주었고, 1980년대까지 계속해서 새로운 판본이 출간되었다. 이 책을 통해 알비제 코르나로는 갈망하던 영생을 얻었다. 하지만 그는 과학에도 중요한 족적을 남기게 된다.

코넬 대학의 젊은 영양학 교수 클라이브 맥케이는 『절제하는 삶에 대한 논설』을 발견하고 페이지에 메모를 끼적인다. 그가 우연히 접하게 된 책은 『장수의 기술』이라는 제목으로 출간된 1917년 판이었다. 호기심이 발동한 맥케이는 몇몇 실험용 쥐들에게 루이지 코르나로가 시행했던 식이요법을 시도해 보려 했다. 그는 새끼 쥐 한 집단에게 열량을 줄인 먹이를 먹이고(영양실조를 피하기 위해 비타민을 첨가했다), 나머지 쥐들에게는 일반적인 먹이를 주었다. 제대로 먹지 못한 쥐들은 몸집도 더 작고 살도 없어서 뼈만 앙상했지만(맥케이의 말을 빌리자면 '발달이 지체되었지만'), 통통한 사촌들보다 거의 2배나 더 오래 살았고, 어떤 경우에는 쥐에게는 긴 세월인 4년을 살기도 했다.

대학원생 제자 매리 크로웰과 함께 써서 1935년 「영양학 저널Journal of Nutrition」에 발표한 맥케이의 결과 보고서는 오늘날 노화에 대한 우리의 이해에 커다란 돌파구를 열어 준 연구 가운데 하나로 여겨지고 있다. 하지만 당시에 다른 과학자들은 이들의 연구를 약간 이상하고, 의미는 물론 없는 것으로 여겼다. 그 당시 영양학은 약간은 홀대받던 학문이었다. "사람들은 영양학은 거의 과학으로 치지도 않았다." 맥케이는 그렇게 주장했다. 그리고 영양학이 과학계에서 홀대받는 학문이었다면, 노화에 대한 연구—**노인학**—는 사실상 외딴섬 같은 존재였다.

반면 대중은 매료당했다. 어느 라디오 대담에서 맥케이가 자신의 쥐들이 인간으로 치면 120살에 해당하는 나이까지 살았다고 주장한 것이 사람들의 이목을 끌었다. "수명은 아마 우리가 생각하는 것보다 훨씬 더 유연할 겁니다." 그는 그렇게 선언했다. 「타임」지에서 그의 기사를 실었고, 그는 수없이 많은 라디오 인터뷰를 통해 절식으로 수명을 늘릴 수 있다는 생각에 매료된 대중에게 자신의 목소리를 전했다. 사회보장 프로그램이라는 것이 새로 등장하면서, 미국인들은 최대한 오랫동안 정부 보조금을 받을 수 있기를 바랐다. 록펠러 재단이 곧 연락을 취해 '장수를 촉진할 수 있는 식이요법'에 대한 맥케이의 연구를 계속 진행하는 데 4만 2,500달러를 지원하겠다고 나섰다. 가문의 수장인 존 D. 록펠러는 당시 96세여서 맥케이의 연구에서 이득을 보기에는 너무 늦었고, 록펠러가의 돈을 받아 그가 진행한 다양한 실험적 식이요법들—**쥐에게 커피, 비타민, '내장육', 통밀 등등을 먹였다**—은 단순히 적게 먹이는 예전 방식만큼 쥐들을 오래 살게 하는 효과를 내지 못했다.

장수 연구에 대한 대중의 열광은 제2차 세계대전이 발발해 지구 양편에서 사람들의 수명이 어이없이 짧아지는 사태가 벌어지면서 사그라들었다. 식량과 설탕 배급제도는 자발적 절식의 그나마 남은 매력마저 앗아 가 버렸고, 맥케이는 다른 쪽으로 노력을 기울였다. 군대와 일하면서 그는 '코넬 빵'이라고 이름 붙은, 고농축, 고영양에, 그저 질기다고 할 수밖에 없는 새로운 종류의 빵을 개발했다. 이 빵은 인기를 끌어 1980년대까지도 전국의 건강식품 판매점에서 찾아볼 수 있었다. 그런데 이 빵이 쥐들에게 줄 음식을 위한 맥케이 자신의 특별 조리법을 바탕으로 만들어졌다는 것을 아는 사람은 거의 없었다.

하지만 맥케이는 장수에 대한 관심을 결코 포기하지 않았다. 어린 나이에 고아가 되었던 이 부드러운 영혼의 소유자는 많은 동물들을 길렀고, 특히 늙은 개들을 많이 키웠다. 뉴욕, 이타카 외곽에 있는 그의 '푸른 외양간 농장'은 길 잃은 애완동물들은 물론이고 실험용으로 이용되다가 은퇴한 비글들로 가득 찬, 그야말로 사육장을 방불케 하는 곳이었다. 비글들의 과학과의 인연은 완전히 끊어진 것이 아니었다. 맥케이가 계속 조절된 먹이를 주었던 것이다. 그의 연구는 오늘날의 개 사료의 기본적인 필요 영양성분을 확정하는 데 도움을 주었다. 그리고 그는 이미 예상했던 것처럼, 한정된 먹이만을 먹은 개들이 배불리 먹은 개들보다 더 건강하게 사는 것을 발견했다. (우리 집 개들에게 먹이를 줄 때 나는 이 교훈을 가슴 깊이 새겨서, 늘 권장량의 최소한도만을 준다.)

기회가 있었다면 그는 언젠가 자신의 연구를 인간에게 적용했을 것이다. "우리는 우리 아이들 대부분이 목숨을 잃지 않도록 하는 법은 알게 되었지만, 남자와 여자들이 더 건강한 중년을 보낼 수 있도록 하는 데에는 별다른 진전을 보지 못했다." 말년에 그는 그렇게 탄식했다. "우리는 허약한 노년기에 따라오는 고통을 연장하고 싶은 생각이 없다. 우리가 바라는 것은 삶의 절정기를 더 길게 누리는 것이다. 우리 대부분에게 찾아오고, 그토록 삶이 즐거운 그 시절을 말이다."

클라이브 맥케이의 사망 이후, 건강을 위한 절식이라는 복음은 전혀 예상치 못했던 사도를 만나게 된다. 하필이면 다른 곳도 아닌 베니스비치에서, 하필이면 향락이 넘쳐나던 저 1970년대에 말이다. 히피인가 하면 예술가이기도 하고, 사람들의 정신을 쏙 빼놓는 스벵갈리 같은 존재이면서 과학자이기도 한 로이 리 월포드는, 이미 1940년대 초에 샌디에이고에서 10대 시절을 보낼 때부터 관심을 가졌을 정도로 오랫동안 노화에 매료되어 있었다. "젊을 때부터 그 사람은 영원히 살고 싶어 했죠." 그의 (수많은) 여자 친구 중 한 사람이 2007년에 다큐멘터리 감독인 크리스토퍼 롤런드에게 그렇게 말했다. "수명이 늘어나면 직업도 여러 개를 가져 볼 수 있고, 결혼도 여러 번 해볼 수 있을 거라면서요. 이 세상의 온갖 일들을 이루어 낼 수 있을 거라고 했죠."

월포드는 그 모든 것을 해보고 싶었다. 그는 배우이자 작가이자 모험가로, 여러 면에서 시대를 앞서간 인물이었다. 또한 머리도 좋았다.

전해 오는 이야기에 따르면, 그는 수학자 친구와 함께 리노의 카지노에 가서 사흘 동안 머물며 룰렛 바퀴가 어떤 식으로 조작되는지 분석했다고 한다. 그런 다음 분석한 대로 베팅을 해서 판을 싹 쓸어버렸고, 그 돈으로 학자금 대출을 다 갚았다고 한다. 그는 주기적으로 과학에서 손을 떼고 다른 일을 했는데, 예를 들어 본인 말을 빌리면 '나체 수행자로서' 헝겊으로 중요한 곳만 가리고 1년 동안 인도를 여행하면서 체온계를 들고서 인도 요가 수행자들의 체온과 노화를 연구한 일도 있었다. 로스앤젤레스로 돌아와서는 티머시 리어리와 리빙 시어터 단원들 같은 행실이 과히 좋지 못한 무리들과 어울렸다. 그는 장발의 베니스비치 히피들과는 달리 머리를 박박 밀고 금색이 도는 잿빛의 팔자수염을 길렀다. 이런 면에서도 시대를 앞서가는 사람이었다. 세상 대부분의 사람들이 펑크록이라는 것이 있는지조차 알지 못하던 때에 펑크록에 심취하기도 했다. 그것도 50대의 나이에 말이다. "약간 야인 기질이 있는 분이었죠." 그의 대학원 제자이자 후배인 릭 웨인드러크는 그렇게 회고한다. "주류에서 벗어난 삶을 살았어요."

월포드는 클라이브 맥케이와 그의 절식한 쥐들에 매료되었다. 맥케이를 비롯한 여러 사람들은 칼로리 제한이 이 동물들의 발달을 날 때부터 '지연'시킴으로써 수명을 늘린다고 믿었다. 성장이 느려지면 노화 역시 느려진다고 그들은 생각했다. 월포드와 웨인드러크는 칼로리 제한이 실제로 좀 더 근본적인 수준에서 노화 과정 자체를 늦추는 것은 아닐까 생각했다. 그들은 성인 쥐에게 점차 먹이양을 줄여서 주어 봄으로써 이런 사실을 증명했다. 당시에는 나이 든 동물들은 먹이를 줄이면 살지 못한다는 것이 통념이었지만, 실제로는 오히려 더 오래 살고 암에 걸릴 확률도 현저히 낮다는 것이 밝혀졌다. 제한된 식사는 "쥐들을 다른 대사 및 생리 상태로 전환시켜서, 노화를 늦추는" 것 같았다고 웨인드러크는 말한다.

어떻게 이런 일이 일어나는지는 그들도 알 수 없었지만, 이에 확신을 얻은 월포드는 자기 스스로 식이요법을 실행해 보기로 결심한다. 그는 음식량을 줄여서 아침에는 단백질 셰이크, 점심에는 샐러드, 저녁에는 구운 고구마에 어쩌다 생선 약간을 곁들여 먹었다. 그는 코르나로라면 호사스럽다고 생각했을 이 식단을 남은 평생 동안 꽤 잘 지켰다. 그리고 관심을 보이는 사람 누구에게나 칼로리 제한의 신비로운 효과에 대해 입에 침이 마르도록 떠들어 댔다. 건강에 관심이 많은 캘리포니아에서 많은 사람들이 그의 말에 귀를 기울이기 시작했다. 그는 일련의 대중서들을 출간했는데, 그중 한 권이 『120년의 식이요법 *The 120 Year Diet*』이라는 책으로, 제목에도 불구하고 높은 판매고를 올렸다. "누가 120년 동안이나 식이요법을 하고 싶어 하겠어요?" 웨인드러크는 그렇게 묻는다.

하지만 월포드는 자제력이 강한 사람은 아니었다. "월포드는 내가 만나 본 대부분의 칼로리 제한 실천가들과는 전혀 다른 사람이었어요." 웨인드러크의 말이다. 월포드는 베니스비치의 골드 짐 본점에서 운동을 하면서 철저히 건강 관리를 했다. 디너파티에 참석하면 다른 사람들이 게걸스럽게 음식을 먹는 동안, 일부러 티를 내며 아무것도 입에 대지 않았다. 언젠가 친구에게 이런 상황이 되면 '못된 짓을 하는' 기분이라고 농담하기도 했다. 아마 그는 이틀에 하루씩만 절식을 했던 것 같다. 절식하는 날이 아닌 날에는 엄청난 양의 음식을 먹어 치웠던 것으로 알려져 있다. 그의 친구인 터크 핀치는 흥청망청 먹고 마셔 대는 저녁 자리가 잡히는 날은 언제나 때마침 월포드의 '가능'일이었던 것 같다고 말하는데, 아직도 그는 그런 일은 '통계적으로 불가능한 것이 아닌가' 생각한다.

월포드와 그에 앞선 맥케이 덕분에 '건강을 위한 적절한 단식'은 소수이지만 열성적인 추종자들을 거느리게 되었는데, 그중 한 사람이 돈 다우든이었다. 하지만 과학적으로 보자면 칼로리 제한이 실제로 사람들에게 이로운지는 아직 명확한 결론이 나지 않은 상태였다. 당연한 몇몇 이유들로—**연구에 수십 년이 걸린다는 것이 가장 큰 이유이다**—인간에 대한 제대로 된 데이터가 아직 존재하지 않았다.

하지만 1990년대 초에 월포드는 자신의 경력과 인생 자체를 송두리째 바꿀 어떤 것에 참여할 기회를 얻게 된다. 무엇인가가 하고 싶어 못 견디는 시기가 다시 찾아왔을 때, 그는 투손 북부의 사막에 건설 중이던 유명한(아니면 악명 높은) 지상 '우주 정거장'인 바이오스피어 2(외부와 격리된 인공 생태계 실험장 - 옮긴이)의 의료 책임자로 들어갔다. "위험하고 별난 활동으로 삶에 활력을 주는 것도 좋겠다 싶었죠."「로스앤젤레스 타임스」와의 인터뷰에서 그는 그렇게 설명했다.

스스로를 환경주의자로 여겼던 괴짜 석유재벌 상속자인 에드 베이스의 자금 지원을 받은 바이오스피어 2는 유리로 뒤덮인 1만 2,750제곱미터 넓이의 땅에 지구의 주요 생태계(바이오스피어 1)를 복제하도록 설계된 온실 사육장이었다. 월포드와 다른 7명의 '지구 탐사자'들은 2년 동안 밀폐된 실내에서 지내면서 자체의 대규모 유기농 정원과 실내 어장에서 생산된 식량으로 살도록 되어 있었다. 외부에서는 어떤 것도 공급받지 않고, 공기와 물조차도 실내 생태계에 의해 재생된 것만을 사용할 수 있었다.

1991년 9월 26일 바이오스피어 2에 근무자들이 들어가던 날에, 월포드는 〈스타트렉〉 스타일의 유니폼을 입은 멋진 모습으로 나타났다. 유니폼은 스팍(〈스타트렉〉의 등장인물로 뾰족한 귀가 특징이다 - 옮긴이)을 닮은 그의 귀는 번쩍이는 둥근 지붕과 완벽히 어울렸다. 하지만 탐사자들이 자신들이 먹고 살기에 충분한 양의 식량을 생산할 수 없다는 사실을 발견하면서, 사태는 예상치 못했던 국면을 맞이했다. 레몬을 다이어트용 레모네이드로 만들 기회를 포착한 월포드는 이것이 사람들에게 칼로리 제한이 미치는 효과를 연구할 절호의 기회라는 결론을 내렸다. 이후 8명의 근무자들은 처음에는 1인당 하루 1,800칼로리 이하로 대폭 줄어든 식량을 배급받게 되었다. 팀의 의사로서 월포드는 이로 인한 근무자들의 건강 상태를 점검하게 되어 있었다.

사람들은 대개 어떤 종류의 식이요법을 하든 거짓말을 하게 되어 있는데, 칼로리 제한을 연구하기 어려운 것은 그래서이기도 하다. 하지만 이제 바이오스피어는 2년 동안 관찰할 수 있는 8마리의 실험용 쥐를 월포드 앞에 대령해 놓았다. 그들의 이른바 건강에 좋은 절식은 과일을 위주로 해서(그들은 바나나, 파파야, 금귤을 재배했다), 갖가지 채소와 견과류, 콩류에 달걀 몇 개, 염소젖, 그리고 아주 적은 양의 틸라피아(아프리카 동남부가 원산지인 민물고기 - 옮긴이)와 닭고기로 이루어져 있었다. 지방으로 얻는 칼로리는 전체 가운데 10퍼센트에 불과했고, 고기는 일요일에만 먹을 수 있었다. 이 음식으로 84주 동안 작물들을 관리하고, 무거운 장비들을 유지하고, 유리와 철재로 된 벽을 타고 오르는 덩굴들을 쳐내고, 심지어 스쿠버 장비를 착용하고 물고기를 기르는 수조를 청소하는 등의 힘겨운 육체노동을 하며 견뎌야 했다.

당연히 '지구 탐사자'들은 한중막에 들어간 스모 선수들처럼 체중이 줄어들어, 남녀 모두 체질량지수가 20 이하로 떨어졌다(과학적 용어를 쓰자면 '비쩍 말랐다'). 한 남성은 26킬로그램이 빠져서 통통한 94킬로그램에서 날씬한 68킬로그램의 몸매를 지니게 되었다. 이들의 체중이 지나치게 빨리 줄어들자, 월포드는 이들의 지방세포가 농약이나 오염물질처럼 독소를 몸에 퍼뜨리고 있는 것은 아닌지 점점 걱정이 되었다. 정말로 그런 일이 벌어지고 있는 것을 그는 발견했지만, 엄격한 식이요법과 힘겨운 육체노동은 좀 더 직접적인 문제들, 이를테면 이들이 배를 곯고 있다는 문제 또한 야기했다. 근무자 중 한 사람으로 『인간 실험: 바이오스피어 2 안에서 보낸 2년 20분』이라는 의미심장한 제목의 회고록을 쓴 제인 포인터에 따르면, 단 하나의 소중한 칼로리도 놓치는 일이 없도록 끼니때마다 접시까지 깨끗이 핥아 먹는 것이 아무렇지도 않은 일이 되었다고 한다. 메뉴 중에서 가장 맛있는 품목인 바나나는 창고에 넣고 열쇠로 잠가 놓아야 했다. 가장 슬픈 것은, 지구 탐사자들이 이따금씩 쌍안경으로 관광객들이 간이 핫도그 판매대에서 핫도그를 사 먹고 있는 모습을, 마치 포르노를 보는 수도사들처럼 훔쳐보곤 했다는 사실이다. "하지만 월포드는 굉장히 즐거워했어요." 포인터는 무표정한 얼굴로 말했다. "이건 그의 필생의 작업이었으니까요."

맞는 말이었다. 지금껏 월포드는 칼로리 제한이 실험용 생쥐에게(쥐, 물고기, 원숭이들에게도) 미치는 영향만을 관찰할 수 있었다. 이제 그는 자신을 포함한 인간에게 칼로리 제한이 미치는 효과를 측정할 수 있게 되었다. 그는 근무자들의 혈액을 8주에 한 번씩 채집했는데, 그가 지금까지 본 것 중 가장 건강한 상태의 혈액이었다. 콜레스테롤 수치는 평균 200 이상이던 것이 140 이하로 뚝 떨어져 있었다. 월포드가 아직 '내부'에 있을 때 쓴 보고서에 따르면, 인슐린과 혈당 수치도 곤두박질쳤고, 혈압 역시 마찬가지였다. 신진대사와 심혈관계 면에서 보자면, 이들은 지구상에서 가장 건강한 사람들에 속했다. 또는 그렇게 보였다.

1993년 9월, 8명의 지구 탐사자들이 바이오스피어로부터 모습을 드러냈을 때, 화려하고 장엄한 환영 행사 사이로 이 길고 긴 관찰 프로그램을 마침내 끝냈다는 순수한 안도감이 스쳐 지나갔다. 처음에는 선정적인 낙관주의의 분위기 속에서 시작되었지만—**우리는 이렇게 화성에 정착하게 될 것이다!**—이 프로젝트는 찬물을 끼얹는 회의론과 끝도 없이 터져 나오는 부정적 기사들을 감내해야 했다. 그중에는 이 프로젝트가 '시너지아'라는 사교邪教 집단에 가까운 수상쩍은 단체에 뿌리를 두고 있다는 「빌리지 보이스」지의 폭로성 기사도 있었다. 2년 동안 갇혀 지내면서 근무자들은 서로 격렬하게 다투는 파벌로 갈라졌다. 이 '거품' 내부에서 벌어진 긴장과 드라마는 실제로 리얼리티 TV 시리즈 〈빅 브라더〉에 영감을 주기도 했다. 빈약한 식단은 사기에도 도움이 되지 않았다. '봉인'을 여는 날은 관련된 모든 이에게 기쁨의 날이었다. 적어도 이제는 핫도그 판매대에 갈 수 있게 된 것이 아닌가.

하지만 월포드에게 바이오스피어의 종말은 그의 인생에서 어둠의 시기가 시작되는 것을 의미했다. 캡슐에 들어가기 전에 그는 건강하고 활기에 넘쳐서 67세라는 나이가 무색할 정도로 젊어 보였다. 2년 동안 갇혀 지내는 동안 그의 몸은 피폐해졌다. 빈약한 식단 때문일 수도 있고, 다른 이유 때문일 수도 있지만, 바이오스피어에서 찍은 사진을 보면 월포드는 초췌할 정도로 말라 있고 퀭한 눈은 움푹 들어가 있다. 이미 날씬한 65킬로그램에서 11킬로그램이 더 줄어들어서 오른쪽에 있는 바이오스피어 이후 사진의 모습보다 훨씬 더 늙어 보인다.

하지만 진정한 피해는 눈에 보이지 않았다. 바이오스피어에서 나온

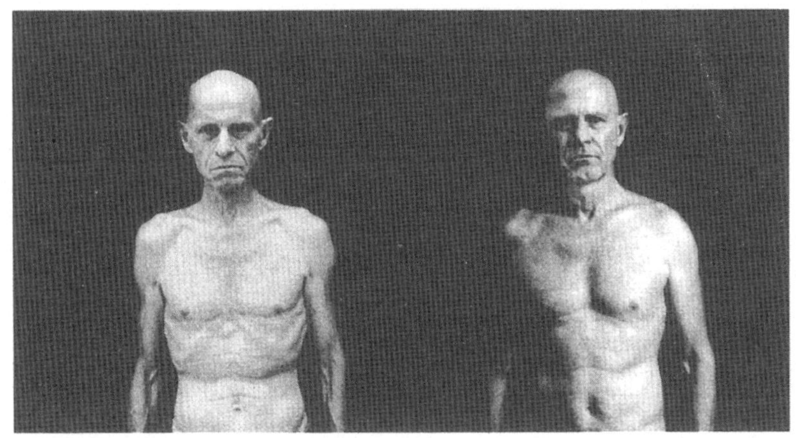

바이오스피어에서 근무할 당시(왼쪽)와 그 이후(오른쪽)의 로이 월포드
Credit: Journal of Gerontology

지 6개월 만에 월포드는 심각한 우울증에 빠져 나흘에 한 병꼴로 보드카를 마셔 댔다. 바이오스피어에서 일할 때 그는 등을 다쳐서 처음에는 거의 걷지도 못할 정도였다. 또한 그의 뇌에서 무엇인가가 변한 것 같았다. 바이오스피어에서 나오고 3년 뒤, 그는 '마비' 증상을 경험하기 시작했는데, 이 증상이 나타나면 걷다가 갑자기 멈춰서 쓰러지곤 했다. 얼마 뒤 그는 보행 보조기를 써야만 했다.

그의 지인들은 그가 일종의 파킨슨씨병에 걸린 것이 아닌지 의심했고, 또 그것이 칼로리 제한이 아니라 산소 부족 때문일지도 모른다고 생각했다. 바이오스피어의 설계자들은 시설에 사용된 엄청난 양의 콘크리트 표면이 말 그대로 수 톤의 귀중한 산소를 흡수해 근무자들이 산소 부족에 시달리게 되리라는 것은 예측하지 못했다. 월포드 자신도 시설 안에 들어간 지 6개월 정도 되었을 때 간단한 계산도 할 수 없게 된 것을 알고 불안을 느끼기 시작했다.

산소를 주입하고 이산화탄소 포집기를 설치하여 대기가 '재균형'을 이룬 뒤에도(이런 사실을 나중에 발견하고 저널리스트들은 신이 났다), 산소 수치는 여전히 낮았다. 바이오스피어 근무자들은 해발 2,100미터에 해당하는 대기 상태에서 살고 있었는데, 심신에 크게 무리를 줄 수 있는 일이었다. 그뿐 아니라 이산화탄소와 일산화탄소 농도가 위험할 정도로 높았다. 특히 일산화탄소에 노출되면 파킨슨씨병과 다른 신경계 장애들을 야기할 수 있다.

하지만 병에도 불구하고 월포드의 정신은 여전히 예리했고, 병의 진행을 가속화한 것이 아니라 둔화시켰다면서 식이요법을 계속 고수했다. 2001년에는 당시 「사이언티픽 아메리칸」의 TV 쇼 진행자이던 알란 알다에게, "그 덕분에 원래보다 더 오래 살 것"이라며 칼로리 제한의 이점에 대해 입에 침이 마르도록 떠들어 댔다. 그는 수잔 소머스와 마찬가지로 110세까지 살기를 바란다고 말했다.

하지만 신체적으로 그는 만신창이가 되어 있었다. 같은 해 월포드의 모습을 담은 비디오는 가히 충격적이다. 장뤽 피카르 선장이 현실 세계에 나타난 것 같은 활기찬 모습으로 바이오스피어에 들어간 것이 채 10년도 안 된 일이었는데, 이제는 몸을 떠는 꼬부랑 할아버지가 되어 허리도 못 펴고 혼자서는 잘 걷지도 못했다. 이미 그는 루게릭병 진단을 받은 상태였고, 결국 그 병으로 인해 2004년에 세상을 떠난다. 비록 영생은 그를 피해 갔지만, 지상에서 산 79년 동안 월포드는 웬만한 사람의 인생 3번은 압축해 놓은 듯한 밀도 높은 삶을 살다 갔다.

로이 월포드가 세상을 떠날 무렵에는 이미 그와 다른 과학자들이 수십 년 동안—**루이지 코르나로까지 치면 수 세기 동안**—칼로리 제한을 연구한 상태였다. 실제로 어떻게 해서 효과를 발휘하는지에 대해서는 중요한 사실은 하나도 알아내지 못하긴 했지만 말이다.

칼로리 제한의 가장 놀라운 점은 그것이 효과를 발휘한다는 사실 자체이다. 상식으로는 납득이 안 되는 일이다. 충분히 먹지 못한 동물들은 굶주림으로 허약해지거나 심하면 죽기까지 할 것이라고 우리는 생각한다. 하지만 사실은 정반대다. 릭 웨인드러크에 따르면, 제한된 먹이만을 공급받는 생쥐는 일반적인 양의 먹이를 받는 형제자매들보다 훨씬 더 활기에 넘쳐서, 우리에 쳇바퀴가 설치되어 있으면 말 그대로 몇 킬로미터는 더 뛴다. 생쥐나 쥐만 그런 것도 아니다. 개에서 저 밑의 효모균에 이르기까지, 광범위한 종류의 생물들이 제한된 먹이만을 먹으면 더 건강해지는 것으로 밝혀졌다. 그리고 오랜 세월 동안 그 이유를 어렴풋하게라도 알아낸 사람은 아무도 없었다.

웨인드러크와 월포드는 음식 부족이 어떻게든 동물의—**단세포 생물인 효모균이든, 쥐든, 인간이든 간에**—신진대사 상태를 더 건강한 상태로 바꾸는 것이 아닌가 생각했다. "이건 이 차는 파랗고 이 차는 빨갛고 하는 문제가 아니에요." 웨인드러크의 위스콘신 대학 동료 교수인 로잘린 앤더슨은 그렇게 말한다. "이 차 엔진이 완전히 다르다는 문제죠."

1990년대 초에 매사추세츠 공대의 과학자인 레너드 과렌테는 효모균에서 영양 부족에 반응하는 것으로 보이는 특별한 유전자를 발견했다. 술을 만드는 이 단세포 생물은 섭취할 수 있는 먹이의 양을 감지하고, 그에 따라 더 오래 살 수 있는 방향으로 신진대사를 다시 프로그래밍할 수 있는 것으로 보인다. 이 유전자는 SIR2로 불리며, 먹이 부족에 대응해 세포 기능을 최적화하는 역할을 하는 듯하다.

SIR2와 유사한 유전자들이 벌레에서 초파리, 생쥐, 원숭이에 이르는 다른 유기체들에서도 발견되면서 이야기는 훨씬 더 흥미진진해졌다. 시르투인이라고 명명된 이 유전자들은 과학자들이 보존적 유전자라고 부르는 계열에 속하는 것으로 나타났다. 다시 말해, 이 유전자들은 수많은 종의 동물들, 심지어 일부 식물들에서도 진화한 것이다. 이것은 곧 이 유전자들이 생명 자체에 자못 중요하다는 것을 뜻하는데, 왜 그런지는 쉽게 알 수 있다. 이 유전자들은 동물들이 자연 세계에서 살 때 필연적으로 찾아오는 오랜 굶주림의 기간에 살아남을 수 있도록 해주기 때문이다. 음식을 적게 먹을 때 오히려 강해지고 건강해져서 혹독한 겨울을 견뎌 낼 수 있는 수렵채집인은 계속 빅맥 정도는 먹어야 하는 사람보다는 진화상으로 유리한 위치에 있었을 것이다. 그와 반대로, 우리가 충분히 음식을 섭취해 통통해질 때 우리의 유전자들은 우리를 없애 버리고 싶어 하는 것 같다.

시르투인의 발견은 노화 연구계를 열광의 도가니로 몰아넣었다. 이런 유전자가 존재한다는 것은 곧, 우리 세포 안 어딘가에 장수의 비결이 새겨져 있다는 것을 뜻했다. 그러다가 2003년, 과렌테의 제자인 데이비드 싱클레어라는 사람이 레스베라트롤이라는 합성물질로 시르투인 유전자를 활성화할 수 있다는 것을 발견했다. 레스베라트롤은 적포도주에 함유되어 있는 물질이다(이 물질은 포도 껍질에서 생성되는데, 포도가 익을 때 곰팡이에 감염되는 것을 막는 역할을 한다). 2006년 「네이처」지에 발표한 논문에서 싱클레어와 그의 팀은 고지방식을 섭취한 생쥐들도 일반 생쥐들만큼 오래 살 수 있다는 것을 보여 주었다. 레스베라트롤을 투여할 경우에 말이다. 그뿐 아니라 레스베라트롤을 투여한 생쥐들은 통통한 동료들보다 더 건강하고, 더 재빠르고, 겉모습도 훨씬 더 보기 좋았다.

이 이야기에 언론은 발칵 뒤집어졌다. 이에 관한 기사가 「뉴욕 타임스」의 1면을 장식하는가 하면, 이번에는 싱클레어가 〈60분〉의 몰리 세이퍼와 술잔을 부딪쳤다. 그는 젊고 잘생긴 외모로 바버라 월터스의 감탄을 자아냈고, 그 뒤 며칠 만에 인터넷은 레스베라트롤 보충제 광고로 넘쳐나는 듯했는데, 그중 몇몇 광고는 싱클레어 자신이 자사 제품을 보증하는 것 같은 분위기를 풍겼다(그는 그런 적이 없었다). 몇 안 되는 기존의 레스베라트롤 보충제 중 하나인 롱제비넥스라는 제품은 2주 만에 수요가 2,400배나 증가했다. 패스트푸드로 배를 가득 채우는 과체중의 미국인들을 위한 맞춤형 약이 있다면, 레스베라트롤이 바로 그것인 것 같았다.

그리고 그것은 이른바 프랑스인의 역설에 딱 맞아떨어졌다. 프랑스인의 역설이란, 프랑스인들은 온갖 종류의 기름진 음식을 먹는데도 미국인만큼 심장병(이나 비만)에 걸리지 않는 것을 일컫는다. 오래전부터 그것은 적포도주 때문이라는 것이 통설이었는데, 옳거니, 레스베라트롤이 적포도주에 함유되어 있지 않은가. 어쨌거나 적포도주에 들어 있는 무엇인가가 건강에 좋은 것은 분명하다. 어쩌면 그 무엇인가가 여러 가지일 수도 있다. (스카치위스키와 맥주, 그리고 심지어 백포도주를 마시는 사람들도 술을 입에도 안 대는 사람들보다 건강이 더 좋을 수 있지만, 적포도주를 마시는 사람들만큼 건강에 도움을 받지는 못한다.)

한편, 레스베라트롤에 대한 연구는 그 자체로 하나의 작은 산업이 되어, 노화 과정을 늦추는 것처럼 보이는 이 기적의 알약에 대한 수백 편의 논문이 발표되었다. 이 물질은 지구력을 향상시키는 효과도 보여, 싱클레어의 실험실 인원들 중 일부는 운동 성적 향상을 위해 이 물질을 연구하기도 했다. 비판자는 얼마 안 되었지만, 비판의 강도는 높았다. 사실 주된 비판자들 중에는 레너드 과렌테의 실험실에서 함께 작업했던 동창들도 있었는데, 동창회에서 만나면 서로 무척 어색했을 것이 틀림없다. (레스베라트롤을 보충제로 사용하는 것에 대한 자세한 내용과 왜 그것이 광고처럼 기적의 알약이 아닌지에 대해서는 부록 '효과가 있을 수도 있는 것들'을 참조하라.)

그러나 아무 상관없었다. 싱클레어는 이미 레스베라트롤을 넘어서 훨씬 더 큰 것을 다루고 있었던 것이다. 「네이처」지에 논문을 발표하고 약 1년 반이 지난 뒤, 글락소스미스클라인 사가 싱클레어가 공동 창업자로 참여한 스타트업 제약회사인 시르트리스 사를 7억 2천만 달러에 인수했다. 이 회사는 싱클레어가 '지저분한 약품'으로 일축해 버리는 레스베라트롤보다 더 정확하고 특화된 효과를 발휘하는 시르투인 활성제를 개발할 예정이었다. 또한 시르트리스 사의 신약은 특허 보호를 받을 수 있었는데, 그것은 제약회사가 이 신약으로 돈을 벌 수 있다는 것을 의미했다.

하지만 그러고서 …… 일이 꼬이기 시작했다. 글락소/시르트리스 사는 몇 가지 신약들로 임상실험을 해보았는데, 결과가 좋지 못했다. 하나는 부작용 때문에 개발이 중단되어야 했고, 2013년 3월에는 글락소 사가 매사추세츠 주 케임브리지의 시르트리스 사무소를 폐쇄했다. 회사는 신약 개발을 완전히 포기한 것은 아니라고 말했지만, 이 프로젝트에 계속 투입되는 직원은 소수에 불과한 듯했다.

"그건 사업상의 결정이었지, 과학적인 이유로 그런 건 아닙니다." 글락소 사가 사무소를 폐쇄하고 일주일이 지난 시점에서 싱클레어는 내게 그렇게 말했다. 그는 포기하지 않았지만, 어딘지 체념한 듯한 말투였다. "대학 다닐 때 친구들한테 우리는 카드 게임을 하고 있다고 말하고는 이런 얘기를 했던 기억이 나네요. '평범한 수명을 살다 가는 게 우리 세대가 마지막일지도 모른다는 거 알아? 누군가 돌파구를 찾아내서 우리 다음 세대는 아주 오래오래 살 거라구. 안타깝지 뭐야. 한 세대만 더 늦게 태어났으면 좋았을걸.'"

'안타까운' 또 다른 이유는, 칼로리 제한 알약이 없다면(레스베라트롤을 그런 약이라고 돈을 받고 팔았다), 오래 살고 싶은 사람은 역시 굶는 수밖에 없다는 데 있다. 그런데 도대체 얼마나 배를 곯아야 하는 것일까?

이에 대한 답을 얻으려고 나는 돈 다우든을 애타게 찾았다. 나는 오늘날의 루이지 코르나로를 찾던 중에 그에 대해 알게 되었다. 큰 키에 귀족적인 풍모를 지닌 그는 일종의 가족 영지처럼 보이는 보스턴 북부의 이곳으로 은퇴하기 전에, 수십 년 동안 맨해튼에서 특허 전문 변호사로 일하며 성공 가도를 달렸다. "참 재미있는 사람이야." 친구 하나가 그렇게 말했다. "나이는 많지만 아주 활기에 넘치지."

그 말이 무슨 뜻이었는지, 한눈에 알 수 있었다. 다우든은 이제 80대 초반으로, 피부는 나이에 걸맞게 자글거렸지만 눈빛은 총기가 가득했다. 서재에 놓인 낡고 고풍스러운 탁자에 앉아 그는 자신의 이야기를 들려주었다. 20대 후반에 갓 결혼해 뉴욕에서 첫출발을 했을 때, 그는 우연히 미국보험계리사협회American Society of Actuaries에서 발표한 보고서를 읽다가 "뚱뚱한 것보다는 날씬한 것이 낫다"는 구절을 발견했다고 한다.

그 당시 1950년대에는 이런 인식이 아직 새로운 것이어서 가슴에 팍팍 와 닿았다. 안 그래도 아내의 맛있는 요리 덕분에 결혼하자마자 체중이 13킬로그램이나 분 터였다. 그는 살을 빼기로 결심했다. 계획은 간단했다. 덜 먹는 것이었다. 또한 그는 조깅을 시작했는데, 당시로서는 약간 별난 행동이었다. 사실 별나기는 적게 먹는 것도 마찬가지였다. 특히 어디서나 스테이크에 마티니를 곁들인 식사를 하던 1960년대 초의 맨해튼 도심에서는 말이다.

이어서 1980년대 초에 그는 로이 월포드의 베스트셀러 『120년의 식이요법』을 읽고서 좀 더 체계적으로 식이요법을 시행할 결심을 한다. 그는 밥이라곤 새 모이만큼 먹는 사람들의 모임인(월포드도 일원이다) 칼로리제한협회Calorie Restriction Society에 가입했다. 그러고는 이 협회의 회원 수가 언제나 거기서 거기인 이유를 곧 깨닫게 되었다. 한번은 칼로리 제한을 실천하는 동료들을 초대해 파티를 열었는데, 어떤 사람이 음식 무게를 잴 저울을 가져왔던 것이다. "나는 내 몸무게는 재지만, 음식 무게는 재지 않아요." 그는 그렇게 말한다.

분명히 그는 나이에 비해 젊어 보인다. 82세의 나이인데도 복용하는 약이 하나도 없고, 그 사실을 그는 자랑스러워한다. 키 185센티미터에 몸무게가 70킬로그램으로, 대학 때보다도 덜 나간다고 은근히 자랑을 하는데, 전혀 수척해 보이지는 않는다. 70대가 될 때까지는 계속 달리기를 했지만, 그때부터 결국 무릎이 시원치 않아져서 이제는 매일 숲에서 1시간에서 1시간 반 동안 걷는다. 한스러운 것이 있다면 2000년에 신경 질환으로 65세의 나이에 세상을 떠난 아내로, 그녀는 칼로리 제한 식이요법을 함께하지 않았다고 그는 말한다.

이처럼 절제된 식습관은 그럴 만한 가치가 있었을까? 다우든은 그렇다고 생각한다. 2000년대 중반에 그는 세인트루이스에 있는 워싱턴 대학의 과학자로 칼로리 제한이 인간에게 미치는 효과에 대한 연구의 선두 주자인(또한 자신의 연구가 보고 싶은 결과만을 보는 '확증 편향'에 빠질 수도 있다는 생각에 스스로 칼로리 제한을 실천하고 있기도 한) 루이지 폰타나가 진행하는 연구에 자원했다.

다우든은 이 연구에 참여한 칼로리제한협회의 32명의 회원 중 한 사람이었는데, 바이오스피어의 내부 근무자들처럼 이들 역시 대조군보다 혈압이 낮고 콜레스테롤 수치도 양호했으며, 동맥도 훨씬 더 건강했다. 이 정도는 충분히 예상했던 일이었지만, 그들은 심지어 정기적으로 마라톤을 뛰는 사람들의 집단보다도 훨씬 더 건강한 것으로 나타났다. 이것은 놀라운 일이었다. 이런 기준에서 보면 돈 다우든과 다른 소식가들은 실제 나이보다 몇십 년은 젊다고 할 수 있다고 폰타나는 결론을 내렸다.

하지만 세상은 이런 소식에 시큰둥한 반응을 보였다. 엄격한 채식주의자, 과일만 먹는 사람들, 날것만 먹는 사람들, 주스만 먹는 사람들 등등, 이상한 식습관을 고수하는 미국의 하위문화 중 하나일 뿐인 것으로 인식되었던 것이다. 다른 사람들 눈에 이들은 축 늘어진 인형, 부러진 막대, 미치광이로 보였다.

2009년 6월 9일까지는 분명 그랬다. 바로 그날, 특별하기 짝이 없는 원숭이 두 마리가 「뉴욕 타임스」 1면을 장식했다. 두 원숭이의 사진이 나란히 실렸다. 27세의 칸토와 29세의 오언이었다. 원숭이 세계에서는 이 나이면 고령자 축에 드는데, 충격적인 것은 오언이 칸토의 아버지뻘로, 그것도 술에 절어 사는 방탕한 아버지처럼 보인다는 것이었다. 털은 듬성듬성하고, 얼굴 피부는 축 처지고, 몸은 지방으로 살이 접혔다. 반면 칸토는 털이 (허옇게 세기는 했어도) 숱이 많고, 몸매가 날씬하고,

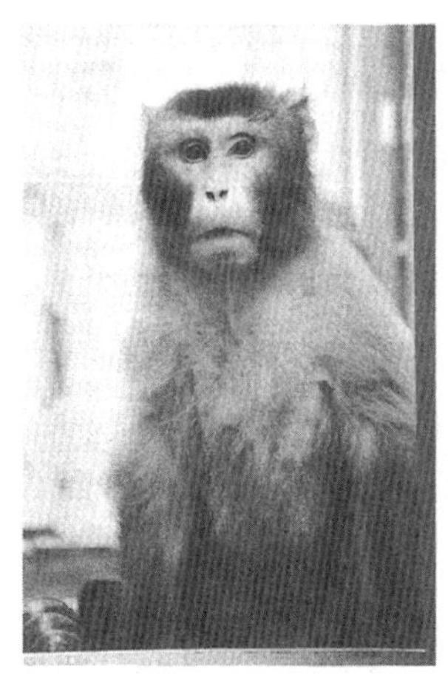
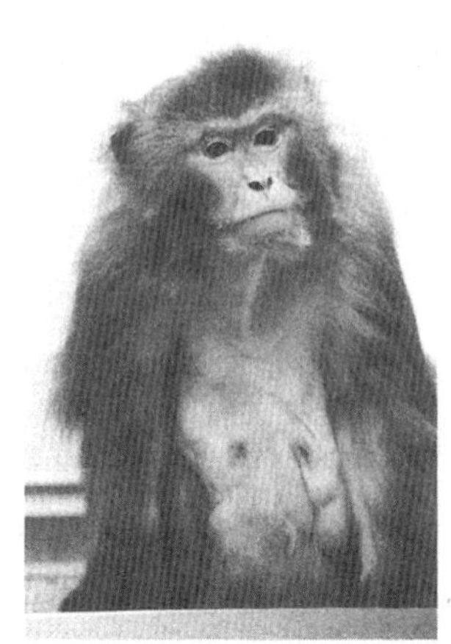

왼쪽의 칸토는 평생 칼로리를 줄인 식사를 했지만, 오른쪽의 오언은 그렇지 않았다. 차이가 확연하다.
위스콘신 대학 교육위원회의 허가를 얻어 게재

총기와 활력이 넘쳐 보였다. 마치 원숭이 돈 다우든 같았다.

두 원숭이는 릭 웨인드러크와 로즈 앤더슨의 진두지휘로 위스콘신 대학에서 진행 중이던 식사 제한과 노화 간의 관계에 대한 장기 연구의 일부였다. 청소년기 후기부터—**1980년대 말의 어느 시점이다**—연구자들은 칸토와 운 없는 10여 마리의 다른 원숭이들에게, 오언을 비롯해 충분히 먹이를 받는 원숭이들보다 25~30퍼센트 정도 먹이를 덜 주었다. 원숭이들은 인간과 가까운 영장류 친척이어서, 인간을 대신해 칼로리 제한이 정말로 노화를 지연시키는지 판단할 수 있는 근거로 이용될 수 있다. (국립노화연구소 초창기의 어느 소장은 감옥 재소자들을 대상으로 실험을 진행할 것을 제안했지만, 그 아이디어는 거부되었다.)

이 연구는 수십 년 동안 계속되었는데—**수명 연구는 지루할 수밖에 없다**—2008년 말에 이르러 과학자들은 의미 있는 결론을 보고할 수 있었

나. 차이는 신문 1면에 나란히 실렸던 사진 못지않게 충격적이었다. 굶주린 원숭이들은 혈압 등의 기본적 기준들에서 훨씬 더 건강했고, 당뇨나 암과 같은 노화 관련 질병에 걸리는 비율이 훨씬 낮았다. 그 결과, 이 녀석들은 많이 먹은 친구들보다 30퍼센트까지 더 오래 사는 것 같았다.

한 마디로 하자면, '우와'다. (두 마디로 하면, '고맙지만 사양할게요'다.) 어쨌거나 칼로리 제한은 이제 모르는 사람이 없게 되었다. 마침내 노화를 치료할 수 있는 방법으로 말이다! 단 한 가지 안 좋은 점이 있다면, 먹을 수가 없다는 것뿐이다.

하지만 위스콘신 원숭이들에서 가장 충격적인 부분은 뇌 스캔에서 드러났다.

칼로리 제한을 시행한 원숭이들의 뇌는 회색 물질이 훨씬 더 많은데, 칼로리 제한을 실시한 생쥐에게서는(효모균에서도 분명히) 볼 수 없었던 새로운 발견이었다. 인간과 마찬가지로, 원숭이는 나이가 들면서 오랜 기간에 걸쳐 꾸준히 뇌가 위축되는 과정을 겪는다. 하지만 적게 먹은 원숭이들은 이러한 뇌의 노화로부터 보호되는 것 같았다. 특히 뇌에서 운동제어와 '집행기능'을 담당하는 부분, 즉 일상에서 중요한 결정을 내리는(이를테면, 샐러드를 먹을 것인가, 치즈햄버거를 먹을 것인가) 뇌의 영역이 잘 보존되어 있었다.

칼로리 제한을 연구하는 과학자들 사이에서 원숭이 연구는 언제, 누구든 적게 먹으면 수명을 연장할 수 있다는 것을 증명하는 궁극의 증거로 간주되었다. 퓨리나 사(동물 사료 제조 기업 - 옮긴이)에서 후원한 연구에 따르면 심지어 래브라도 리트리버에게도 절식은 효과가 있었다. 그러므로 사람에게도 효과가 있으리라는 것은 당연했다. 하지만 그때 '자연식' 원숭이들이 등장하면서, 사태가 복잡해지기 시작했다.

칸토와 오언이 신문 1면을 장식하고 2년이 지난 뒤, 라파엘 데 카보라는 과학자가 볼티모어 항구를 굽어보는 번쩍이는 유리 건물 안의 국립노화연구소 사무실에 무척 걱정스러운 표정으로 앉아 있었다. 그는 국립노화연구소로부터 연구 자금을 받아 진행한, 칼로리 제한이 원숭이에 미치는 영향에 대한 두 번째 주요 연구에서 나온 데이터를 낱낱이 조사했는데, 결론은 사뭇 충격적이었지만 회피할 수도 없었다. 이번에는 '식이요법을 한' 원숭이들이 더 오래 살지 않았다. 칼로리 제한은 확실한 장수의 비결인 것으로 생각되었지만 이 연구에서는 그렇지가 않아서, 수백만 달러의 정부 기금을 잡아먹고는 이런 결과가 나온 것을 어떻게 홍보해야 할지를 두고 난리가 났다.

위스콘신 대학의 연구와 마찬가지로, 국립노화연구소의 연구도 1980년대부터 시작되었다. "노화 연구에 지름길이란 있을 수 없습니다"라고 위스콘신 대학의 로즈 앤더슨은 말한다. 데이터가 밀려 들어오기 시작했을 때, 데 카보는 한 가지가 아니라 두 가지 문제를 발견했다. 칼로리 제한을 실시한 원숭이들이 예상과는 달리 더 오래 살지 못했을 뿐 아니라, 국립노화연구소의 '뚱뚱한' 원숭이들이 칼로리 제한을 실시한 위스콘신의 원숭이들만큼 오래 살았던 것이다. 도대체 어떻게 된 일이었을까?

의무에 따라, 데 카보와 그의 공동저자들은 자신들이 발견한 것을 2012년 8월 「네이처」지에 발표했는데, 언론에 어떤 헤드라인들이 실릴지는 충분히 예상 가능했다. "엄격한 식이요법은 수명 연장에 도움 안 돼. 적어도 원숭이의 경우에는." 「타임스」지는 그렇게 선언했다. 이 발견은 칼로리 제한에 대한 이론 전체를 의심스러운 것으로 만든 데 그친 것이 아니라, 정부에게는 하나의 재앙에 가까웠다. 대략 4천만 달러를 쏟아부어서 나온 결과라는 것이, 칼로리 제한이 위스콘신에서는 원숭이들이 오래 사는 데 도움이 되었지만, 메릴랜드에서는 그렇지 않았다는 것을 증명한 것뿐이었으니 말이다. 하지만 헤드라인들은 훨씬 더 많은 뉘앙스를 지닌—**또한 희망적인**—이야기를 담고 있기도 했다.

'배를 곯은' 국립노화연구소의 원숭이들이 아무것이나 다 먹은 원숭이들보다 평균적으로 더 오래 살지는 못했다고 해도, 더 오랫동안 건강을 유지한 것이 사실이다. 당뇨나 암뿐 아니라 심혈관계 질환에 걸리는 비율도 낮았고, 이런 병들에 걸린다 해도 더 늦은 시기에 걸렸다. 또한 국립노화연구소의 원숭이들 중 4마리는 40세 넘게까지 살았는데, 레서스원숭이 가운데 최장수 기록이다. "전 그게 우리가 발견한 무척 흥미로운 사실들 중 하나라고 생각합니다." 데 카보는 그렇게 말한다. "수명은 늘리지 못해도 건강수명에는 엄청난 영향을 미칠 수 있다는 것 말입니다."

스페인 출신인 데 카보는 식습관 제한 연구 세계에서는 별종이라 할 수 있다. 다른 이유가 아니라, 먹는 것을 정말 좋아한다는 점에서 말이다. 샐러드 양을 저울로 재서 먹는 루이지 폰타나처럼 빼빼 마른 사람들이 판을 치는 분야에서, 그는 요리사 같은 건장한 체격을 하고 있다. 그의 꿈이 언젠가 레스토랑을 여는 것이기도 하다. 그는 품질 좋은 리오하 와인을 좋아하고, 대서양 이쪽 편에서는 가장 끝내주는 파에야를 만든다. "전 요리하는 걸 정말 좋아해요." 그가 말한다. "칼로리 제한을 실천해 볼 생각이 있느냐고요? 별로요."

사실, 그래야 할 필요도 없을 것 같다. 수많은 믿을 만한 역학 데이터를 살펴보면, 약간 과체중(이를테면, 체질량지수 25)인 것이 돈 다우든처럼 심각한 과소체중(체질량지수 21 이하)인 것보다는 낫다는 사실을 알 수 있다. 칼로리 제한을 가장 열심히 실천하는 사람들은 체질량지수가 19까지 떨어지기도 하는데, 이것은 위험한 것으로 간주된다. 너무 깡마른 사람들은 감염을 견디는 데 필요한 비축 지방이 없을 수 있기 때문이라고 니르 바질레이나 다른 연구자들은 말하는데, 특히 나이가 많아질수록 그럴 위험성은 더 커진다.

자신이 식도락가여서 그런지도 모르지만, 데 카보는 두 연구의 큰 차이점에 주목했는데, 그것은 바로 동물들에게 준 먹이의 특성이었다. 위스콘신 원숭이들은 가공 처리된 재료로 이루어진 '정제된' 원숭이 먹이를 먹은 반면, 국립노화연구소의 원숭이들은 좀 더 자연적인 재료와 생선이나 곡물 등 가공되지 않은 자연식으로 이루어진 다른 구성의 식사를 했다. 위스콘신의 먹이는 연구자들이 영양 성분을 더 정확히 조정할 수 있는 이점이 있었다. 하지만 국립노화연구소의 원숭이들은 더 자연적인 재료들을 먹었기 때문에 폴리페놀과, 건강 증진의 효과가 있을 수 있다는 것을 이제는 우리가 아는 다른 임의의 합성물질들을 더 많이 섭취했다. "1년 중 어느 시기인가에 따라 먹이에 든 미량영양소들과 플라보노이드도 달라졌죠." 데 카보는 그렇게 말한다.

다른 차이점들도 있었다. 위스콘신의 원숭이들이 단백질을 유청(즉 유제품)에서 얻은 반면, 국립노화연구소의 원숭이들은 콩과 생선에서 대부분의 단백질을 섭취했다. 먹이를 주는 방식이 달랐기 때문에, 국립노화연구소의 원숭이들은 결국 위스콘신의 살찐 원숭이들보다 5~10퍼센트 정도 먹이를 덜 먹은 셈이 되었고, 그것은 곧 이 원숭이들 역시 아주 가벼운 형태의 칼로리 제한을 시행한 셈이 된다는 것을 뜻했다. 또한 국립노화연구소의 원숭이들이 전체 칼로리의 5퍼센트만을 설탕에서 얻은 반면, 위스콘신의 원숭이 먹이는 칼로리의 30퍼센트 이상을 설탕이 차지하고 있었다. "그건 집에서 만든 아이스크림 같다고 할 수 있죠." 스티븐 오스태드는 그렇게 말한다. "제 생각에는 아마 (위스콘신 원숭이들이) 먹이를 별로 안 좋아해서 어떻게든 먹게 하려고 설탕을 쏟아부은 것 같습니다." (식품회사들이 이른바 '플레인' 요구르트에 설탕을 첨가하는 것처럼 말이다.)

그러므로 사실상 국립노화연구소의 원숭이들이 '자연식'을 했다면, 위스콘신의 원숭이들은 30년 넘게 매일 야구장에서 파는 음식—**소시지, 맥주, 퍼널 케이크(반죽을 깔때기 등을 써서 소용돌이 모양으로 뽑아 굽거나 튀긴 케이크 – 옮긴이)**—을 먹은 셈이다. "국립노화연구소 원숭이들은 정말로 생선 위주의 지중해식 식생활을 했죠." 루이지 폰타나는 그렇게 말한다. 그렇다면 서로 다른 결과가 나온 것도 놀라울 것이 없다. 또한 미국인의 25퍼센트처럼, 위스콘신 원숭이들의 거의 절반이 당뇨병이나 당뇨병 전증을 앓았던 것 역시 놀랍지 않다. 이 원숭이들은 대체로 이른 나이에 죽었다. 하지만 위스콘신 대학의 로즈 앤더슨이 지적하듯, "우리 식단이 실제로 사람들이 먹는 것에 훨씬 더 가깝습니다".

그리하여 많은 결점들에도 불구하고, 위스콘신의 원숭이 연구는 정크푸드 섭취의 효과에 대한 지금까지의 연구 중 아직 최고의 자리를 지키고 있다고 할 수 있다. 그리고 원숭이들이 정크푸드를 적게 먹으면 적게 먹을수록 더 건강이 좋을 것임은 당연하다.

인간 또한 그렇다. 패스트푸드에 대한 임상실험을 시도한 사람은 아무도 없지만, '블래스트' 연구를 진행하는 국립노화연구소의 과학자인 (또한 데 카보의 동료인) 루이지 페루치는 최근 임상실험에 가까운 흥미로운 소규모 실험을 실시했다. 발표하지 않은 소규모 연구에서 페루치는 20여 명의 자원자들에게 푸짐한 패스트푸드 점심을 주고 나서 그날 내내 그들의 혈액 화학성분을 계속 점검했다. 패스트푸드를 먹은 사람들은 대조군으로 녹색 채소와 연어로 된 건강식을 먹은 사람들보다 전신 염증의 주된 지표인 IL-6 수치가 몇 시간 동안이나 더 극히 높은 상태에 있었다. 마치 패스트푸드를 먹은 사람들은 자기가 먹은 음식 때문에 부상을 당한 것 같았다.

따라서 무엇을 먹느냐가 얼마나 먹느냐만큼, 또는 그보다 더 중요한 것은 분명하다. 히포크라테스가—**"음식을 약으로 삼으라"고 말했던 사람이다**—2천 년도 더 전에 알아냈던 것처럼 말이다.

그것이 기본적으로 돈 다우든이 하는 일이다. 그의 코르나로식 식이요법은 음식 섭취를 제한하지만, 음식 무게를 달거나 칼로리에 집착하는 다른 많은 열성가들보다는 훨씬 덜 금욕적이다. 저녁에는 생선 한 조각에 채소나 샐러드(그는 샐러드를 무척 많이 먹는다)를 먹고, 가끔 포도주 한잔을 곁들인다. 하지만 그는 융통성을 발휘하기도 한다. 만약 여러분이 저녁 식사에 그를 초대해 스테이크 부리토를 대접한다면, 그는 정중하게, 그리고 백인 앵글로색슨 신교도답게 최소한 절반은 먹을 것이다.

하지만 그는 대개는 국립노화연구소의 원숭이처럼 먹는다. 너무 많지 않게, 가공되지 않은 양질의 진짜 음식만을 말이다. 그는 자신의 샐러드 점심과 연어 저녁을 어떤 식도락가 못지않게 고대한다. 사실, 내가 방문했을 때, 그는 부엌을 뜯어고칠 준비를 하고 있었다. 그리고 내가 본 대로, 그는 그릇을 거의 깨끗이 비운다. 식이요법 덕분에 그가 건강한 것일까? 알 수 없는 일이다. 내 생각에는 97세까지 산 그의 할머니로부터 물려받은 유전자 덕도 본 것이 아닐까 싶다. 하지만 그는 섭생법의 효과를 보고 있으며, 그렇게 어렵지 않아서 루이지 코르나로처럼 무리 없이 계속 해나가고 있다.

"기본적으로 나처럼 하고 있는 사람이 미국에 수백만 명은 될 거요." 그가 말한다. "자기가 '칼로리 제한을 시행하고 있다'고 말하지 않을 뿐이지. 그들은 사실 '식이요법 중'인 거요."

그의 이 말에 나는 가장 가까운 샌드위치 가게로 달려가, 보기만 해도 군침이 도는 뉴잉글랜드 스타일의 따뜻한 샌드위치를 주문했다.

Chapter 12

고난은 우리를 강하게 만든다

스트레스와 그 밖의 이로운 것들

나는 죽음이 두렵지 않아.
다만 그 일이 벌어질 때 그 자리에 없었으면 하고 바랄 뿐이지.
– 우디 앨런

어느 토요일 아침 오전 11시를 조금 지난 무렵, 중년 남성 두 명이 캘리포니아 해변의 모래사장으로 걸어가더니 셔츠를 벗고는 밀려오는 파도를 향해 달려들었다. 이런 일이야 특별할 것도 없었다. 이곳이 4월의 샌프란시스코 남쪽의 하프문베이로, 수온이 섭씨 10도를 밑돈다는 것만 빼고는 말이다.

거센 바닷바람이 불고, 해변의 축축한 안개에 해가 가려 공기는 그보다도 훨씬 더 차가웠다. 해변은 적어도 북적거린다고는 할 수 없었다. 한 사람은 바다를 향해 원반을 날렸다가 차가운 바람에 실려 되돌아오는 것을 받으며, 혼자서 원반 던지고 받기를 하고 있었다. 서핑을 하는 사람도 딱 한 명뿐이었는데, 몸에 딱 달라붙는 두껍고 따뜻한 고무 전신 수영복을 입고서 60센티미터짜리 파도를 어떻게든 타보려고 시도하고 있었다. 정신이 제대로 된 사람들은 모자 달린 옷으로 몸을 감싸거나 바람막이 텐트 안에 웅크리고 있었다.

이 중년 사내 두 사람은 그렇지 않았다. 그들은 자신들의 창백하고 뽀얀 피부가 사람들의 이목을 끄는 것에는 아랑곳없이, 꽃무늬 수영복을 입고 모래사장을 활보했다. 허연 머리숱이 적어지고 있는 나이 많은 사람이 껑충껑충 뛰어 바다로 들어가 서핑보드에 가슴을 대고 누워 파도 2개를 보내더니 이윽고 함성을 지르며 세 번째 파도 속으로 뛰어들었다. 듬성듬성해지는 머리숱이 금발인 다른 남자는 바로 뒤를 따라왔지만, 무릎 깊이 정도 되는 곳에서 갑자기 멈춰 서면서 여자 아이처럼 새된 소리로 비명을 질렀다. 폐가 얼어붙어 숨도 못 쉬고 그 자리에서 당장 심장마비가 올 것 같았던 것이다.

그는 결국 뒤로 돌아 덩치 큰 겁보처럼 물 밖으로 달려 나오기 시작했다.

짐작했을지도 모르지만, 두 번째 사내는 바로 나다. 첫 번째의 겁 없는 남자는 토드 베커라는 사람으로, 온화해 보이는 57세의 생화학 공학자인데, 방금 세상에서 가장 박력 있는 샌님 자리에 올랐을지도 모른다. 베커는 찬물에서 수영하기나, 고통스럽지만 인격 수양에 도움이 되는 다른 활동들을 하는 것을 무척 좋아한다. 왜냐하면 그는 고통을 통해 강해진다고 믿는 고대 그리스의 스토아학파를 추종하기 때문이다. 스토아주의는 현대 서구의 철학적 규범에서는 거의 무시되고 있지만, 고난 속에서도 평정심을 유지할 것을 가르치는 동양 종교들, 특히 불교에서 그 울림을 찾을 수 있다.

베커는 그들의 가르침을 인생의 지침으로 삼는다. 그는 자신이 '호르메시스적' 생활방식이라고 부르는 것을 실천하는 선구자, 또는 어쩌면 유일한 사람으로, (뼛속까지 시린 물속에 뛰어드는 것 등) 스트레스를 주는 일들을 일부러 찾아서 실행한다. '호르메시스'라는 말은 고대 그리스어에서 유래했으며, 오늘날에는 과학자들이 자연에서 관찰되는 특정한 스트레스 반응을 지칭할 때 사용한다. 호르메시스의 기본 개념은, 특정한 종류의 스트레스나 자극들은—**심지어 일부 독조차**—양만 적절하다면 실제로 득이 되는 효과를 낼 수도 있다는 것이다. "사람이 만성적으로 스트레스를 받으면 건강에 좋지 않다는 것은 누구나 다 압니다." 예쁜꼬마선충의 호르메시스를 연구한 고든 리스고는 그렇게 말한다. "하지만 단기적이라면 이득이 있을 수도 있습니다."

이런 현상은 포유류에서 박테리아에 이르기까지 모든 종류의 유기체에서 관찰된다. 칼로리 제한이 수명을 연장하는 효과가 있는 것은 호르메시스 유형의 반응에 기인하는 것일 가능성이 크다. 실제 생활 속에서 우리가 이 현상을 경험하는 것은 운동할 때, 특히 역기를 들어 올릴 때다. 운동은 우리의 근육 섬유에 스트레스를 주거나 심지어 손상하기까지 하는데, 호르메시스의 기적 덕분에 우리는 손상된 근육 섬유를 새롭고 더 강한 섬유로 복구하고 재구축할 수 있다. 대부분의 백신들도 같은 원리에 기반하고 있다. 소량의 병원체는 대응 반응을 자극해, 그 병에 대한 면역력을 갖게 해준다.

"스트레스는 우리를 강하게 해주는 만큼, 삶에 필수적이기까지 합니다." 토드는 자기 집이 있는 팰로앨토에서 차를 타고 가는 길에 그런 의견을 피력했다. "스트레스가 없다면, 우리는 소멸해 버리고 말 겁니다."

그가 매일 조금 이상해 보이는 일들을 하는 것도 그래서다. 예를 들어, 그는 매일 30분 남짓 눈운동을 하는데, 그 덕분에 시력이 굉장히 많이 좋아져서 예전에 썼던 두꺼운 렌즈의 안경을 이제는 쓰지 않아도 된다고 그는 주장한다. 아침에 일어나면 냉수 수도꼭지를 끝까지 틀어 얼음같이 찬물로 샤워를 한다. 아무리 못해도 5분 동안은 찬물을 맞고 있는데, 이 상쾌한 의식을 치르면 잠이 싹 달아날 뿐 아니라(덕분에 커피값도 덜 들고), 지방을 연소시키고, 통증을 참을 수 있는 힘도 길러지며, 면역력도 강화된다는 것이 그의 주장이다. 냉수 샤워에 대해 쓴 글은, 수많은 사람이 찾아오는 그의 블로그 gettingstronger.org에서 아직도 가장 인기 있는 게시글이다. (블로그의 좌우명은 "스트레스를 즐기도록 단련하라"이다.)

'세상에서 가장 박력 있는 샌님'은 10년여 전에 처음으로 냉수 샤워를 잠깐 해보기 시작했는데, 이내 이것을 초석으로 삼아 호르메시스를 촉진하는 생활방식을 취하게 된다. 그는 심지어 자신이 우울증을 이겨내는 데에도 냉수 샤워가 심리적으로는 물론 생리적인 이유에서 큰 도움을 주었다고 확언한다. "삶에서 맞닥뜨리는 다른 스트레스와 여러 상황들에 더 잘 대처할 수 있게 해주었죠." 그는 내게 그렇게 말했다. 놀랍게도 그는 19세, 22세인 자신의 아들과 딸에게도 해볼 것을 권하기까지 했다. 자녀들이 실제로 냉수 샤워를 좋아해서 그도 놀랐다는데, 다만 부인을 설득하려 했을 때는 "절대로 안 돼요!"라는 대답이 돌아왔다고 한다. 그 후로 다시는 말도 꺼내지 못했다. 몇몇 친구를 설득해 동참하도록 하기도 했는데, 그중 한 사람은 나중에 "냉수 샤워는 내가 해본 일 중에서 아무 위험이 없는데도 겁나기로는 으뜸가는 일이다"라고 털어놓기도 했다.

딱 맞는 말이다. 토드가 시행하는 고통스럽지만 위험하지는 않은 활동들 중에는 단기간의 단식—**한 끼나 두 끼를 건너뛰는 것**—과, 맨발로 산길 달리기나 주로 빈속으로 근처의 인공 암벽장에서 암벽 타기 같은 거칠고 강도 높은 운동이 포함되어 있다. 정말로 그는 다가오는 200킬로미터 이어달리기 시합에 대비해, 퇴근 후 직장 동료들과 팰로앨토의 야산으로 달리기 연습을 하러 가면서도 전날 점심부터 22시간 동안 아무것도 먹지 않기도 했다. "내가 정말로 좋아하는 일 중 하나는 아무것도 안 먹고 운동하기예요." 그는 내게 그렇게 털어놓았다.

별일도 다 있다는 생각이 들지도 모르지만, 다음 장에서 우리는 빈속인 상태에서 운동을 하는 것이 건강에 좋을 수도 있는 이유에 대해 알아보게 될 것이다.

이번처럼 얼음장같이 찬 바닷물에서 수영하는 것은 그도 거의 하지 않는 일인데, 고맙게도 특별히 나를 위해 기회를 내준 것이었다. 그의 우상은 윔 호프라는 정신 나간 네덜란드 사람인데, 북극 바다의 얼음 밑으로 57미터를 헤엄쳐 기네스 세계 기록을 보유하고 있다. 윔 호프처럼 그도 차가운 물을 오랫동안 견뎌 내는 훈련을 했다. "찬물에서 헤엄치거나 찬물로 샤워하는 건 처음 할 때가 제일 힘들죠." 주차장에 들어가는 동안 그가 말했다. "그중에서도 처음 1분이 최악이에요. 하지만 1분이 지나면 점점 괜찮아져요. 이상하게 들릴지 모르지만, 사실이랍니다."

나는 30초가 최대라고 생각했다. 수온이 섭씨 27도인 풀장에 들어갈 생각만 해도 움찔하는 것이 나라는 사람이니 말이다. 나에게는 따뜻한 물에 샤워하는 것이 인생 최고의 행복 중 하나다. 또한 매년 열리는 앨커트래즈 탈출 철인 3종 경기에 참가한 어떤 사람이 샌프란시스코만 근처의 출발점에서 비명횡사한 최근 사건이 머릿속에서 떠나지 않았다. 그는 거의 물에 들어가자마자 경기 조직위원회에서 '심각한 심장발작'이라고 부른 것으로 사망했다. 나이도 나와 동갑인 46세였다. 아마 나와 마찬가지로 자기가 건강하다고 생각했을 것이다. 게다가 그는 전신 수영복을 입고 있었다. 나는 그마저도 없는데 말이다.

우리는 해변으로 걸어가 수건과 장비를 내려놓았다. 나는 추위를 막아 주는 최후의 보루인 운동복을 아직 입고 있었다. 주차장보다 최소한 5도는 더 낮은 것 같았다. 토드는 내 운동복을 물끄러미 바라보았다. "지금 아니면 영원히 기회가 없을 겁니다." 그가 말했다.

"전 여기가 좋은데요." 나는 온기가 있는 모래 속에 발가락을 파묻으면서, 차 안에서 그가 한 말을 잊어버리려고 노력하며 대답했다. "아마 물은 지금 이맘때가 제일 차가울 겁니다."

대신 나는 '샘의 생선 요리집'에서 나중에 먹게 될 맛있는 바닷가재 롤만 생각하려고 애썼다. 거기다가 튀김 약간에 따뜻한 맥주까지…….

"어차피 한 번 사는 인생이잖습니까." 토드가 불쑥 내 공상을 깨뜨리며 말했다.

아니면 뭐, 그런 종류의 말이었던 것 같다. 사실, 그다음에 벌어진 일들은 하나도 기억이 나지 않는다. 후드 달린 운동복을 벗어던지며 "까짓것, 죽기 아니면 살기다!"라고 외치면서 바다로 달려갔던 것 빼고는 말이다.

차가운 물에 노출된 인간은 둘 중 한 가지 방식으로 죽는다. 곧바로 아니면 서서히. 전자는 일반적으로 쇼크 반응에 따른 것으로, 혈압과 심박수가 급격히 떨어지면서 결국 심장마비가(또는 언론 보도자료의 표현을 빌리면 '심각한 심장 발작'이) 일어난다. 이런 일은 특히 중년의 철인 3종 경기 선수들에게 많이 일어나는데, 차가운 물이 체온을 빼앗아가— **말이 난 김에 말하자면, 피부가 공기에 노출되어 있을 때보다 체온을 잃는 속도가 26배 빠르다** — 결국 의식을 잃고 익사하는 느린 방식보다야 백번 낫다. 연안 경비대에 따르면, 이런 일은 몸의 심부온도가 섭씨

30.5도까지 떨어지거나 하프문베이보다 수온이 약 22도 높을 때 발생한다.

따라서 이렇게 찬물에 뛰어드는 것이 단순히 '기분을 상쾌하게 하려고' 하는 것이어서, 간신히 목숨을 건지면 두고두고 치를 떨게 될 행위가 아니라, 그럴 만한 가치가 있는 것이라는 확신이 내게는 필요했다. 잠깐 동안 찬물에 노출되면 정말 다른 좋은 점들이 있는 것일까? 혹시 토드가 그저 일종의 매조키스트인 것은 아닐까? 매일 일부러 찬물 샤워를 하면서 그 고통을 즐기는 부류의 매조키스트 말이다.

차가운 것에 접하는 것이 건강에 좋을 수 있다는 것을 암시하는 증거들은 자료를 별로 뒤지지 않고도 찾을 수 있었다. 우선, 지구상에서 가장 오래 사는 생물들 중 일부는 몹시 차가운 물에 서식한다. 바닷가재들은 찜통에 들어가지 않을 만큼 똑똑하기만 하다면 수십 년을 살 수 있다. 흰긴수염고래는 200년 정도를 사는 것으로 알려져 있고, 물론 507년을 산 아이슬란드 바다의 조개 밍도 빼놓을 수 없다. 삼가 밍의 명복을 빈다. 또한 어떤 볼락(도미와 줄무늬농어가 속한 어족) 종들이 노화에 따른 쇠퇴의 기미가 전혀 보이지 않아 본질적으로 늙지 않는 것처럼 보이는 이유도 찬물로 설명 가능할지도 모른다. 하지만 이 물고기들이 장수하는 것이 찬물 덕분인지 아닌지 누가 알겠는가?

그러나 실험실에서 키우기가 무척 쉬운 선충들에 대한 연구는 찬물이 이들의 수명을 늘릴 수도 있다는 것을 보여 준다. 오랫동안 이것은 단순히 낮은 온도가 노화를 야기하는 화학 반응들을 지연시키기 때문이라고 간주되었다. 하지만 새로운 연구들은 훨씬 더 심층적인 이유가 있을 수 있다는 것을 암시한다. 「셀Cell」지에 최근 발표된 한 논문에서 미시건 대학의 과학자들은 낮은 온도가 선충들의 대사 촉진 경로를 활성화하는 것을 발견했다.

좋은 소식은, 인간에게도 사실상 동일한 유전 경로가 있다는 것이다. 롱아일랜드 해협에서 여름이나 겨울이나 매일 수영을 했던 캐서린 햅번이 96세까지 산 것도 여기에 이유가 있을 수도 있다. 차가운 물에서 수영하는 사람들에 대한 핀란드의 한 연구에서, 연구 대상자들은 '겨울 수영 시즌'(정말로 이런 것이 있다)이 시작될 때 검사를 받고, 5달 뒤 시즌이 끝날 때 다시 한 번 검사를 받았다. 몇 달 동안 정기적으로 찬물에서 수영을 한 연구 대상자들은 혈액 속의 천연 항산화효소 수치가 몰라보게 높아져 있었다. 또한 적혈구 수도 늘어났고 헤모글로빈 수치도 높아졌다. 한마디로 말해서, 혈액 속에 혈액이 많아졌다. 이들의 몸은 정말로 찬물에 들어가는 스트레스에 훌륭히 적응한 것이다.

훨씬 더 흥미로운 것은, 찬물에 노출되면(예를 들어, 우리가 얼음장처럼 차가운 물속에 풍덩 뛰어드는 것 같은 바보짓을 하면) 에너지를 연소하고 열을 발생시키는 갈색 지방이 활성화될 수 있다는 것을 보여준 연구이다. 불행히도 갈색 지방은 성인에게 상대적으로 적어서, 우리 몸의 전체 지방량의 극히 일부만을 차지한다. 대부분의 사람들의 경우, 갈색 지방은 등 위쪽 어깨뼈 사이의 몇몇 부위에만 존재한다. 갈색 지방은 추워지면 우리 몸을 따뜻하게 하기 위해 작동에 들어가지만, 운동이나 식이요법을 할 때보다도 흰색 지방을 더 빨리, 더 효율적으로 연소시켜 신진대사에도 이로운 영향을 미친다. 연구들에서 밝혀졌듯이, 차가운 데 더 많이 노출될수록 우리 몸에는 더 많은 갈색 지방이 생성된다. 이것은 건강에 이로운 일이다.

마지막으로, 훨씬 더 근본적인 면에서, 열은 우리에게 해롭다. 우리가 온혈동물이라는 사실은 실은 우리의 노화를 가속화하는 원인이 된다. 그것이 우리가 도마뱀이 되지 않은 것에 대해 치러야 하는 대가 중하나다. 그 이유는 단백질과 관련이 있는데, 여기서 말하는 단백질은 우리가 고기나 두부 형태로 섭취하는 단백질이 아니라, 우리 세포의 가장 기본적인 물질전달을 형성하는 단백질을 가리킨다. (기본적으로, 우리 세포 내에서 벌어지는 모든 일은 단백질에 의존한다.) 문제는, 과도한 열은 우리 몸의 단백질이 '접힘folding'이라고 불리는 3차원 구조를 잃어버리도록 만드는데, 단백질이 제대로 기능하려면 이 3차원 구조를 반드시 유지해야 한다는 것이다. 단백질이 '펼쳐지면' 더 이상 제 기능을 발휘하지 못한다. 이런 현상을 우리는 아침 식사를 요리할 때 관찰할 수 있다. "달걀을 깨서 프라이팬에 넣으면 단백질이 펼쳐지죠." 고든 리스고의 설명이다.

이렇게 '잘못 접힌' 단백질들은 집 안에 나뒹구는 빈 포도주병들처럼 우리 몸에 쓸모없는 것이 된다. 이런 단백질들은 프로테아좀이라 불리는 세포 내의 복잡한 노폐물 처리 및 단백질 재생 기제를 통해 폐기되거나 재생되어야 한다. 하지만 더 낮은 온도에서도—**이를테면 섭씨 37도에서도**—같은 일이 발생한다. 우리 몸의 단백질이 말 그대로 익는 것이다.

이것은 마이야르 반응(100년 전 이 현상을 발견한 프랑스인의 이름에서 따온 명칭이다)이라고 불리는 현상 때문인데, 우리 주위에서 쉽게 찾아볼 수 있다. 빵 껍데기가 갈색인 것도, 스테이크가 그릴에서 새까맣게 타는 것도, 다 된 밥에서 맛있는 냄새가 나는 것도 다 이 현상 때문이다. 마이야르 반응은 열을 가한 상태에서 아미노산과 당분이 결합할 때 발생하며, 음식을 맛있게 만든다. 불행히도 같은 반응이 우리 몸 속에서도 일어난다. 일종의 느린 동작으로 진행되는 마이야르 반응이 최종당화산물advanced glycation end-products 또는 AGEs라고 불리는 끔찍한 물질을 생성하는 것이다. 이 물질은 일부 노화성 질환들을 촉진하는 것이 분명한데, 황반변성이 대표적이지만 죽상 경화, 당뇨병, 알츠하이머병도 여기에 속한다. 예를 들어 우리 혈액 속의 최종당화산물이 동맥경화와 고혈압의 주원인이라는 것은 널리 알려진 사실이다.

그렇다면 결론은, 내 몸속의 단백질들은 찬물을 좋아했다는 것이 된다. 내 갈색 지방도 마찬가지다. 내 몸의 다른 부분들은 찬물을 별로 달가워하지 않았지만, 내 뇌는 토드가 마땅히 할 일을 했다는 것을 알았고, 그가 무엇인가 대단한 것을 이루어 낼지도 모른다고 믿었다. 그래서 나는 그 빌어(삐~) 차가운 하프문베이의 바닷물에서 최대한 오래 버텨 보겠다고 맹세했던 것이다.

처음에는 불에 덴 것 같았다. 적어도 내 느낌은 그랬다. 뜨거운 용암에 들어간 느낌이었다. 하지만 채 2초도 지나지 않아 그런 느낌은 사라지고 현실의 냉기가 엄습했다. 말 그대로 숨이 턱 막혔다. 숨을 쉴 수가 없었다. 나는 비명을 내지르며 공황상태에 빠져 물이 허리께까지 차는 곳에서 멈춰 섰다. "숨이 안 쉬어져!" 나는 간신히 그 말을 내뱉고 모래사장 쪽으로 몸을 돌렸다.

토드는 나야 그러든 말든 파도를 향해 뛰어들었다. 나는 그 뒤를 따르든지 아니면 뻗어 버리든지 할 수밖에 없었다. 파도가 지나가자 이상한 일이 벌어졌다. 아까보다 편안해졌던 것이다. 약간 말이다. 어쨌거나 도망치고 싶은 충동은 사라졌다. 또다시 큰 파도가 밀려와 우리는 그 속으로 뛰어들었다. 나는 이번에는 기쁨의 함성을 내질렀다. 재미있었다. 원반 놀이를 하던 사내가 동작을 멈추고 우리를 바라보고 있었다.

"많이 움직이는 게 중요해요." 토드가 말했다. 몸을 따뜻하게 하기 위해서가 아니라 더 춥게 만들기 위해서란다. "안 그러면 피부 위로 따뜻한 층이 약간 생겨요." 그러면 안 된다는 투로 그가 덧붙여 말했다. 우리는 제자리 뛰기를 하면서 밀려오는 파도들과 몸을 부딪치며 아이들처럼 웃고 소리 질렀다. 피부는 얼얼하지 않은 데가 없었고, 다리는 무릎 아래로 감각이 없어졌다. 심장은 사지에서 피를 가져와 몸 중심부를 따뜻하게 하려고 사정없이 펌프질을 해댔다. 그리고 고환이, 마치 헤어진 여자 친구가 앙갚음으로 꽉 움켜쥔 것처럼 아파 미칠 지경이었다. "불알이 아파요!" 나도 모르게 입 밖으로 그런 소리가 튀어나왔다.

"맞아요." '세상에서 가장 박력 있는 샌님'이 고개를 끄덕거리며 말했다. "원래 그런 거예요."

그것 말고는 다 괜찮았다. 이상한 평온함이 찾아왔고, 마치 그곳이 하와이 섬을 어루만지는 바로 그 훈훈한 태평양 바다인 것처럼(엄밀히 말하면, 태평양이 맞긴 맞다) 나는 물속에 편안히 잠겼다. 차가운 파도 속으로 다시 한 번 뛰어드는데, 문득 이런 생각이 들었다. 죽을 때 느낌이 이런 걸까? 거의 날아갈 것 같은 기분이었다. 시계를 보니 물속에 들어온 지 4분이 조금 지나고 있었다. 추웠지만 별로 신경 쓰지 않았다. 잠시 후 상당한 크기의 파도가 밀려와서 나는 그 파도를 타고 해변으로 나왔다. 거의 6분 동안 물속에 있었던 셈인데, 희한하게도 기분이 말할 수 없이 좋았다. 그 달에 한 일 중에 위험하면서도 가장 신나는 일이었다.

"잘했어요!" 나보다 6분 동안 더 찬물 수영을 즐기고 나오면서 토드가 그렇게 말했다. 우리는 마치 그 해변의 최고 액션 스타라도 된 것 같은 기분으로 몸을 닦은 뒤, 차에 올라 점심을 먹으러 갔다. 바닷가재 롤은 지금껏 먹어 본 것 중 최고로 맛있었지만, 그것도 다 차가운 물에서 짜릿한 시간을 보내고 온 덕분이었다.

"이건 노다지 같은 건데 사람들이 도통 관심을 안 가져요." 점심을 먹으며 그가 탄식했다. "이렇게 확실한데, 왜들 그러는지 모르겠어요."

집으로 돌아온 뒤 나는 우리 도시의 수돗물은 하프문베이의 바닷물만큼 차갑지 않다고 속으로 되뇌며 찬물 샤워를 몇 번 시도했다. 이쯤은 아무것도 아니야! 또한 찬물에서 얻을 수 있는 이득들은 무척 매력적이었다. 그리고 설령 그렇게 해서 영생을 누리지는 못한다 해도, 찬물 샤워를 하면 분명히 하루를 활기차게 시작할 수 있었다. 하루를 비명으로 시작할 때도 많았지만.

더운 날 열심히 자전거를 타고 난 뒤나, 또 한 잔의 커피로 얻을 수 있는 에너지보다 더 큰 에너지가 필요할 때 찬물로 샤워를 하면 기분이 끝내줬다. 한동안은 말이다. 그러나 매일 찬물 샤워를 하겠다는 열정은 이내 사그라들고 말았다고 해야 할 것이다. 얼음장처럼 차가운 물이 나오는 샤워기 아래 서 있는 것은 바닷물 속에서 첨벙거리는 것만큼 재미있지가 않았다. 그래서 이제는 어떤 차가운 물속이라도 두려움이나 망설임 없이 즐거이 뛰어들 태세가 되어 있지만, 일상에서는 다시 뜨거운 물로 샤워를 하기 시작했다.

그랬던 만큼, 차가운 것이 건강에 좋듯이 약간의 열기도 몸에 좋다는 것을 알게 된 것은 무척 안심이 되는 일이었다. 열은 우리 세포 안의 '열충격단백질'이라 불리는 물질을 활성화시키는데, 듣기에는 좀 꺼림칙할지 몰라도 유해한 물질이 아니다. 이 물질이 기본적으로 하는 일은, 열기가 있거나 스트레스를 받는 상황에서 곧잘 기능이 떨어지거나 펼쳐져 버리는 세포 단백질을 복구하는 것이다. 벌레 같은 작은 동물들에 대한 연구에서는 이런 반응을 '훈련시킬' 수 있다는 것이 밝혀졌다. 살면서 스트레스를 경험한 벌레들은 좀 더 강력한 열충격 반응을 발달시키는 것이다.

열충격단백질은 특히 운동에서 중요하다. 길고도 복잡한 이야기를 간추려 보자면 다음과 같다. 강도 높은 운동을 통해 생성된 것과 같은 특정한 열충격단백질들은 사실상 세포들이 내부 청소를 하는 것을 도와주며, 이 덕분에 세포들은 더 오래, 더 잘 기능할 수 있다. 예를 들어, 스피닝 수업에서 강도를 높일 때마다 필 브루노는 자신의 세포 복구를 도울 열충격단백질을 생성했던 셈이다. 또한 이 물질은 그의 인슐린 저항을 감소시키는 데도 도움이 되었는데, 이런 면에서도 운동은 당뇨병에 효과를 발휘한다고 할 수 있다.

하지만 토드 베커와 만나면서 나는 스트레스라는 주제 전반에 대해 더 깊이 생각하게 되었다. 그리고 스트레스와 호르메시스에 대한 문헌들을 파고들면서 나는 우리가 스트레스에 대해 안다고 생각했던 것들이 한마디로 말해 모조리 잘못되었다는 것을 깨닫기 시작했다.

스트레스는 다소 포괄적인 용어다. 업무에 시달릴 때나 로스앤젤레스 고속도로에서 운전할 때(로스앤젤레스 고속도로는 정체가 심한 것으로 유명하다 - 옮긴이), 책 마감기한이 다가와 속이 뒤틀릴 때 우리는 이 단어를 써서 기분을 표현한다. 또한 우리는 비행기 시간에 맞추어 공항에 가느라, 시댁이나 처가 식구들과 휴가 여행을 다녀오느라, 또는 십대 아이들을 키우느라 스트레스를 받는다. 이런 심리적 스트레스는 생리적 스트레스를 야기할 수 있다. 그중 한 가지 방식은 코르티솔 같은 스트레스 호르몬 분비를 촉발하는 것인데, 이 호르몬은 우리의 구석기 시대 선조들이 생존을 위한 투쟁-도피 반응을 보이고, 오랫동안 배를 곯으며 유랑할 때 필요한 에너지를 위해 더 많은 칼로리를 축적하는 데 도움을 주었다. 그러나 현대 세계에서 코르티솔은 아아, 그저 사무실에 앉아서 일하는 사람들을 뚱뚱하게 만들 뿐이다. 또한 스트레스는 우리의 염색체를 보호하는 물질인 말단소체를 감소시키는 것으로 보인다. 또 다른 무척 흥미로운 연구에서는 가장 강한 심리적 스트레스 중 하나인 외로움을 느끼는 사람들은 사회적 유대감을 느끼는 사람들보다 염증 유전자가 훨씬 더 크게 활성화된다는 사실이 밝혀졌다.

생리적 스트레스 가운데 가장 흔한 것은, 여러분도 아마 들어 본 적이 있을 텐데, 산화 스트레스로 유리기가 원인이 되어 발생한다. 산화 스트레스에 대해 무엇이라도 아는 것이 있다면, 그것이 나쁘다는 것과, 이런 활성 산소들은 보충제나 음식을 통해 항산화물질을 섭취함으로써 제거할 수 있다—**제거해야 한다**—는 것을 알 것이다. 그래서 식료품점에 가보면 과일 주스에서 아침 식사 대용 시리얼, 심지어 개 사료에 이르기까지 거의 모든 제품의 포장에 항산화물질이 들어 있다는 문구가 대문짝만 하게 적혀 있는 것이다. 대부분의 사람들은 항산화물질이 유리기의 악영향을 어떻게든 '흡수'하거나 중화할 것이라고 믿는다. 모든 사람이 알듯이 그것은 좋은 물질이다. 좋지 않은 점만 빼면 말이다.

산화 스트레스의 발견은 원자폭탄 개발 경쟁의 잘 알려지지 않은 부산물 가운데 하나다. 맨해튼 프로젝트(제2차 세계대전 중의 미국의 원자폭탄 제조 계획 - 옮긴이)를 위한 연구가 진행되던 중에, 이따금씩 안전 문제에 약간 소홀해져서 많은 사람들이 사고로 다량의 방사선에 노출될 때가 있었다. 이런 사고가 발생하면, 불쌍한 방사선 피폭자들은 급속히 노화하는 모습을 보였다. 머리카락이 빠지고, 피부에 주름이 생겼으며, 다양한 종류의 암이 빠르게 진행되었다.

얼마 안 있어 과학자들은 이온화 방사선이 하나의 자유전자를 지닌 산소 분자인 유리기를 다량으로 만들어 낸다는 것을 발견했다. 이 짝 없는 전자가 유리기를 화학적으로 '화나게' 만들고, 그러면 유리기들은 미친 듯이 날뛰면서 정상적이고 순수한 분자들을 찾아내서 반응을 일으켜 타락시킨다. 이 화학적 약자 괴롭히기의 결과로 벌어지는 것이 산화로, 공기에 노출된 금속이 녹슬고 잘라 놓은 사과가 갈색으로 변하는 것도 모두 이 때문이다. 이러한 '갈변'은 우리 몸속에서도 일어난다. (그리고 이것은 마이야르 반응에서 일어나는 '갈변'과는 다른 것이다.) 유리기는 세포 DNA도 손상시켜 (다른 무엇보다도) 암을 유발한다. 원자 과학자들은 방사선 피폭자들에게 '방사선 방호' 합성물질들을 투여하면 치료에 도움이 된다는 것을 알아냈다. 이 합성물질들은 기본적으로 초과된 유리기를 모두 퍼내는 역할을 했다. 이것이 최초의 항산화물질이었다. 그리고 어느 정도 효과가 있었다.

하지만 유리기가 노화와 관련이 있다는 생각은 아무도 하지 않았다. 던햄 하먼이라는 젊은 과학자가 버클리 대학의 자기 연구실에 앉아 빈둥거리고 있던 1954년 11월의 어느 아침 전까지는 말이다. 그 당시에는 과학자들이 오늘날처럼 눈만 뜨면 연구 기금 신청서를 작성하고 있을 필요가 없어서, 대단히 생산적인 일, 그러니까 가만히 앉아서 이것저것 생각하는 일에 시간을 쓸 수 있었다. 하먼은 벌써 넉 달째 이렇게 연구실에 나와서 자기 마음을 사로잡은 한 가지 주제에 대해 곰곰이 생각하고 있었다. 바로 노화였다. 모든 동물이 늙어서 죽는 만큼, "모든 것을 죽게 하는 공통된 근본적인 어떤 원인이 있음에 틀림없다"고 믿었다고 하먼은 수십 년 뒤 어느 인터뷰에서 밝혔다. 그날 아침, 해답이 갑자기 그의 머릿속에 떠올랐다. "유리기가 불현듯 머리를 스치고 지나갔지요." 훗날 그는 그렇게 회상했다.

하먼은 결국 산소를 사용하는 모든 생명 형태는 미토콘드리아에서 유리기, 즉 오늘날 화학자들이 활성산소reactive oxygen species, 또는 ROS라고 부르는 음전하를 띤 산소 분자를 생성한다는 것을 증명할 수 있었다. 그는 이 분자들이 노화 과정을 촉진하는—**또한 암을 유발하는**—DNA 훼손과 다른 세포 손상을 야기한다고 믿었다. 특히 산화된 LDL 콜레스테롤('나쁜' 콜레스테롤)이 동맥 플라크를 생성하는 주범이라고 그는 믿었다. 활성산소는 우리 세포 안의 단백질에도 손상을 가한다. 하지만 활성산소는 산소 호흡의 어쩔 수 없는 불가피한 결과이기 때문에, 산화에 의한 피해는 산소가 풍부한 대기에서 살아가는 데 대한 대가라고 할 수 있다. 또는 다른 말로 하면, 숨 쉬는 것이 우리의 생명을 앗아 간다고 할 수 있다.

우울한 생각이 아닐 수 없다. 하지만 하먼에게는 해결책이 있었다. 바로 항산화물질이었다. 유명한 실험에서 그는 생쥐들에게 역시 강력한 항산화물질인 방부성 BHT가 첨가된 먹이를 먹였는데, 그 결과 생쥐들이 45퍼센트나 더 오래 살았다. 그는 비타민 C와 비타민 E를 포함한 다른 합성물질들로 이 실험을 몇 번이고 다시 실시했다. 그의 이론은 노벨상 수상자인 라이너스 폴링으로부터 열렬한 지지를 받았다. 폴링은 비타민 C—**가장 강력한 천연 항산화물질 중 하나다**—를 평범한 감기에서 암에 이르는 모든 질병에 듣는 만병통치약으로 생각했다. (어쨌든 산화 스트레스는 암세포 형성에서 주요한 역할을 하는 것으로 생각되었다.)

유리기free radical 노화 이론은 그야말로 1960년대에 걸맞은 이론으로, 기존 질서에 맞서는 '자유 급진주의자free radical들'을 항산화물질의 형태로 제거하자는 것이다. 이 이론은 단순 명료하다는 점에서 무척 매력적이다. 이에 따르면 노화는 알약만 몇 알 먹으면 지연시키거나 심지어 중단시킬 수도 있는 화학 반응으로 축소된다. 하먼 자신이 가장 흔한 항산화물질인 비타민 C와 E를 다량으로 섭취했다. 또한 하루도 빼지 않고 3킬로미터씩 달렸는데, 그것을 80대까지도 계속했다. 이 글을 쓰고 있는 지금 그는 네브래스카의 어느 요양원에서 지내고 있지만, 그의 이론은 세상을 장악했었다. 좀 더 최근에는 식도락가들이 베타카로틴에서, 블루베리, 석류, 적포도주용 포도 등에 함유된 식물성 화학물에 이르기까지, 좀 더 색다른 항산화물질들을 추가했다. 일부 추정치에 따르면, 미국인 대중의 50퍼센트 이상이 의식적으로 이런저런 종류의 항산화물 보충제를 복용하는 것으로 보인다. 오즈 박사(미국의 유명한 건강 관련 토크쇼인 〈닥터 오즈 쇼〉의 진행자 - 옮긴이)도 자신의 텔레비전 쇼에서 이런 항산화물들을 매일같이 권장한다. 유리기 이론은 대중이 거의 보편적으로 받아들이고 있다고 해도 과언이 아니다.

하지만 1990년대 들어 노인학자들이 인식하기 시작한 한 가지 성가신 문제가 있었다. 항산화물질들이 실제로 실험용 동물들의 수명을 늘리는 것처럼 보이지 않았던 것이다. 하먼조차도 실험실 동물들의 평균 수명은 늘릴 수 있지만 최대 수명은 그럴 수 없다는 사실에 살짝 당황했다. 그의 항산화 합성물질이 실제 노화 과정에 영향을 미치는지는 확실치가 않았다. 그 물질들이 유리기를 흡수하여 정말로 노화를 지연시킨다면, 가장 오래 사는 생쥐의 수명은 좀 더 길어야 했다. (반면, 엄청난 양의 비타민 C를 섭취했던 라이너스 폴링은 93세까지 살았다.)

다른 연구자들은 하먼의 실험을 재현하려고 무진 애를 썼다. 인간

연구에서—**특히 의료 과학에서는 황금률이라 할 임의의 이중맹검 임상실험에서**—항산화물 보충제들은 기껏해야 혼란스러운 결과들만을 보여주었다. 실험 대상자만 총 23만 명에 이르는 68건의 임상실험에 대한 「미국의학협회 저널」의 대규모 검토에서는 결과들 간에 커다란 차이가 있는 것이 발견되었다. 몇 안 되는 연구들에서는 항산화물질이 사망 위험성을 줄어들게 한 것으로 나타난 반면, 하자 없이 진행된 대부분의 연구들에서는 비타민 A와 비타민 E, 베타카로틴을 섭취한 사람들이 사실상 사망 위험성이 증가한 듯 보이는 것으로 나타났다. 특히 한때 모든 영양제에 빠짐없이 들어 있던 베타카로틴은 발암 위험성 증가와 밀접한 연관이 있었다. 비타민 C에 대한 데이터에서는 이렇다 할 사실이 확인되지 않았고, 셀레늄은 약간 이로울 수 있음을 보여주는 증거가 얼마간 있었다.

하지만 그렇다 해도, 대체 어찌된 일이란 말인가? 항산화물질 이론은 무척 간단하고 깔끔해 보였다. 그런데 이제는 틀린 것이라니. 유리기가 정말로 세포 손상을 가져와 결국 노화를 유발한다면, 왜 항산화물질이 도움이 안 되는 것처럼 보이는 것일까?

2009년 독일의 재야 과학자 미하엘 리스토브는 간단하면서도 전복적인 실험을 통해 이 문제를 이해할 수 있는 단초를 마련했다. 그의 연구팀은 40명의 젊은이를 모집해 한 번에 90분 이상, 일주일에 5번씩 운동을 하는 정규 운동 프로그램에 참여시켰다. 참가자 중 절반에게는 비타민 C와 비타민 E가 많이 함유된 항산화물 보충제를 주었고, 나머지 절반에게는 가짜 알약을 보충제라고 하며 주었다.

운동을 하면 적어도 단기적으로 산화 스트레스가 급격히 증가한다는 것은 널리 알려진 사실이다. 오랫동안 과학자들은 이 사실을 두고 고민하다가 운동은 높은 수치의 활성산소를 생성함에도 불구하고 건강에 좋다는 결론을 내렸다. 그리고 사실, 지나치게 운동을 하면 실제로 손상이 생길 수도 있다. 한 달 동안 아무것도 안 하다가 어느 날 갑자기 역기를 들면 나중에 팔다리가 쑤시는데, 어느 정도는 산화 손상 때문이기도 하다. 또는 그렇게 생각되었다. 그래서 수십 년 동안 운동선수들은 훈련으로 인한 근육통을 완화시킬 생각으로 항산화물 보충제를 복용했다.

리스토브의 발견은 산화 스트레스 이론을 전복시켜 버렸다. 그는 두둑한 보수를 받을 생각으로 연구에 자원한 젊은이들을 대상으로 운동 프로그램을 시작하기 전과 마친 후에 근육 조직 검사를 각각 실시했다. 예상했던 대로 두 집단 모두 근육에 산화 스트레스의 흔적이 있었지만, 그는 보충제—**무해한 것으로 보이는 비타민들**—를 복용한 집단이 가짜약을 복용한 집단보다 운동 프로그램으로 얻은 효과가 훨씬 적다는 것을 알아냈다. 어떻게 보면, 항산화물질들이 훈련 효과를 말살했다고 할 수 있었다. 이 모든 것들을 통해, 리스토브는 편집자에게 차후에 보낸 서한에서 항산화물질들은 "쓸모없는 것보다 더 좋지 않다"고 결론을 내렸다.

그가 그렇게 생각하는 이유는 다음과 같다. 보통, 우리 몸은 운동으로 발생한 과도한 유리기들을 흡수하는 항산화물질들, 즉 슈퍼옥사이드 디스무타제와 카탈라아제처럼 이름부터 강해 보이는 강력한 효소들을 스스로 생성한다. 보충제들은 이런 효소들을 막는 것 같았다. "항산화제를 복용하면, 몸 자체의 항산화 시스템이 활성화되는 데 장애가 생기는 것 같습니다." 리스토브는 그렇게 설명한다. "항산화물질만이 아니라 다른 회복 효소들도 마찬가지입니다."

다시 말해, 보충제를 복용하면 우리 몸 자체의 항산화 방어체계가 약해지고 느슨해져서 활성산소로부터 더 큰 피해를 입을 수 있다는 것이다. 운동과 같은 약간의 스트레스를 가하면 우리의 자체적인 항산화 방어체계가 원활하게 기능하는 데 도움이 된다. 우리 몸이 스트레스에 적응해 더 강해지는 것이다(더 오래 사는 것은 말할 것도 없다). "운동을 한 효과가 운동을 그만둔 뒤에도 한참 동안 지속되는 것은 이런 이유에서입니다." 그의 설명이다. (칼로리 제한에 대한 반응 역시 호르메시스의 한 형태라고 그는 생각한다.)

보충제들은 이런 호르메시스 반응을 약화시킨다. 여기서 좋은 소식은, 자연식만 하면 충분해서 비타민제에 돈을 쏟아부을 필요가 없다는 사실이다. 호르메시스 전도사인 토드 베커가 보충제라면 콧방귀를 뀌어서 심지어 어유나 오메가3 지방산 같은 것도 거들떠보지 않는 것처럼 말이다. 항산화 성분을 함유하고 있어서 '슈퍼푸드'로 각광받게 된 석류나 블루베리 등에 대해서 리스토브는 이렇게 말한다. "이런 식품들은 항산화물질을 함유하고 있다는 사실에도 불구하고 건강에 좋지요."

리스토브의 연구는 산화 스트레스 자체 또한 완전히 새롭게 이해할 수 있는 길을 열어 주었다. 그는 산화 스트레스가 해롭지 않을 뿐 아니라 어쩌면 생명에 필수적일지도 모른다고 추측했다. 연구를 통해 그와 다른 연구자들은 산화 스트레스 수준이 높아지면 오히려 벌레의 수명이 늘어난다는 것을 알아냈다. 심지어 독이라서 심각한 산화 스트레스를 유발하는 제초제 파라콰트를 뿌려도, 이 조그만 녀석들이 더 오래 살았다. 비소도 같은 효과를 냈다. (절대로 집에서는 따라하지 마세요.) 다른 연구자들도 유사한 결과들을 관찰했다. 심지어 (유전자 조작을 통해) 항산화 효소들을 완전히 제거한 생쥐들도 수명이 줄거나 건강에 문제가 생기지 않았다. 사태는 점점 더 기묘해졌다. 벌레들에게 칼로리 제한을 시행하면 보통 수명이 늘어나는데, 다른 실험들에서 리스토브는 항산화물질이 칼로리 제한의 이런 효과를 없애 버린다는 것을 발견했다.

한번 정리해 보자. 항산화물질은 노화와는 관련이 없는 것으로 드러났다. 우리 몸에서 자체적으로 생성되든 알약 형태로 섭취하든 마찬가지였다. 리스토브는 활성산소는 던햄 하먼이 상상한 것 같은 위험한 독성 물질이 결코 아니라고 주장하기에 이르렀다. 사실은 필수적인 신호분자로, 특히 세포의 다른 부분들에서 이로운 스트레스 반응을 일으키도록 촉발하기 위해 미토콘드리아에서 생성된다는 것이다. 간단히 말하자면, 활성산소는 우리 안의 폴 리비어(미국독립혁명 당시 각지에 영국군의 침공 소식을 알려 첫 전투를 승리로 이끈 은세공업자 - 옮긴이)라고 할 수 있다. 운동과 단식—**진화의 관점에서 말하면 사냥을 하거나 먹을 것이 없어 쫄쫄 굶는 것**—은 실제로 우리의 미토콘드리아를 완전히 다른 상태로 전이시키는데, 리스토브는 그것을 미토르메시스라고 부른다. 이 상태가 되면 미토콘드리아에서 더 많은 활성산소가 생성되고, 이것은 다시 DNA 복구, 포도당 청소, 심지어 암세포가 될 가능성이 있는 세포 제거 등, 우리 몸 자체에서 스트레스에 대항해 건강을 증진하는 반응들을 촉발한다.

그렇다면 약간의 스트레스는 우리 몸에 좋다고 할 수 있다. 하지만 많은 양의 스트레스는 어떨까? 이에 대한 답을 찾기 위해 나는 세상에서 가장 스트레스를 많이 받는 동물이자, 가장 못생긴 동물이기도 한 녀석들을 찾아 텍사스로 달려갔다.

샌안토니오 외곽 어느 곳의 창문 하나 없는 지하실에서 내가 지금까지 본 것 중 가장 기이하게 생긴 동물이 내 팔 위로 기어오르고 있다. 녀석은 생쥐보다는 크고 모래쥐보다는 작은데, 정말로 이상하게 생겼다. 연분홍색에, 피부에는 자글자글 주름이 져 있고, 비버처럼 커다란 앞니 두 개가 삐져나와 있다. 사진을 찍어 여자 친구에게 이메일로 보냈더니 "송곳니 달린 페니스 같다"는 답장이 왔다.

그러고 보니 정말 그랬다.

하지만 내가 퀸시라고 이름붙인 이 벌거숭이두더지쥐의 가장 흥미로운 사실 두 가지는 다음과 같은 것이다. 우선 암컷인 이 녀석은 30살로, 지금까지 알려진 것 중 가장 오래 산 실험용 생쥐보다 무려 6배나 나이가 많았다. 그리고 둘째, 녀석은 새끼를 배고 있었다. 분명히, 분명히 새끼를 배고 있었다. 거의 반투명하다시피 한 피부 밑으로 조그만 검은 덩어리들이 불룩 솟아 있어, 뱃속에 있는 새끼들의 윤곽이 보일 정도였다. 그러니까 인간으로 치면 내 손 안에 있는 이 녀석은 나이 800살에 아이를 밴 여성인 셈이다. 벌거숭이두더지쥐는 폐경이라는 것을 모르는 모양이다.

퀸시의 놀라운 점은 그뿐이 아니다. 녀석과 녀석의 형제자매들은(그리고 부모와 자식, 삼촌, 사촌들도. 이들은 하비트레일[햄스터 등을 키우는 둥근 플라스틱 우리 - 옮긴이]처럼 생긴 밀폐된 우리에 모두 모여 살고 있다) 어마어마한 정도의 산화 스트레스를 몸으로 견뎌 내고 있는데, 이 정도 스트레스라면 사실상 지구상의 어떤 동물도 털이 다 세어 버릴 수 있다. 하지만 이 녀석들은 끄떡도 없는 것 같아 보인다. "아주 어릴 때부터 이 녀석들은 높은 수준의 산화 손상을 겪고 있죠." 내 안내역을 맡은 셸리 버펜스타인은 그렇게 말한다. "하지만 그러고도 28년 넘게 살고 있어요."

30년도 더 전인 학부생 시절에 버펜스타인은 케냐의 차보 국립공원의 어느 흙길 아래 집단 서식지를 만들어 살고 있던 퀸시의 부모와 친척들 약 1백여 마리를 잡아들이는 작업을 도왔다. 당시에는 정말로 이상한 동물이라는 것 말고는 벌거숭이두더지쥐에 대해 알려진 사실이 별로 없었다. 이 녀석들은 지하에 살기 때문에 거의 눈에 띄지도 않았다. 대부분의 설치류와 달리, 두더지쥐는 '진사회성eusocial' 동물인데, 그것은 곧 많은 종류의 개미나 벌처럼 여왕 한 마리가 지배하는 집단 서식지를 이루어 산다는 것을 뜻한다. 포유류 중에 이런 식으로 생활하는 것은 이 녀석들이 유일하다. 또한 이 녀석들은 햇빛 볼 일이 거의 없는데, 장님이라는 사실은 물론이고 민감한 연분홍색 피부도 여기서 기인했을 것이다. 이 녀석들은 수염을 이용해 '본다'고 버펜스타인은 아프리카 사람 특유의 경쾌한 억양으로 내게 알려 주었다.

버펜스타인은 당시 백인이 통치하던 로디지아의 어느 농장에서 자랐는데, 국제 제재 때문에 케냐로 가서 고학을 해야 했다. 그래서 그녀는 학부생 때 제니 자비스라는 생물학자의 실험실 조수 일을 부업으로 했는데, 자비스는 벌거숭이두더지쥐를 최초로 연구한 인물이었다. 자비스는 연구실에서 두더지쥐 몇 마리를 우리에 넣어 길렀지만, 이 동물에 대해서 알아낸 것은 거의 없었다. 그녀가 야생 상태의 벌거숭이두더지쥐를 연구하기 위해 원정을 떠났을 때, 버펜스타인도 여기에 참여했다. 그 결과, 퀸시의 조상들이 안락한 지하 보금자리에서 잡혀 나오게 되었고, 훗날 버펜스타인은 미국으로 이민을 가게 되었을 때 이 두더지쥐 집단을 함께 데리고 갔다. 이 녀석들은 여기 그녀의 지하실 실험실에 설치된, 꽤 크고 복잡한 하비트레일 형식의 우리에서 지내고 있다. 야생의 지하 보금자리에서처럼 방 하나가 공중 화장실 용도로 따로 마련되어 있다. 공기는 꽤 매캐했다.

원래 버펜스타인은 이 동물의 내분비 생리학—**기본적으로는 호르몬을**—을 연구하기 시작했지만, 시간이 지나면서 안 그래도 이상한 이 연구 대상들에서 무엇인가 이상한 점이 그녀의 눈에 띄게 되었다. 도무지 죽을 기미를 보이지 않았던 것이다. "녀석들이 10살이 되었을 때, '와, 무지무지 오래 사네!' 그렇게 생각했어요." 그녀는 그렇게 말한다. "내가 그랬어요. '노화 연구를 시작해서 이 녀석들이 어떻게 이렇게 오래 사는지 알아내야겠어.'"

말은 쉬웠다. 일반적인 수준을 한참 뛰어넘는 산화 손상부터 시작해, '벌거숭이들'(그녀는 그 녀석들을 이렇게 부른다)과 관련된 모든 것은 마치 맞지 않는 퍼즐 조각 같았다. 녀석들의 그 조그만 몸은 러시아의 롤러코스터보다 더 많이 '녹슬어' 있었다. 하지만 녀석들은 산화 스트레스 이론대로라면 이미 죽어도 몇 번은 죽었어야 하는데도, 수십 년째 끄떡 없이 살아가고 있었다.

버펜스타인은 이렇게 산화 수치가 극단적으로 높은 것은 이 녀석들이 갇혀 사는 데 원인이 있다고 믿는데, 이렇게 녀석들이 오래 사는 것은 그래서 그녀에게는 더욱 당황스럽다. 야생에서는 지하 깊숙한 곳의 굴속에 사는 벌거숭이들은 우리처럼 지표면에 사는 존재들보다 훨씬 더 적은 산소로도 살 수 있다. 녀석들은 태양을 볼 일도, 지상의 공기를 들이마실 일도 거의 없다. 그래서 녀석들은 산화 스트레스가 훨씬 적다. "제일 가까운 친구들 300명하고 지하 2미터에 나 있는 굴속에서 같이 산다고 상상해 보세요." 그녀가 얼굴을 찌푸리며 말한다.

하지만 실험실의 우리에서는 벌거숭이두더지쥐들이 야생에서보다 훨씬 더 많은 산소에 노출되며, 이로 인해 손상을 입는다. "그런데도 그

걸 견뎌 내는 거예요!" 그녀는 감탄을 금치 못한다. "녀석들은 30년 동안이나 이 모든 산화 손상을 입은 채 갇혀 살고 있어요."

그녀는 두더지쥐들이 산화 스트레스 노화 이론이 최소한 가장 단순한 형태에서는 오류임을 충분히 증명한다고 믿는다. 하지만 그녀에게 더 흥미로운 것은, 녀석들이 일종의 스트레스 반응—**우리 친구 호르메시스**—을 겪을 가능성이 있으며, 그 덕분에 대부분의 다른 설치류보다 수십 년을 더 살 수 있다는 생각이다. 그녀는 이런 스트레스 반응이 사회적 위계가 엄격히 강요되는 집단 서식지에서 사는 데 따르는 스트레스에 익숙해지도록 돕는다고 생각한다. "여왕은 완전히 깡패예요." 그녀는 그렇게 설명하면서, 집단 서식지 내에서는 가족들의 '화장실'을 깔끔하게 사용하는 일 같은 것을 두고서도 셰익스피어 극을 방불케 하는 권력투쟁이 벌어진다고 말한다. 여왕은 여왕의 특권으로 바로 문 앞에 응가를 한다. 그리고 다른 모든 구성원들이 지극정성으로 떠받드는 만큼, 여왕이 입이 떡 벌어질 정도로 오래 사는 것도 놀랄 일은 아닐지 모른다.

하지만 문제는 하층 노동자들도 똑같이 오래 산다는 것이다. 땅속에 살고 있어서 포식자들이 잡아 가기 어렵다는 사실도(뱀과 저어새들은 시도를 하는 것이 분명하지만) 녀석들이 수명이 놀라울 정도로 길어지도록 진화하는 호사를 누리는 데 한몫했다. 녀석들의 몸은 나이 들어가는 데 좀 더 적합하게 되어 있다. 다시 말해, 스트레스에 좀 더 잘 대처할 수 있게 되어 있는데, 녀석들은 세포 내의 보호 메커니즘을 '상향 조절'하여 스트레스에 대처한다.

예를 들어, 벌거숭이들의 세포 폐기물 처리원인 프로테아좀은 일반적인 생쥐보다 훨씬 더 활발하게 작동하며, 그것은 산화 손상을 입은 단백질과 세포 성분들을 모두 제거하는 데 도움을 준다. 따라서 대부분의 실험용 생쥐들이 암으로 죽고, 나머지 녀석들은 암을 보유한 채 죽는 데 반해, 두더지쥐들은 전혀 암에 걸리지 않는다. 버펜스타인의 연구팀은 두더지쥐 사체에서 아직 종양조차 발견한 적이 없다. 녀석들의 세포는 암세포로 바뀌지 않는다. DMBA라는 위험성이 지극히 높은 발암물질을 듬뿍 발라도, 생쥐들이 거의 곧바로 암에 걸리는 것과는 달리 이 녀석들은 건강에 아무 문제가 없다. 마치 선탠 크림이라도 바른 것처럼 말이다.

"우리는 벌거숭이두더지쥐들이 마치 '잠깐, 저기 뭔가 정결하지 못한 게 있어. 내 게놈에 변화가 생겼네. 이래서는 내가 증식할 수가 없잖아'라고 하는 것 같은 더 훌륭한 감시 메커니즘을 갖고 있다고 생각해요." 그녀는 그렇게 말한다.

벌거숭이두더지쥐는 흔하지 않은 경우지만 그렇다고 자연에서 이런 존재가 이 녀석들만 있는 것은 결코 아니다. 지극히 높은 수준의 산화 손상을 겪고도 죽지 않고 견뎌 내는 동물들이 더 있다. 이런 강인한 생물들 중 하나인 올름이라는 이름의 동굴 서식종 도롱뇽은 슬로베니아와 북부 이탈리아의 동굴에서만 발견된다. 유령처럼 허옇고, 앞을 못 보며, 몸길이가 25센티미터 남짓인 올름은 거의 70년을 사는데, 도롱뇽으로서는 비정상적으로 긴 수명이다. 거의 슬로베니아 남성의 평균 수명만큼 사는 셈인데, 그래서 이 녀석의 별명이 '인간 물고기'이다.

사실, 올름과 벌거숭이두더지쥐를 보면서 나는 어떤 면에서 어빙 칸과 같은 니르 바질레이의 100세인들을 떠올렸다. 조그맣고 주름이 많기 때문만은 아니었다. 이 녀석들은 세상에서 가장 생기 넘치는 생물들은 아니지만, 두 녀석 다 니콜라스 탈레브가 취약저항성antifragility이라고 명명한 특성인 내부 회복력을 갖고 있어서, 그 덕분에 엄청나게 오래 살 수 있다. 어빙 칸은 노령의 미국인 절반 이상이 걸리게 되는 심장 질환과 암을 피해 갔다. 그것도 수십 년 동안 담배를 피워 댔는데도 말이다. 두더지쥐처럼 그는 산화 손상에 유달리 강한 저항성을 갖고 있음에 틀림없고, 그의 '프로테옴(인체 내 특정 세포나 특수 상황에서 만들어지고 작용하는 단백질 전체 - 옮긴이)' 역시 아마도 단호한 행동력을 보이는 것 같다. 벌거숭이두더지쥐처럼 그의 세포들도 지피 루브가 아니라 재규어 정비사들을 찾아가 정비를 받는다.

하지만 벌거숭이두더지쥐와 100세인들 사이에는 큰 차이점이 있는데, 아마 무엇보다 중요한 차이일 것이다. 앞에서 보았듯이 인간의 수명은 120세 정도가 한계이다. 하지만 벌거숭이주머니쥐가 몇 살까지 살 수 있을지는 아무도 모른다. 그 점에서는, 사로잡은 개체 수 자체가 우선 너무 적긴 하지만, 올름 역시 마찬가지다. 두더지쥐의 경우 노화하기는 하는 것인지조차 분명치 않다. 적어도 다른 생물들과 같은 방식으로 노화하지 않는 것만큼은 분명하다. (앞에서 말한 곰페르츠의 법칙을 따르는) 우리와는 달리 이 녀석들은 나이가 들어도 사망 위험성이 높아지지 않는다. 또한 두더지쥐들은 폐경 비슷한 것이나 생식 작용의 노화 같은 것을 겪지 않는다. 내가 방문하고 얼마 뒤 꼼지락거리는 새끼를 열 마리도 넘게 낳은 퀸시가 웅변적으로 보여 주듯이 말이다. 도대체 녀석들은 늙기는 늙는 것일까?

이를 알아내기 위해, 버펜스타인을 포함한 연구팀이 벌거숭이두더지쥐의 게놈 염기서열 분석 작업을 실시했다. 그들은 유전자 발현 측면에서 — 즉, 노화 상태를 보여 주는 결정적 척도라 할 수 있는, 어느 유전자가 활성화되고 어느 것이 그렇지 않은지 하는 부분에서 — 20살짜리 벌거숭이두더지쥐가 4살짜리 젊은 성체와 기본적으로 동일하다고 「네이처」지에 발표했다. 인간은 상황이 전혀 달라서, 유전자 발현 패턴과 DNA 메틸화가 노화를 가리키는 생물학적 '시계'로 간주되는 경향이 갈수록 더 강해지고 있다. 그리고 이것은 본질적으로 벌거숭이두더지쥐가 노화하지 않는다는 것을, 또는 아주 느리게 노화한다는 것을 의미했다. 아주, 아주 느리게 말이다.

벌거숭이두더지쥐는 그 어떤 동물들보다, 심지어 40살 된 박쥐나 200살 된 수염고래보다도 노인학자들이 무시할 수 있는 노쇠라고 부르는 것을 더 훌륭히 성취해 냈다. 즉, 거의 노화하지 않는 것이다. 멋진 일임에 틀림없다.

하지만 벌거숭이두더지쥐들이—**그리고 슬로베니아의 동굴 도롱뇽이**—우리 자신의 노화에 대해 진정으로 알려 주는 것은 무엇일까? 답은 '아무것도 없다'일 것이다. 왜냐하면 이 동물들은 너무도 독특하기 때문이다. 적어도 지금까지 우리가 찾아낸 바로는, 이 동물들에서 약품으로 만들어 낼 수 있는 요소도 전혀 없고, 모방해 낼 가능성이 있는 유전자도 하나도 없다. 노화와 관련된 다른 많은 것들과 마찬가지로, 답은 얼이 쏙 빠질 정도로 복잡하다(또는 과학자들의 말을 빌리면, '다원적이다').

하지만 우리 자신의 스트레스 저항력과, 심지어 암 저항력을 신장시킬 수 있는 놀라운 방법들이 있다. 하나는 우리도 이미 알고 있는 운동이다. 찬물 수영도 뭐, 방법 중의 하나가 될 수 있을 것이다. 그리고 마지막 하나는, 그렇다, 바로 절식이다. 하지만 끝없이 계속되는 느리고 장기적인, 바이오스피어에서 접시까지 싹싹 핥아야 했던 그런 식의 절식은 아니다. (그 정도는 다 해봤다.) 이 절식은 치즈스테이크에 맥주까지 곁들여 먹어 가며 하는 절식이다.

Chapter 13

빠르게 앞으로 가기

절식, 스트레스 그리고 암

배라는 놈은 도무지 고마움이라는 것을 모르는 녀석이어서,
예전에 아무리 잘해 줘도 언제나 내일이면 더 달라고 손을 내민다.
– 알렉산드르 솔제니친, 『이반 데니소비치의 하루』

1993년 9월에 바이오스피어의 봉인이 해제되었을 때, 그곳에 있던 사람들 중에는 이탈리아 출신의 대학원생 발터 롱고라는 젊은이가 있었다. 롱고는 로이 월포드의 연구실에서 일했지만 그와 개인적으로는 한 번도 만난 적이 없었다. 그가 1992년에 UCLA에 왔을 때, 이 과학자는 이미 '거품' 속에 들어가 있어서 연구실과는 영상회의로 연락을 취했기 때문이다. 월포드와 그의 동료들이 정문에서 애리조나의 눈부신 햇살 속으로 걸어 나올 때, 롱고는 경악했다.

"감옥에서 출소하는 사람들은 모습들이 괜찮아요." 그는 그때를 이렇게 회상한다. "그런데 이 사람들은 몰골이 참담했어요. 그 순간에 칼로리 제한은 별로 좋은 생각이 아니라는 결론을 내렸죠."

배우 하비에르 바르뎀을 살짝 닮은 롱고는 과학자가 아니라 음악가가 될 생각으로 미국에 왔다. 그의 계획은 음대가 세계적으로 유명한 노스텍사스 대학에서 재즈 기타를 공부하는 것이었다. 학비를 벌기 위해 그는 미 육군 예비군에 들어갔는데, 안전한 선택인 것 같아 보였다. 1990년에 이라크가 쿠웨이트를 침공하기 전까지는 말이다. 그의 탱크 부대가 몇 시간 뒤면 이라크로 가는 배에 오르게 되어 있을 때, '사막의 폭풍 작전'이 급작스럽게 종결되었다. 그 뒤 학교에서 그에게 고적대 지휘를 맡아 달라고 부탁했는데, 그는 그 일이 끔찍이도 싫어서 노화 연구로 전공을 바꾸었고, 그렇게 해서 UCLA의 월포드에게 오게 되었다.

롱고의 첫 연구 대상은 효모균이었는데, 얼마 안 있어 혁신적인 발견을 해냈다. 어느 길고 긴 주말에 그는 다른 지방에 다녀왔는데, 그만 배양 효모균에 먹이를 주고 가는 것을 잊고 말았다. 돌아오는 길에 그는 효모균이 모두 굶어 죽었으리라 생각했는데, 그래 보았자 효모균일 뿐이어서 큰일이라고 할 것도 없었다. 연구실에 돌아와서 그는 효모균들이 살아 있을 뿐 아니라 엄청나게 증식해 있는 것을 보고 깜짝 놀랐다.

"그냥 장난삼아서" 그는 정식 실험으로 다시 한 번 시도해 보기로 했다고 한다. 칼로리 제한을 말이 안 될 만큼 극단적으로 시행하기로 한 것이다. 그는 배양접시 하나에 담긴 효모균에 보통 주는 설탕 시럽 대신 물만 주었다. 이번에도 굶주린 효모균은 더 오래 살았다. "훨씬 더 오래요." 롱고는 그렇게 말한다. (그렇다. 효모균마저도 나이가 들면 늙어 죽는다.)

장난삼아 한 일이 이제 그의 흥미를 돋우었다. 어째서 이런 일이 일어나는 것일까? 또 이것이 식이요법과 노화에 대해 말해 주는 것은 무엇일까? 아마도 칼로리 제한에서 중요한 것은 한 생물이 하루에 총 얼마의 칼로리를 소비하느냐가 아니라, 아무것도 먹지 않을 때 그 생물에게 어떤 일이 일어나는가일 것이라고 그는 생각했다.

끼니를 걸러 본 사람이라면 누구나 단식할 때는 무엇인가 다른 느낌이 든다는 것을 안다. 어떤 때는 기분이 더 나쁘기도 하고 어떤 때는 더 좋기도 하다. 이 부분에서는 종교가 과학보다 한참 앞서가 있다. 무슬림의 라마단 기간에서 그리스도가 사막에서 보낸 40일에 이르기까지, 세계의 많은 신앙들에는 이런저런 형태의 단기간의 단식이 포함되어 있다. 과학자들은 단식이 도덕적 이득만이 아니라 건강상의 이득도 있을 수 있는지를 알아내는 데 더 많은 시간을 보낸다. 1940년대에 클라이브 맥케이가 쥐들을 굶긴 지 얼마 안 되어, 프레더릭 횔첼이라는 과학자가 실험용 동물들에게 하루씩 걸러 먹이를 주는 것만으로 유사한 수명 연장 효과를 얻어냈다. 하지만 1946년에 발표된 이 주제에 대한 그의 논문은 수십 년이 지나도록 사실상 아무런 주목도 받지 못했다.

1950년대에 스페인의 어느 요양원에서 실시된 훨씬 더 흥미로운 또 다른 연구가 있었다. 연구를 진행한 의사들은 60대 환자들을 임의로 두 집단으로 나누었다. 한 집단에게는 요양원에서 보통 나오는 음식을 주고, 다른 집단에게는 교차 식단을 짜주어 하루는 일반적인 식사량의 절반만을 먹고, 그다음 날에는 약 50퍼센트 더 많이 먹도록 했다. 이렇게 3년이 지난 뒤, 의사들은 두 집단 사이에 충격적인 차이가 생긴 것을 발견했다. 일반적인 음식을 먹은 환자들은 들쑥날쑥한 식사를 한 환자들보다 병원을 찾은 날이 2배 가까이 더 많았고, 사망한 사람도 13명 대 6명으로 2배 정도 더 많았다.

하지만 이 연구들은 근본적으로 무시당했다. 10여 년 전, 짐 존슨이라는 미시시피의 성형외과 의사가 온라인 데이터베이스를 검색하다가 우연히 발견하게 될 때까지는 말이다. 존슨은 체중 문제로 여러 해째 골머리를 앓고 있어서, 비만을 완전히 해결할 수 있는 다이어트 기술을 찾고 있었다. "늘 예전 습관으로 다시 돌아가는 뚱보였죠." 그는 그렇게 인정한다. 마침 그는 스페인어에 능통하기도 했는데, 이 오래된 요양원 연구 논문(스페인어로만 발표되었다)을 읽고서 흥분하는 한편, 단기적 단식이나 교차 식단이 인간의 건강에 더 광범위한 영향을 미치는지 궁금해졌다. 하지만 그에 대한 최신 '연구 문헌'은 전무하다시피 했다.

수소문을 통해 마침내 존슨은 단식이 생쥐에게 미치는 영향을 연구하던 국립노화연구소의 마크 맷슨이라는 과학자를 찾아냈다. 2007년에 그는 맷슨을 설득해 실제 인간을 대상으로 하는 소규모 연구를 함께 진행하기로 했다. 존슨은 10여 명의 과체중 내지 비만인 자원자들을 모집했다. 이들은 모두 염증으로 인한 질병인 천식을 얼마간 앓고 있었다. 자원자들은 이틀에 하루는 평소대로 식사를 하고, 다른 하루는 평소 섭취하는 칼로리의 20퍼센트만 제공하는 대용식을 먹었다.

이들의 체중이 준 것은 별로 놀랍지 않은 일이었지만, 천식 증상까지 사라졌다. 아마도 단식으로 몸 안의 염증이 줄어들었기 때문인 듯했다. 체지방을 감소시킨 것이 다인지는 몰라도, 단식이 이 환자들에게 무엇인가 이로운 영향을 미친 것은 분명했다. 라마단 기간의 무슬림에 대한 연구도 비슷한 효과를 발견했고, 무슬림 운동선수들은 낮에 금식을 하는 기간에 오히려 좋은 성적을 내는 모습을 보이기도 한다. 말이 난 김에 운동선수 이야기를 더 해보자면, 프로 미식축구에서 러닝백으로 활동한 허셜 워커는 경기가 있는 날에는 아무것도 먹지 않는 것으로 유명했다. 전통적인 상식을 완전히 위배하는 행동이었다. 하지만 하이즈먼 트로피를 수상하고, 15년 동안 프로 미식축구 리그에서 뛰는 데 아무 문제도 없었다. 심지어 40대 후반의 나이에 워커는 이종격투기 선수가 되어 자기 나이의 절반밖에 안 되는 선수들과 치고받으며 싸웠다. (그 뒤 이종격투기에서도 은퇴했는데, 아마 현명한 행동이었을 것이다.)

우리 같은 사람들에게 먹지 않고 지낸다는 것은 종교적 수행을 하는 사람들이나 할 고통스러운 일로 여겨진다. 하지만 맷슨은 사실 우리 몸은 먹을 것 없이도 살 수 있도록 프로그래밍되어 있다고 지적한다. "진화의 역사를 살펴보면, 인간이 하루 세끼에 간식까지 먹으며 산 적이 없었죠." 맷슨은 그렇게 말한다. "우리 선조들은, 심지어 인간 이전의 선조들도 먹을 것 없이 오랜 기간을 견뎌야 했을 겁니다. 따라서 살아남은 개체들은 이런 상황에 대처할 수 있는 존재들이었겠죠."

이러한 초반 결과에 강한 흥미를 느낀 맷슨은 연구를 계속 진행하기 시작해, 단기간의 단식이 칼로리 제한과 마찬가지로 신체적 건강을 증진시킬 뿐 아니라 뇌 건강에도 도움이 되는 듯하다는 사실을 발견했다. 그는 교차 식단에 따라 먹이를 먹는 생쥐들이(나중에 밝혀낸 일이지만, 인간 역시) 뉴런들의 건강과 연결성을 증진하고, 장기 기억을 유지하는 데 도움을 주며, 알츠하이머나 파킨슨씨병 같은 퇴행성 질환을 막는 뇌유래 신경영양인자brain-derived neurotrophic factor, 또는 BDNF라 불리는 물질의 수치가 높다는 것을 알아냈다.

"배가 고플 때 정신이 더 활발하게 작동하면서, 어떻게 먹을 것을 구할지, 생존에 필요한 음식을 구하기 위해 어떻게 싸우고 어떻게 위험을 피할지 궁리하게 되죠." 맷슨은 그렇게 말한다. 다시 말해, 배가 고프면 우리는 무엇인가를 잡아 죽이고 싶어진다는 것이다. 이것이 진화의 작용이다. 불행히도 진화는 음식 앞에서 강한 인내력을 발휘할 힘은 우리에게 주지 않았다. 실은 완전히 반대다. 그래서 양을 25퍼센트 줄인 식사를 매일같이 하는 데 필요한 절제력을 지닌 사람이 그리 많지 않은 것이다. (우리 대부분은 꾸준히 치실을 사용하는 것도 잘 해내지 못하니 더 무슨 말을 하겠는가.) 루이지 폰타나의 칼로리 제한 연구에 참여한 사람이 20명 남짓밖에 안 되는 것도 다 이유가 있다. 이들의 콜레스테롤 수치가 완벽한 것은 분명하지만, 이 사람들 자리에 들어가고 싶어할 사람이 우리 중 얼마나 되겠는가?

반면, 단식은 끝이 보인다. 하루나 이틀만 참으면 해방될 수 있다. 단기적 단식은 칼로리 제한과 여러 면에서 똑같은 이득이 있는 것처럼 보이는 데다, 평생 금욕 생활을 하는 것보다 해내기도 훨씬 쉽다. "칼로리 제한을 실천할 수 있는 사람은 10퍼센트밖에 안 됩니다." 발터 롱고는 그렇게 말한다. "단식은 할 수 있는 사람이 40퍼센트는 될 겁니다."

그 이유 중 하나는, 맷슨과 다른 연구자들이 보여 주었듯이, 간헐적 단식이—**아니면 간헐적 식사가**—칼로리 제한보다 이로운 점이 훨씬 더 많으며, 그 이로운 점들이 얼마나 많은 칼로리를 섭취하느냐와는 상관이 없는 듯하다는 데 있을 것이다. 다시 말해, 예전에 먹던 만큼 먹을 수 있는데, 단지 항상 먹지는 못할 뿐이다. 쉬울 것 같지 않은가?

이에 따르는 필연적인 결과는 간헐적 단식을 하는 하나의 '올바른 방식'이 없다는 것이다. 다른 연구자들은 하루씩 걸러서 하는 단식(아무래도 어려울 것 같다)에서 일주일에 두 번씩 하는 단식, 단순한 끼니 건너뛰기에 이르기까지, 온갖 방식의 식단 계획으로 체중 감량과 다른 이득을 본 경우들을 찾아냈다. 단식과 관련된 책들이 요 몇 년 사이에 쏟아져 나온 만큼, 간헐적 단식은 최신 유행이라고 하는 것이 좋을 것이다. 하지만 한때 유행했던 수많은 식이요법들과는 달리, 여기에는 확실한 과학적 근거가 있다.

샌디에이고의 스크립스 연구소의 연구원 사친 팬더는 생쥐들에게 8시간 동안 먹이를 제한하는 '시간대'를 두었는데, 나머지 시간에는 고지방식을 먹였음에도 불구하고 체중이 불지 않은 것을 발견했다. 인간으로 치자면 매일 아침을 거른 것에 해당한다. 저녁이라면 더 좋고 말이다. 생각만 해도 끔찍하다. 하지만 나는 실제로 잠시 동안 이것을 시도해 보았는데(아침에 맛있는 라테 한 잔을 마시고 오후 1시까지 아무것도 먹지 않았다), 일단 익숙해지자 약간 뿌듯한 마음까지 들었다. 최소한 나도 해냈고, 정말로 살이 빠지고 아침에 머리가 더 명석해지는 것 같은 기분이었다.

살을 빼려고 여러 해 동안 간헐적 단식을 실천했던 어느 여성이 내게 말했던 것처럼 "약간 배고픈 것을 받아들이는 법을 배웠다".

다음번에 혹시 장거리 비행기 여행을 하는데 나오는 음식이 변변치 않다면, 이렇게 되뇌어 보면 좋을 것이다. 배고픈 것을 받아들이자. 어쨌거나 그것은 유익한 스트레스다. 우리는 진화상으로 그것을 견딜 수 있게 프로그래밍되어 있다. 그리고 롱고가 마침내 밝혀냈듯이, 절식의 이득은 세포 단계에까지 미친다.

자신의 연구실에서 롱고는 먹이를 먹지 못한 효모균들이 왜 더 오래 사는지, 그리고 그것이 우리에게 의미하는 바는 무엇인지를 알아내려고 애썼다. 이야기하자면 길지만 간략히 말하면, 롱고는 효모균의 분자생물학을 파고들어, 마침내 장수를 담당하는 것으로 보이는 일련의 대사경로를 밝혀냈다. 심층의 세포 단계에서 신진대사와 장수는 긴밀히 얽혀 있어서, 근본적으로 분리가 불가능하다.

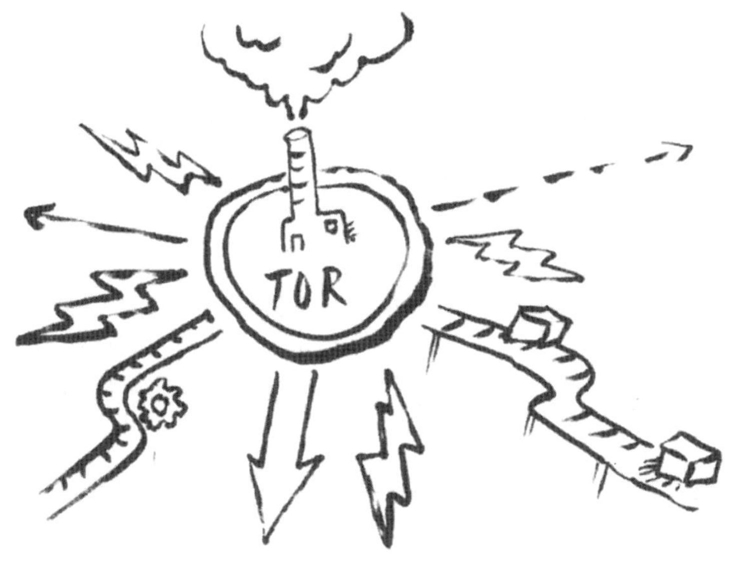

이러한 대사경로들은 모두 토어TOR라고 불리는 중요한 복합체로부터 뻗어 나오는데, 토어는 대규모 복합 공장의 주 회로 차단기 같은 것이라고 생각하면 아마 가장 이해가 빠를 것이다. 회로 차단기의 스위치가 켜지면 공장은(즉, 세포는) 웅 소리를 내며 돌아가기 시작해, 아미노산으로 건물 벽돌이자 전달체이자 생명의 흐름인 단백질을 만든다. 크리스마스 시즌의 산타 작업장처럼 한바탕 난리법석이 벌어진다. 차단기 스위치가 내려가면 세포는 유지 모드에 가까운 상태로 들어가, 낡고 손상된 단백질들을 '재생'하고 자식작용을 가동시켜 시간이 지나면서 우리 세포에 축적된 쓰레기들을 청소한다. 마치 1월의 산타 작업장처럼 말이다.

2001년 「사이언스」지에 발표한 영향력 있는 논문에서 롱고는 토어 경로를 막은 것이 그의 효모균들이 3배나 더 오래 살게 된 원인이었다는 것을 밝혀냈다. 이 사실을 근거로 그는 칼로리 제한의 효과들 중 많은 것이 단백질과 아미노산 부족으로 토어가 활동을 멈추는 데서 기인한다고 믿게 되었다. 그리고 이런 효과는 효모균뿐 아니라 더 복잡한 생물들, 이를테면 벌레, 파리, 생쥐 등에게서도 관찰할 수 있었다. (시르투인과 마찬가지로 토어 역시 '보존'되는데, 이 말은 곧 생명의 나무의 상층과 하층 모두에서 나타난다는 뜻이다.)

토어를 약화시키는 것은 또한 노화와 관련이 있는 것으로 보이는 성장 경로들 중 많은 것을 억제하기도 한다. 토어 차단기의 스위치가 내려가면, 단백질 제조가 중단되고 세포들은 전만큼 빠르게 분열하지 않아서 동물은 자라지 않게 된다. 대신 세포들은 '더 깨끗해지고' 더 건강해진다. 세포들은 스트레스에도 더 잘 견디고, 연료를 좀 더 효율적으로 사용하게 되어, 손상을 덜 입는다. 이것은 이로운 스트레스 반응, 즉 호르메시스의 고전적 사례이다. 그리고 그것은 진화상으로도 이치에 닿는다. 먹을 것이 적은데 성장에 에너지를 낭비하는 것은 말이 되지 않는 것이다.

하지만 로이 월포드의 연구실에서의 경험 이후, 롱고는 음식 섭취 제한에는 썩 흥미를 느끼지 못하게 되었다. 그에게는 그것이 '점진적이고 만성적인 고통'으로 여겨질 따름이다. 하지만 만성의 장기적 스트레스가 해로운 것처럼, 단기간의 극심한 스트레스는 이로울 수 있다. 일시적이고 제한적인 단식은 일종의 단기적 스트레스라 할 수 있으며, 부분적인 칼로리 삭감보다 토어를 더 완벽히 정지시킬 수 있는 것으로 보였다. 따라서 그것의 효과는 더 강도가 높았다. "단식은 칼로리 제한보다 더 강력합니다." 롱고는 그렇게 말한다. "마치 최고로 강력한 합성 약품 같죠."

하지만 어디에 듣는 약품일까?

바로 여기서부터 이야기는 정말로 흥미진진해진다

약 10년 전 어느 날, 롱고는 로스앤젤레스 아동병원의 암 연구가인 리자 라파겔로라는 친구에게서 어떤 이야기를 들었다. 그녀에게 예닐곱 살 된 이탈리아 소녀 환자가 있는데, 신경아세포종이라는 희귀성 뇌종양으로 죽어 가고 있다는 것이었다. 그녀는 롱고에게 그 소녀를 어떻게든 도울 수 없느냐고 물었다. 그는 자기는 그럴 수 없노라고 대답했고—**그의 연구 분야는 암이 아니라 노화였으니 말이다**—얼마 뒤 소녀는 세상을 떠났다.

소녀의 죽음으로 롱고는 자신이 선택한 길에 대해 가슴 깊이 되돌아보게 되었다. "리자와 나는 일곱 살 난 아이가 암으로 죽어 가는데 어떻게 손을 써야 할지도 모르면서, 인간의 수명 연장을 연구하고 있는 게 과연 옳은 일인지를 두고 많은 토론을 했죠." 그는 그때를 그렇게 회상한다. 그는 의학박사가 아니었다. 그저 효모균을 연구했을 따름이다. 하지만 그는 자신의 효모균이 실제로 암의 본질을 이해할 수 있는 실마리가 될 수도 있다는 사실을 깨달았다.

그가 효모균에 먹이를 주지 않았을 때, 효모균들은 더 오래 살았을 뿐 아니라, 활성산소로 인한 산화 스트레스나 독소에 노출되는 것과 같은 모든 종류의 스트레스에 엄청난 저항력을 갖게 되었다. 한편, 종양세포가 어떤 것에도 정복되지 않는 것처럼 보여도 사실은 그렇지 않다는 것을 그는 알았다. 왜냐하면 종양 세포들은 크루즈 여객선 뷔페에 간 앙드레 더 자이언트처럼 끊임없이 게걸스럽게 먹어야 하기 때문이다. (의사들이 종양의 위치를 알아내는 방법 가운데 하나는, 화학적 꼬리표를 달고 있는 포도당을 주입하는 것이다. 종양은 포도당을 모두 집어삼키고, 그리하여 꼬리표로 인해 빛을 내게 된다.) 롱고는 이것이 종양을 잠재적으로 취약하게 만든다고 생각했다. 종양들은 끊임없이 먹어 대고 계속 성장하기 때문에 토어가 한계치를 넘어서게 되는데, 이것은 스트레스에 대한 종양의 저항력을 실제로 감소시킨다. 실험실에서 그는 먹을 것을 주지 않는 것으로 암세포에 스트레스를 주면, 정말로 암세포가 약해지는 것을 밝혀냈다.

그는 라파겔로와 그녀의 동료들에게 급진적인 실험 하나를 진행할 것을 제안했다. 암에 걸린 생쥐들을 데려다 놓고, 그중 일부 생쥐들을 쓰러지기 직전까지 굶긴 다음 엄청난 양의 항암 치료제를 투여했는데, (명백히) 모든 세포에 크게 치명적인 일이었다. "이 아이디어를 이탈리아에 있는 그녀의 의학 박사 공동 실험자에게 설명하던 때를 잊을 수가 없어요." 그가 말한다. "그 사람은 고개를 가로저으며, 살다 살다 이런 멍청한 소리는 처음 듣는다는 표정으로 나를 바라봤어요."

하지만 결과는 모든 사람을 놀라게 했다. 몇몇 실험에서 미리 굶은 생쥐들은 항암제를 견뎌 냈지만, 일반적인 먹이를 먹은 생쥐들은 모두 죽었다. 단기적 단식이 일반적인 세포들은 보호 상태로 전환시킨 반면, 종양 세포는 항암 치료 물질에 여전히 더 취약한 상태인 것 같았다. 그들이 '차등적 스트레스 저항성'이라고 명명한 이런 현상은, 암세포들을 골라서 공격함으로써 약품이 더 효율적이 되도록 만들 수 있다. 암세포는 여기에 적응할 수 없는 반면, 암세포 외의 세포들은 단식 덕분에 보호 상태에 들어가 있었다. 그래서 치료제에 부수되는 손상을 덜 입을 수 있었다.

이것을 인간 환자들에게 시도하는 것은 쉽지 않은 일이었다. 장기적인 칼로리 제한은 이미 오래전부터 포유류 동물들을 암으로부터 보호해 주는 것으로 알려져 있었는데—**어쨌거나 원숭이들에게 효과가 있었던 것처럼 말이다**—하지만 거기에 수반되는 심각한 체중 감소 때문에 실제 암 환자들에게 사용하기는 곤란했다. 안 그래도 암 환자들은 특히 항암 치료를 받는 동안 체중을 유지하기 위해 고투하기 때문이었다. 종양학자들은 회의적이었고, 그중 많은 이들이 이미 고통받고 있는 자신의 환자들에게 더 많은 고통을 안겨 주고 싶어 하지 않았다. 환자들도 처음에는 별로 달가워하지 않았다. "아무도 단식을 하고 싶어 하지 않았습니다. 특히 암 환자들은 더 그랬죠." 그는 그렇게 말한다. "마치 '뭐라고요? 나더러 먹지 말라고 하는 거예요?'라고 하는 것 같았어요. 사람들한테는 이상해 보였을 뿐인 거죠."

의사들도 거부감을 보이기는 마찬가지였다. 하지만 롱고와 그의 실험실에서 작업하던 페르난도 사프디라는 의학 박사는 결국 자발적으로 단식을 시도하겠다고 나선 말기암 환자 10명을 찾아냈다. 그들은 항암 치료를 받으면서 짧게는 2일에서 길게는 5일(!) 동안 단식을 했는데, 놀랍게도 단식한 후에는 항암 치료의 심각한 부작용이 덜 나타난 것으로 보고되었다. 몇몇 환자의 경우에는 항암 치료의 효과가 증진된 것으로 보이기도 했다. 소규모의 시험적 연구에 불과했지만, 결과는 흥미롭기 그지없어서 지금은 5개의 대규모 임상 실험이 진행되어, 서던캘리포니아 대학, 메이오 클리닉, 네덜란드의 라이덴, 그리고 다른 지역들에서 각각 약 100여 명의 환자를 대상으로 단기적 단식과 항암 치료를 병행하는 시도가 이루어지고 있다.

"핵심 메커니즘은 실은 제가 혼돈에 의한 죽음이라고 부르는 것이라고 우리는 생각합니다." 롱고는 그렇게 설명한다. "한마디로 말해서, 일반적인 세포는 모든 종류의 환경을 이해하도록 진화했고, 암세포는 어떤 의미에서는 역진화했다는 겁니다. 암세포들은 몇 가지 일들은 아주 잘하지만, 전반적으로 다른 환경에 잘 적응하지 못합니다. 특히 극단적인 환경에는 더 그렇죠."

그렇다면 암세포는 멍청한 셈이다. 그리고 단식을 하면 우리의 건강한 세포는 더 똑똑해지거나, 아니면 적어도 스트레스에 더 잘 적응할 수 있게 된다. 관광객들이 이스터 섬을 발견하지 않았더라면, 우리는 이런 사실을 모르고 살 뻔했다.

칠레에서 서쪽으로 3,200킬로미터 떨어진 곳에 위치한 태평양의 외딴섬인 이스터 섬은 물론 거대하고 신비로운 거인의 두상들로 유명하다. 1960년대에 칠레 정부가 관광객을 더 유치할 생각으로 공항 확장 공사를 준비하는 가운데, 캐나다의 한 탐사팀이 이 섬의 고립된 생태계가 외부인들에 의해 교란받기 전에 토양과 식물 샘플을 채집할 목적으로 섬을 방문했다.

샘플들 중 하나에서 과학자들은 '스트렙토마이세스 히그로스코피쿠스'라고 불리는 독특한 박테리아를 발견했다. 이름만 들으면 꼭 버스 정류장 음수대에서 나올 것 같은 세균 같은 느낌이 들지만 사실은 매우 이로운 세균이다. 적어도 인간에게는 말이다. 하지만 토양이라는 어두운 지하세계에서는 박테리아와 곰팡이 사이에 치열한 화학적 전쟁이 벌어지고 있다. 예를 들어 페니실린은 박테리아를 죽이는 곰팡이로 만들어진다. 이 곰팡이가 항생 작용을 하는 특성이 있기 때문이다. 박테리아는 자체의 독소로 반격을 가한다. 몬트리올의 에이어스트 제약회사에서 나온 캐나다 과학자들은 '스트렙토마이세스 히그로스코피쿠스'

가 곰팡이류에 대적하기 위해 매우 흥미로운 합성물질을 분비하는 것을 발견했다. 과학자들은 이 합성물질에 이스터 섬의 원래 이름인 라파누이에서 따온 라파마이신이라는 이름을 붙였다.

에이어스트 팀은 처음에는 라파마이신을 항진균성 약품을 개발할 수 있는 원료로 생각했다(닥터 숄의 운동가들을 위한 발 스프레이를 생각해 보라). 하지만 연구를 진행하는 과정에서 그들은 이 물질이 인간의 면역 체계에 훨씬 더 강력한 효과를 발휘하는 것을 발견했다. 침입자들에 대한 신체의 반응을 저하시켰던 것이다. 그뿐 아니라 다른 흥미로운 효과도 발휘할 수 있을 것 같은 징조들이 보였다. 하지만 에이어스트 사는 더 이상 흥미를 갖지 않았고, 얼마 안 있어 몬트리올 실험실을 폐쇄하고 연구원들을 대부분 해고했다. 라파마이신을 발견한 과학자 수렌 세갈은 프린스턴으로 옮겨 가면서 자신의 귀중한 토양균도 함께 가져갔다. 긴 사연을 간략히 추려 말하자면, 라파마이신은 이식수술을 받은 환자들이 새로운 장기에 대한 거부 반응을 일으키는 것을 방지하는 약품으로 1999년에 마침내 FDA의 승인을 받았다.

이로써 라파마이신은 유용하지만 그렇게 잘 알려지지는 않은 약품이 되었다. 하지만 라파마이신의 효능은 궁극적으로 이식 환자들을 위한 것을 훨씬 넘어서서, 세포 생물학의 이해에 신기원을 열게 된다. 라파마이신의 작동 메커니즘을 연구하던 연구자들은 마침내 세포의 핵심적인 성장 조절 물질인 '토어'를 발견하게 되었다. 토어가 실은 '라파마이신의 최종 목표'였던 것이다.

다시 말해, 칠레에서 3,200킬로미터 떨어진 섬의 흙 속에 사는 미세생물에 의해 만들어지는 이 기묘한 화학물질이 이 지구상의 거의 모든 생명 형태에 들어맞는 만능 성장 스위치를 우연히 해제한 셈이다. 수선

떨 일은 아니지만 말이다.

하지만 그것은 시작에 불과했다. 2009년에 발표된—**사실, 칼로리 제한을 실시한 원숭이들이 「뉴욕 타임스」의 1면을 장식한 바로 그날이다**—어느 대형 연구에서, 국립노화연구소의 자금 지원을 받은 연구팀은 라파마이신이 생쥐의 수명을 대폭 연장시킨 것을 발견했다. 이것은 아마도 원숭이 연구보다도 더 충격적일, 엄청난 소식이었다. 지금까지 평범한 동물들의 최대 수명을—**가장 오래 산 개체들이 몇 살까지 사는지를**—연장시킨 약품은 하나도 없었다. (레스베라트롤은 살찐 생쥐에게만 효과가 있었다.) 그리고 이 연구는 10년 전 롱고의 실험실에서 관찰되었던 사실, 즉 토어의 활동을 정지시키면 노화가 둔화되는 듯하다는 것을 다시 한 번 확인했다.

그뿐이 아니었다. 라파마이신은 이미 중년의 나이에 이른 생쥐들에게 투여해도 효과를 발휘했다. 이 연구는 처음에 시작이 지연되었는데, 팀의 약학자가 화학적으로 안정된 방식으로 생쥐들에게 먹이를 먹일 방법을 찾느라고 몇 개월을 허비했기 때문이다. 마침내 방법을 알아냈을 때, 생쥐들은 이미 나이가 거의 20개월에 이른 상태였다. 사람으로 치면 약 60세에 해당하는 것으로, 통상적인 지식으로는 노화 방지 약품이 효과를 내기에는 너무 늦은 나이였다. 하지만 라파마이신은 효과를 발휘하는 것 같았다. 생쥐들의 평균 그리고 최대 수명 모두가 수컷의 경우 9퍼센트, 암컷의 경우 14퍼센트 증가했던 것이다. 그렇게 많이 증가하지는 않은 것처럼 보일 수도 있지만, 시작이 늦었던 점을 감안하면, 65세인 인간에게 6~8년의 삶을 덤으로 더 준 것이나, 남은 기대수명을 52퍼센트 늘려 준 것과 같다고 할 수 있다.

스티븐 오스태드도 연구 저자 중 한 명이었는데, 그는 생쥐들이 더 오래 살 뿐 아니라 생쥐들의 힘줄이 더 유연하다는 사실에 주목했다. 몇십 년 전에 그가 사펠로 섬에서 연구한 오래 살고 더디게 노화하는 주머니쥐들이 그랬던 것처럼 말이다. 그것은 라파마이신이 실제로 생쥐들의 노화를 늦추고 있다는 좋은 신호였다. 딱 한 곳, 고환은 예외였는데, 이상하게도 이 기관만은 퇴화를 겪었다.

그 정도면 이 경이로운 약에 대해서 알 것은 이미 다 알아낸 것이 아닌가 생각할지도 모르지만, 연구자들은 라파마이신에 매달렸고, 얼마 안 있어 긍정적인 증거들이 더 나타나기 시작했다. 라파마이신은 암 발생을 감소시키는 것 같았고, 더 흥미로운 것은, 우리의 지방 조직이나 다른 곳에 자리를 잡고 독성이 있는 분비물로 우리를 오염시키는 악성 인자인 노쇠 세포들의 형성을 둔화시키는 듯하다는 사실이었다. 훨씬 더 극적인 것은, 버크 연구소의 사이먼 멜로브와 다른 과학자들이 2013년에 발견한 사실로, 라파마이신이 나이 든 생쥐들의 노화된 심장을 실제로 원상으로 되돌린다는 것이었다. 3개월 동안 라파마이신 치료를 받은 뒤 생쥐들의 심장과 혈관은 연구가 시작될 때보다 정말로 상태가 더 좋아졌다. "녀석들의 심장 기능은 기준치 이상으로 향상되었습니다. 그러니까 사실상 거꾸로 돌아간 셈인데, 정말로, 정말로 인상적인 일이었죠." 멜로브는 그렇게 말한다.

연구자들은 또한 라파마이신이 생쥐들의 심장의 염증 수치를 낮춘다는 것과, 이것은 더 심층적인 수준에서 노화에 영향을 미친다는 것을 발견했다. "노화의 큰 미스터리 중 하나는, 왜 나이가 들면 이런 전염증성 반응이 생기는가입니다. 제대로 아는 사람은 아무도 없습니다." 멜로브는 그렇게 말한다. "우리는 나이 든 동물들은 심장에 만성 염증이 생긴다는 것을 발견했는데, 제가 아는 한 최초로 발견한 걸 겁니다. 그런데 어라 이것 봐라, 라파마이신이 그 염증을 감소시키는 겁니다."

라파마이신은 심지어 동물의 뼈의 강도까지 향상시켰다. 이쯤 되면 라파마이신으로 고치지 못할 것이 없어 보일 지경이었다. 이제 우리 눈앞에 여러 노화 효과들을 지연시키는 것으로 보이는 약품이 등장한 셈이었다. 심지어 중년이나 그 이후에 복용해도 효과가 있었다. 게다가 이미 FDA의 승인까지 받아 놓았다. 한번 복용해 보지 않을 이유가 어디 있겠는가? 하지만 특히 데이비드 싱클레어를 필두로 해서, 내가 만난 연구자들 대부분이 레스베라트롤을 섭취하는 것은 수긍했지만, 라파마이신 사용을 인정한 사람은 아무도 없었다. 한 사람만 빼고 말이다.

라파마이신이 수명을 연장시킨다는 말을 듣고도 놀라지 않을 사람이 아마도 세상에 둘 또는 셋이 있었을 텐데, 그중 한 사람이 미하일 블라고스클로니라는 매력적인 러시아 망명 과학자였다. 심지어 노화 연구자들 사이에서도 괴짜 취급을 받는 이 사람은, 그럼에도 불구하고 노화 연구에서 독창적인 사상가로 존경받는다.

상트페테르부르크에서 태어나 학창 시절을 그곳에서 보내며 암 연구로 의학박사 학위와 이학박사 학위를 받은 그는 지금은 미국판 시베리아라고 할 수 있는 뉴욕, 버팔로의 로스웰파크 암 연구소에서 일하고 있다. 자신의 외떨어진 전초기지에서 블라고스클로니는 라파마이신이야말로 노화 연구자들이 찾고 있는 마법의 탄알이 될 수 있다고 여러 해 동안 주장하고 있었다. 2006년에 발표한 선견지명에 넘치는 소논문에서 블라고스클로니는 라파마이신이 포유류의 수명을 연장할 수 있을 것이라고 예견했다. 3년 뒤, '라파 생쥐'들이 그의 예견이 옳았음을 증명했다. 그의 생각에 이것은 대단한 일이었다. 실제로 노화를 둔화시키는 것으로 보이는 약품이 안전 검사를 통과해 사람에게 사용하는 것이 허용된 상태로 시장에 이미 나와 있는 것이다. 게다가 '지저분한' 약품인 레스베라트롤과는 달리, 이 약품은 목표로 삼는 분자가 명확했고, 때마침 이 분자는 지금까지 발견된 것 중 가장 효력이 강한 수명 연장 경로였다. "이런 약품이 존재한다는 것은 좀처럼 만나기 힘든 행운이다." 그는 환호성을 올렸다.

하지만 정말로 흥미로운 부분은 노화가 실제로 어떻게 작동하는지에 대한 완전히 새로우면서도 상식으로는 얼핏 이해가 안 되는 그의 추론이다. 1900년대 중반에는 대부분의 과학자들이 노화는 수십 년 동안 축적된 손상의 결과로, 결국 세포의 기능장애로 이어지고 이에 따라 노화와 관련된 질병들이 발병한다고 믿었다. 기본적으로 우리의 세포들은 계속 손상을 입다가 마침내 더 이상 제대로 기능하지 못하게 된다. 헤이플릭의 한계가 존재하는 것은 바로 이 때문이다. 노화는 세포가 기능을 상실해서 발생하는 것이다.

하지만 세포에 대해, 특히 암세포에 대해 숙고하던 블라고스클로니는 실은 정반대가 사실이라는 것을 깨닫기 시작했다. 우리가 노화와 연관 있는 것으로 생각하는 해로운 것들 가운데 많은 것이 실은 지나친 세포 기능의 산물이었던 것이다. 즉, 우리의 세포들과 우리 몸은 지나치게 잘 작동한다. 또는 지나치게 많이 작동한다. 암이 하나의 분명한 예라 할 수 있다. 암세포는 죽지 않고 끝없이 분열하고 성장한다. 하지만 세포만 그런 것은 아니다. 그와 다른 연구자들은 노화의 여러 측면들을, 세포 기능의 상실이 아니라 제어가 안 되는 세포 기능에서 비롯된 것으로 간주한다. 우리가 성장을 멈춘 뒤 어느 시점이 되면, 우리의 성장에 추진력을 제공하던 엔진이 노화를 추진하는 엔진이 되고 만다.

"우리는 최대한도로 기능하도록 프로그래밍되어 있습니다. 인생 초반기에는 그것이 크게 이득이 되니까요." 블라고스클로니는 온라인을 통한 인터뷰에서(그는 여행을 싫어하고 사람들과 직접 만나는 것을 대부분 피한다) 그렇게 말했다. "하지만 발달이 종료되면, 이제는 고속도로에서 나와 주차장으로 가는 자동차 같아집니다. 주차장에서 차를 시속 110킬로미터로 몰면 손상이 생길 수밖에 없죠."

발터 롱고도 여기에 동의하지만 약간의 차이가 있다. "성장과 발달에 최적화된 프로그램들 자체에는 아무 이상도 생기지 않습니다." 그는 그렇게 말한다. "다만 더 이상 수행할 진화된 목표가 없기 때문에 문제의 원인이 되기 시작할 따름입니다." 따라서 노화는 한 세기 전에 아우구스트 바이스만이 생각했던 것처럼 프로그래밍되어 있는 것이 아니다. 그것은 오히려 오작동하거나, 목표를 모두 수행했는데 아직 작동하고 있는 프로그램에 더 가깝다.

과거에는 이것이 별로 큰 문제가 되지 않았다. 왜냐하면 대부분의 사람들이 50세도 되기 전에 죽었기 때문이다. '주차장'까지 가는 사람은 매우 드물었다. 하지만 우리가 그만한 나이까지 살게 된 오늘날에는 기능항진이 문제가 된다. 40세 이하 여성들은 2퍼센트만이 유방암 진단을 받는데, 70세 이상 여성의 경우 그 비율이 25퍼센트로 올라가는 것은 기능항진 때문이다. 또한 50대 여성들이 이제는 젖을 먹일 아이가 생기지 않는데도 몸에 지방이 축적되는 것이나, 남성들의 전립선이 중년과 그 이후로도 계속 성장해 배뇨에 대한 거북한 텔레비전 광고는 물론이고 전립선암의 주원인이 되는 것도 바로 이 때문이다. 기능항진 때문에 머리에서 자라야 할 털이 귀에서 자라기도 한다. 그리고 세포 단계에서는 세포 성장의 지속은 오래된 세포의 독소화인 세포 노쇠로 이어진다.

그래서 블라고스클로니는 라파마이신이 생쥐의 노화를 지연시켰다는 소식을 듣고도 전혀 놀라지 않았다. 이미 예견하던 일이었다. 그는 안달이 나서 견딜 수 없었다. 곧바로 사람에 대해서도 실험을 해야 한다고 그는 주장했다. "이것은 해야 하는지 말아야 하는지의 문제가 아니라, 어떻게 할 것인지의 문제입니다." 그는 그렇게 말했다. 블라고스클로니는 생쥐 실험에서 완전한 자신감을 얻어, 스스로 이 약을 복용하기 시작했다. 브라운 세카르 교수가 대견해 할 만한 행동이었다. "당장 효과가 나타났죠. 플라시보 효과가." 그는 농담을 했다. "5분 만에 기분이 아주 좋아지더라고요!"

그것 말고 이 약이 효과를 발휘한다는 유일한 증거는 약을 복용하기 시작한 이후로 5년 만에 그의 마라톤 기록이 실제로 향상되었다는 것뿐이었다. 하지만 그는 추호의 의심도 없었다.

"어떤 사람들은 라파마이신을 복용하면 위험하지 않느냐고 내게 물어봅니다." 그가 말했다. "글 하나를 쓰고 제목을 아예 '과식과 흡연, 음주, 안전벨트를 매지 않고 운전하기보다, 심지어 이 모든 것을 다 하는 것보다 라파마이신을 복용하지 않는 것이 더 위험합니다'라고 할까 싶습니다."

독자 여러분께서 이 책을 여기까지 읽었다는 것은 곧, 누군가에게 의학적 조언을 해주는 것이 본업이 아닌 영문학 전공자가 쓴 책에서 보았다고 해서 강력하고 위험할 수도 있는 약을 날름 먹는 짓 따위는 하지 않을 만큼 고도의 지성을 갖춘 사람이라는 뜻일 것이다. 또한, 라파마이신이 FDA의 승인을 받은 약품이기는 하지만, 어떤 기준에서 보아도 이미 중증 질환을 앓고 있다고 할 수 있는 이식 수술 환자에게만 사용이 허용되어 있다. 건강한 사람이 노화 방지제로 복용할 수 있는지 없는지는 완전히 다른 문제다. 그리고 대부분의 전문가들은 부정적으로 답한다. "지금 같은 부작용을 보고서는 그런 약을 복용할 마음이 생길 것 같지 않군요." 샌안토니오에 있는 텍사스 대학의 약리학자로, 라파마이신을 생쥐들에게 투여하는 방법을 알아낸 랜디 스트롱은 그렇게 말한다.

우선, 라파마이신은 강력한 면역 억제제로 인가받았다. '라파 생쥐'들은 살균된 환경에서 지내, 병원균에 거의 노출되지 않았다. 온갖 세균이 득시글거리는 현실 세계에서 살고 있는 실제 인간들은 이 약을 복용했다가는 감염의 위험성이 높아질 수 있다. 라파마이신을 장기적으로 복용하는 것이 좋지 않은 생각일 수 있는 두 번째 이유는, 그것이 인슐린 저항을 증가시키는 것으로 보여 당뇨병을 유발할 수 있다는 데 있다. 100세까지 사는 것이 목표라면 결코 좋은 일이라 할 수 없다.

라파마이신이 그렇게 나쁘기만 한 것은 아니라는 증거도 얼마간 있다. 예를 들어, 어떤 환경에서는 실제로 면역 기능을 향상시키는 것으로 보인다. 하지만 사람의 노화를 지연시킨다는 증거는 아직 없다. 그리고 마지막으로, 큰 장애물이 있다. 노화 방지를 위한 약이라면 건강한 사람이 복용해도 완전히 안전해야만 한다. 위험성이 0이어야 하는 것이다. "아스피린보다 더 안전해야 합니다." 스트롱은 그렇게 말한다.

발터 롱고는 사람들에게 라파마이신을 실험해 보는 데에는 별 관심이 없었다. 스스로 복용해 보는 것은 고사하고 말이다. 이 약품은 안전하게 사용되기에는 보통의 세포 기능에서 너무나 핵심적인 경로에 작용하는 것으로 보였기 때문이다. 하지만 효모균과 토어, 이어서 암 환자들을 연구하면서 그는 노화가 촉진되는 데서 성장인자가 수행하는 역할에 대해 더 깊이 생각해 보게 되었다. 그의 연구팀은 성장 호르몬 수용체를 억제하는 약품으로 인간을 대상으로 한 실험에 적합할 수도 있는 것을 몇 가지 알아냈다. "그게 주 스위치입니다." 그는 그렇게 말한다.

특히 남부 캘리포니아에서는 더한데, 대중 강연을 할 때마다 아직도 그는 성장 호르몬에 대한 질문을 받는다. 때로는 심지어 환자들에게 인간 성장 호르몬 주사를 처방하는 의사들까지도 질문을 던진다. 그는 성장 호르몬 주사는 좋지 않다고 확신하는데 사람들이 하도 귀담아듣지 않아서, 2007년에는 결정적인 증거를 찾기 위해 에콰도르로 비행기를 타고 날아갔다.

결국 그는 차를 타고 갈수록 더 간담을 서늘케 하는 구불구불한 산길을 달려, 남쪽으로 안데스 산맥 깊은 곳을 향해 들어갔다. 그의 목적지는 길도 포장되지 않은 산빈센테델리오라는 외딴 마을로, 이곳에서 그는 매우 특이한 사람들을 연구할 예정이었다. 오래전부터 그는 성장인자 수치가 높을수록 수명이 줄어든다고 추측했지만, 지금까지 증거로 연구할 수 있는 대상이 거의 없었다. 그러다가 그는 에콰도르의 내분비학자로 에콰도르 남부의 산악 지대에 사는 약 100명의 소인들을 연구한 하이메 게바라 아기레 박사에 대해 알게 되었다.

라론Laron 소인이라고 불리는 이들은 난쟁이 생쥐에서(그리고 치와와에서도) 볼 수 있는 것과 유사한 지극히 희귀한 유전적 돌연변이를 갖고 있었다. 이 돌연변이 때문에 이들의 세포에는 성장 호르몬 수용체가 없었고, 이는 곧 이들의 몸이 근본적으로 성장 호르몬에 반응하지 않는다는 것을 뜻해서, 결국 키가 120센티미터 정도나 그 이하로밖에 자라지 않았다. 성장 호르몬 수용체 돌연변이를 지닌 사람은 전 세계적으로 300명 정도인 것으로 여겨졌는데, 100명이 넘는 그런 사람들의 집단이 에콰도르의 이 외딴 지역에 몇 개의 산골마을에 흩어져 살고 있었던 것이다. 그 지역에서는 이들을 '비에히토스', 즉 '작은 늙은이들'이라고 불렀는데, 키가 작고 주름이 많아서 붙여진 이름이지만, 안을 들여다보면 이들은 늙은 것과는 거리가 멀었다.

게바라 아기레는 라론 소인들을 20년 이상 연구했다. 사실상 그는 그들의 가족 주치의였다. 처음에 그는 핸디캡으로 보이는 그들의 자그만 체구에 궁금증을 느꼈다. 사실 작은 키와 외딴 시골이라는 환경 때문인지 그들 중에는 술에 빠져 살아서 그 결과 이상한 건강상의 문제점들을 안고 있는 사람들이 많았다. 또한 그들은 역시 작은 키 때문에 자주 싸움을 벌였다. 하지만 그럼에도 불구하고 시간이 지나면서 또 다른 흥미로운 양상이 드러났다. 암으로 죽는 사람이 아무도 없었던 것이다. 또한 다섯 명 중에 한 명은 비만이어서 에콰도르 평균보다 비만도가 훨씬 높은데도, 당뇨병에 걸리는 사람이 하나도 없었다. 지역 주민들 가운데 라론 소인증을 보이지 않는 친척들은 20퍼센트가 암으로 사망했고, 최소한 5퍼센트는 당뇨병으로 사망했다.

롱고는 이들이 암과 당뇨병에 면역력을 가진 것은 이들에게 성장 호르몬 수용체가 없기 때문이 아닐까 생각했다. 실험실에서 그는 생쥐와 벌레, 심지어 효모균에서도 유사한 양상을 목격했었다. 동물의 세포에 전해지는 성장 '신호'가 적은 것은 더 긴 수명과 긴밀한 연관이 있는 것으로 보였다. 라론 소인들이 꼭 오래 사는 것은 아니었는데, 사고나 발작 등으로(또한 술 때문이나, 싸우다가) 죽는 경우가 많았기 때문이다. 하지만 롱고의 마음을 사로잡은 것은, 어떤 이유에서인지 노령에 따른 질환으로 죽는 사람은 거의 또는 아무도 없다는 사실이었다.

"이 사람들은 먹고 싶은 것은 닥치는 대로 먹고, 담배에다 술까지 하는데, 상당히 오래 산단 말이에요." 롱고가 내게 말했다. 사실, 그의 연구가 시작된 이후 이들은 전보다 더 나쁜 것들을 먹고 마시기 시작해서, 어마어마한 양의 탄산음료와 케이크를 거리낌 없이 먹어 댔다. "이젠 자기네들이 뭘 해도 괜찮은 줄 알아요." 그는 그렇게 탄식한다. "속에 바람만 잔뜩 들어가서 말이에요."

적어도 그들은 보호는 받고 있다. 성장 호르몬 주사를 계속 맞겠다고 고집을 부려, '주 스위치'를 잘못된 방향으로 트는 남부 캘리포니아 사람들과는 달리 말이다. 하지만 사실 다른 모든 사람들도 스위치를 잘못 틀고 있기는 마찬가지다. 왜냐하면 굳이 비싼 주사를 맞을 것도 없이, 이를테면 맥도널드 햄버거 가게에만 다녀와도 성장 호르몬과 인슐린 유사 성장 인자가 생성될 수 있기 때문이다.

고탄수화물 음식과 패스트푸드를 즐기는 수백만 명의 미국인들은 수잔 소머스나 닥터 라이프처럼 수시로 주사를 맞지는 않지만, 사실 주사를 맞는 것이나 마찬가지다. 콜라 한 잔을 마실 때처럼 당분을 대량으로 섭취할 때면, 우리 몸은 그 모든 당분을 세포들에 전달하는 것을 돕기 위해 다량의 인슐린을 생성하는 것으로 반응한다. 그러면 필 브루노처럼 많은 칼로리가 결국 우리 몸의 지방 세포에 축적될 뿐 아니라, 인슐린 반응이 이번에는 우리 옛 친구 IGF-1—**인슐린 유사 성장 인자**—의 생성을 촉발하고, 이 인자는 '토어'로 곧바로 쏜살같이 달려가 칼로리를 단백질, 세포, 성장으로 전환하라고 이야기한다. 젊을 때는 이런 일이 우리에게 유익하지만, 더 이상 젊지 않을 때는 이로 인해 나쁜 일들이 벌어지게 된다.

롱고의 생각은 최근에 막 등장한 영양학 연구와 딱 맞아떨어진다. 이 연구는 당분과 탄수화물이 지방보다 훨씬 더 건강에 좋지 않으며, 걷잡을 수 없는 비만, 심장 질환, 당뇨병의 진정한 원인은 우리가 매년 섭취하는 산더미 같은 당분에서 찾을 수 있다는 것을 확인하기 시작하고 있다.

롱고는 심지어 한 걸음 더 나가, 같은 이유로 고단백질 식사는 고탄수화물 식사만큼이나 나쁠 수 있다고 주장한다. 과도한 단백질 섭취 역시 세포 노화의 2개의 주요 동인인 성장 호르몬 수용체와 토어를 활성화할 수 있다는 것이다. 2014년 3월 「셀 메타볼리즘」이라는 저널에 발표한 18년간의 연구에서 롱고의 연구팀은 유제품과 고기를 많이 먹는 중년의 사람들은 결국 암으로 사망할 확률이 높으며, 고기를 지나치게 많이 먹는 것은 흡연만큼이나 위험하고 사망 가능성을 높인다는 것을 보여 주었다. 단백질을 10퍼센트나 그 이하로 먹는 사람들은—**존 다이어트Zone Diet 같은 '건강' 식이요법에서 추천하는 30퍼센트보다**—평균적으로 더 오래 살았다. 또한 그들은 암으로 사망할 확률이 고기를 좋아하는 사람들의 4분의 1에 불과했다.

롱고는 그 대신 다른 롤모델들을 찾는다. 바로 그의 부모님의 고향인 이탈리아 남부의 칼라브리아에 있는 마을인 몰로키오의 100세인들이다. 그는 그들 중 한 사람과 친구가 되었는데, 109세인 살바토레 카루소라는 가수로 아직도 혼자 힘으로 살고 있다. 어빙 칸의 농촌판이라 하겠다. 다만 그는 크니쉬에는 손도 대지 않는다. 훨씬 더 건강에 좋은 식사를 하는데, 대부분이 초록색 채소에 파스타 약간, 포도주 조금으로 식단이 짜여 있다. 고기는 어쩌다 나오는 사치품이다. 롱고조차 그가 그토록 적게 먹는 데 감탄을 금치 못한다. 롱고에 따르면, 카루소의 식단의 핵심은 저탄수화물 그리고 저단백질 음식이다. 의도적인 것이든 아니든, 그것은 그의 성장 인자와 토어를 억제하며, 그 덕분에 노화의 속도가 효율적으로 지연된다고 그는 생각한다. 사실 그와 그의 동년배들은 더 적게 먹도록 훈련이 되어 있다. 전쟁과 가난, 주기적인 기근이라는 역사 탓에 말이다.

“그 나이대나 80대, 아니면 90대인 분들은 힘겨운 시절을 겪었고, 그런 어려움을 이해하죠.” 롱고는 그렇게 말한다. “하지만 바로 그 힘겨운 시절 덕을 본 게 있어요. 항상 단식을 하는 것 말이죠.”

(자발적인) 단기적 단식이 그토록 효과가 있는 이유 가운데 하나는 배고픔을 견디는 능력은 물론이고, 각 개인의 생리에 딱 맞게 행할 수 있다는 데 있다. 하지만 대부분의 시간은 평소대로 먹는다. 롱고는 약 10년 전, 얼추 라론 소인 연구를 시작할 무렵에 스스로 단식을 해보기 시작했는데, 그의 동기는 좀 더 근본적인 것이었다. 실은 유난히 무서운 의사 선생님을 만났던 것이다.

“자기가 건강하다고 생각하는데, 자세히 살펴보니 그렇지가 않은 거예요.” 롱고가 말한다. “제 혈압은 10년 전에 이미 140이었고, 콜레스테롤 수치도 높았어요. 유럽 사람들 절반이 이런 식이고, 미국 사람은 아마 80퍼센트가 그럴 겁니다. 어느덧 30대가 되고 40대가 되면, 리피토니 고혈압 약이니 심혈관계 약을 먹어야 하는 후보자가 되기 시작해요. 그러다 보면 어느새 환자가 되어 있는 겁니다! 그런데 우리가 목격하고 있는 것은 이런 약들을 전혀 먹을 필요가 없다는 사실입니다. 사람들 90퍼센트는 이런 약을 평생 먹지 않아도 되는 거죠.”

롱고는 자신의 식단을 카루소의 식단을 본받아서 짜고 거기에 자신의 연구를 통해 알게 된 것을 더했다. 점심은 대부분 완전히 건너뛰고,

저녁에는 IGF-1 수치를 낮추기 위해(46세 나이에 록 스타처럼 날씬한 몸매를 유지하기 위해서만이 아니라) 동물성 식품이라고는 찾아볼 수 없는 채소 위주의 저단백 식사를 했다. 1년에 한두 번은 뼈만 앙상해질 정도로 엄격한 단식을 나흘까지 실시해서, 자신의 신체 시스템을 '리셋'하기 위해 최소한의 영양소만을 섭취한다. 그는 생쥐와 인간 실험에 근거해서 이것이 최선의 방법이라고 믿는다. 물론 직접 효과를 체험해서이기도 하고 말이다.

심지어 그의 자동차 취향에도 이런 일반식/단식의 이분법이 반영되어 있다. 출근할 때는 초 고효율의 전기 자동차 닛산 리프를 타고 다니고, 이 덕분에 특별 우대 주차 구역에 주차할 수 있는 특혜를 받는다. 하지만 플라야 델 레이에 있는 집으로 돌아오면, 차고에 페라리가 떡하니 놓여 있다.

Chapter 14

누가 내 열쇠를 옮겼을까?

젊은 피가 늙은 뇌를 구할 수 있는가?

우리 이 밤을 함께 보내고, 깨어나 영원을 살아요.

– 자미로콰이

2013년의 어느 봄 저녁, 나는 버클리에서 인터뷰 몇 개를 마치고 난 뒤 렌트카를 타고 차들로 꽉 막힌 저녁 시간의 880번 고속도로에 들어서서, 만의 동쪽 면을 따라 샌호제이로 향했다. 이미 늦었는데 차까지 꽉 막히니, 고속도로 운전의 스트레스로 (게다가 미세 먼지를 폐 가득히 들이마시고 있기까지 하니) 노화 속도가 미세하게 빨라지는 것을 느낄 수 있었다. 마침내 길이 뚫려, 나는 마운틴뷰 시에 있는 작은 사무소 단지를 향해 열심히 차를 몰았다.

'건강 연장 살롱'이라는, 노화 연구에 관심이 있는 샌프란시스코 만안 지역 사람들의 느슨한 모임에서 매달 여는 회의를 참관하러 가는 길이었다. 당시 나는 이미 노화에 관한 간담회와 회의에 수없이 참석해 보았는데, 대부분이 60세가 넘는 독학한 아마추어 노인학자 몇 명과 과학자들이 참석해, 금세 외계어가 난무하는 현대 분자생물학 강론이 되어 버리고 마는 이야기를 귀 기울여 듣고 앉아 있는 진지한 자리인 경우가 많았다. 그런데 이번 회의장에 걸어 들어가는 순간, 나는 내 눈을 의심케 하는 광경을 목격했다. 젊은 사람들이 와 앉아 있었던 것이다.

회의장은 자리가 꽉 차, 150여 명이 서 있기까지 했다. 평균 연령은 40세 이하인 듯했다. 머리가 희끗한 사람은 손가락으로 꼽을 수 있을 정도였다. 늦게 온 벌로 포도주는 못 얻어 마셨다. 실리콘밸리의 중심부라 그런지, 청중들은 확실히 기술 관련 스타트업 기업가 분위기를 풍겼다. 스페이스엑스(미국의 민간 우주선 업체 - 옮긴이) 재킷을 입은 사람이 둘 있었고, 주변을 한 바퀴 돌아보니 주최 업체가 로봇 공학과 어떤 식으로든 연관이 있는 것이 틀림없다는 생각이 들었다. 머리가 잔뜩 헝클어진 조직위원장 조 베츠 라크루아가 후반부에 '자동차 경주대회'가 있을 것이라고 약속했는데, 노화 과학 회의에서 보통 하는 활동은 아니다. 하지만 우선은 줄기세포와 샴쌍둥이에 대한 강연을 들어야 했다.

2월의 초청 연사는 솔 빌레다라는 캘리포니아 대학 샌프란시스코 캠퍼스의 연구자로, 그 강연에 적역인 사람이었다. 검은 머리카락에 몸매가 다부졌는데, 그 역시 일반적인 중견 과학자들보다 훨씬 젊었다. 그는 전문어를 남발하는 학자보다는 남부 캘리포니아의 서퍼처럼, 중간중간에 '왜, 있잖아요'를 섞어 가며 말했다. 하지만 알고 보니 그는 복잡한 주제를 일반인 청중에게 쉽게 설명하는 데도 타고난 재능이 있었는데, 며칠 뒤 그의 사무실에서 만났을 때 그는 이 특별한 재능이 자기 일에 대해 부모님과 토론을 하면서 연마된 것이라고 털어놓았다. 그의 부모님은 1970년대에 과테말라에서 초등학교 5학년까지 다니다가 미국으로 이민 온 이후로는 교육을 받지 못한 분들이었다.

그가 태어난 1981년에 그의 가족은 동부 로스앤젤레스에 거주하면서, 그의 아버지는 수위로, 어머니는 간호 보조사로 일하고 있었다. 그들은 돈을 알뜰히 모아서 마침내 아메리칸 드림을 실현하고 집도 샀지만, 그나마 가장 가까운 데로 구할 수 있었던 곳이 캘리포니아 랭카스터의 모하비 사막 끝자락에 위치한 블루칼라 계층 마을이었다. 솔은 학교에서 과학에 소질을 보이며 단연 눈에 띌 정도로 공부를 잘했고, UCLA에 장학금을 받고 들어갔다. 그런 다음 스탠퍼드 대학에서 대학원 과정에 들어가 토니 위스 코레이라는 신경학 교수의 연구실에서 일하게 된다.

위스 코레이는 토머스 란도라는 또 한 명의 스탠퍼드 대학 연구자와 함께 19세기의 병체결합—**두 동물을 결합해 하나의 순환계를 공유하도록 하는 것**—기술을 되살리는 데 일조했다. 란도는 근육에 관심이 있었던 반면에 위스 코레이는 낡은 피가 생쥐의 두뇌에 미치는 영향에 주목하기 시작했다. 빌레다는 최대한 그의 연구실에 붙어 있었다.

최근 빌레다는 캘리포니아 대학 샌프란시스코 캠퍼스에 신설된 '재생의학 및 줄기세포 연구 센터'에 32세라는 젊은 나이로 자신의 연구실을 차렸는데, 상당히 드문 일이라 할 수 있다. 연구 자금이 빠듯해서 오늘날 대부분의 과학자들은 40세나 45세가 되기 전에만 자기 연구실이 생기면 다행으로 여긴다. 과학사를 살펴보면 이런 상황이 왜 문제인지 알 수 있다. 대부분의 중요한 발견들은 창의성이 절정에 달해 있어서 좋은 아이디어들이 쑥쑥 떠오르는 20대나 30대의 젊은 연구자들에 의해 이루어졌으니까 말이다. 예를 들어 아인슈타인이 그의 가장 유명한 공식인 $E=mc^2$을 내놓았을 때 나이가 26세였다.

그 이유 중 하나는 기본적으로 젊은 과학자들은 두뇌 또한 젊다는 데 있다. 그들의 정신은 유연하고 창조적이며, 뉴런들도 풍부해 관찰된 사실들, 심지어 명백하기까지 한 사실들을 다양하게 연결시키고, 직관적 비약을 할 수 있는데, 이것이 결국 위대한 과학적 발견들로 이어진다. 나이가 들면, 가장 똑똑하고 가장 창조적인 사람들조차도 머리가 굳어 아이디어가 잘 나오지 않는 것 같다.

그리고 이것이 어떤 의미에서는 솔 빌레다의 강연 주제였다.

노화가 우리 두뇌에 미치는 영향은 과히 아름답지 않다. 이런 문제는 심장 근육처럼 뉴런도 재생이 되지 않는다는 불행한 사실에서 비롯된다. (어쨌든 그렇게 많이 재생되지는 않는다.) 따라서 우리는 사는 동안 보통 기본적으로 뉴런의 10퍼센트를 잃는다. 문제는, 모든 정신 작용에 결정적으로 중요한 뉴런 간의 연결들인 시냅스 또한 4분의 1 이상이 사라지고 만다는 사실이다. 그뿐 아니라 우리가 기억하고, 생각하고, 아이디어를 떠올릴 수 있게 해주는 수상돌기가 줄어들면서, 우리의 뉴런들 자체의 연결성이 떨어진다.

이런 쇠퇴는 처음에는 아주, 아주 천천히 일어나지만, 최근 「영국의학저널British Medical Journal, BMJ」에 실린 한 연구는 많은 사람들이 이미 40대에 상당한 인지적 감퇴를 뚜렷이 보인다는 것을 밝혀냈다. 나이가 들면서 두뇌가 쇠퇴하는 것은 인간만이 아니다. 초파리조차 기억력이 떨어진다. 과학자들은 초파리에게 자두를 주면서 약간의 전기 충격을 가하고, 체리를 줄 때는 전기 충격을 가하지 않는 방법으로 이를 실험했다. 이렇게 하면 초파리들은 결국 체리는 좋은 것, 자두는 나쁜 것이라는 것을 배우게 된다. 그러고는 단 2주 뒤에—**초파리로 치면 중년 후반의 나이다**—어떤 것이 좋고 어떤 것이 나쁜지를 잊어버린다. 말이 난 김에 말이지만, 나도 디지털 영상 녹화기 리모컨을 어디다 두었는지 몇 달이나 찾지를 못했던 적이 있다.

초파리의 뇌는 다른 면에서도 우리와 비슷하다. 시간이 지나면서 뉴런 사이의 세포 노폐물로 만들어지는 '플라크'가 뇌에 쌓이고, 이로 인해 외양에 심각한 변형이 일어나고 때로는 죽기까지 하는 것이다. 프랑크푸르트 정신병원을 운영하던 바이에른의 의사 알로이스 알츠하이머가 1906년 56세로 세상을 떠난 자신의 가장 특이한 여성 환자의 뇌에서 발견한 것도 이것과 같은 종류의 끈적끈적한 물질이었다.

여성 환자의 이름은 아우구스테 D.로 철도원의 아내였는데, 말 그대로 제정신을 잃어버리고 말았다. 그녀는 갈피를 못 잡고 혼란스러워했고, 기억에 장애가 있었으며, 피해망상과 환각에 시달렸다. 또한 남편이 이웃 여자와 바람을 핀다고 주장했는데, 사실인지 아닌지는 밝혀지지 않았다. 그녀는 그때가 11월이라는 것은 알았지만 연도가 1901년이 아니라 1800년이라고 믿었다. "그녀는 멍한 표정으로 침대에 앉아 있다." 알츠하이머는 노트에 그렇게 적었다. "점심으로 그녀는 콜리플라워와 돼지고기를 먹는다. 무엇을 먹고 있느냐고 묻자 그녀는 시금치라고 대답한다."

그녀가 사망한 뒤 알츠하이머는 그 이유를 알아냈다. 그녀의 뇌가 엉망이 되어 있었던 것이다. 현미경으로 그는 그녀의 뇌세포 사이에 알 수 없는 물질로 된 끈적끈적한 플라크가 가득 차 있는 것을 볼 수 있었다. 뉴런들 자체도 헝클어진 실타래처럼 뒤엉켜 있었다. 그 모습이 하도 충격적이어서 그는 그 중 몇 개를 스케치했다.

알츠하이머는 이 플라크들과 뒤엉킴들이 아우구스테 D.의 사고를 헝클어트렸다고 확신하게 되었다. 몇 년 뒤, 이 증후군은 어느 영향력

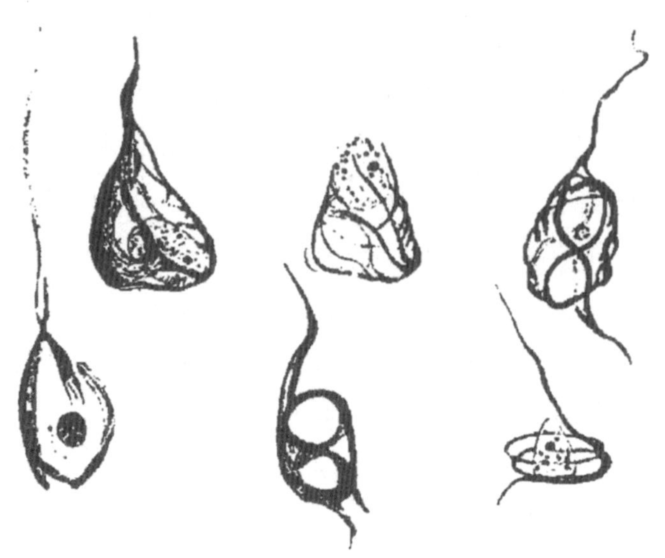

출처: 버나드 베커 의학 도서관, 워싱턴 대학교 의과대학

있는 책에서 알츠하이머병이라고 불리게 된다. 하지만 이 병이 그때까지 단순히 노망이라고 불리던 것의 주원인이라는 사실이 인식되기 시작한 것은 1970년대 초가 되어서였다. 알츠하이머병은 이미 질병통제예방센터CDC에서 꼽은 주요 사망원인 가운데 6위에 올라 있는데, 사실 이것도 정확하다고는 할 수 없다. 왜냐하면 많은 환자들이 실제로는 결국 감염이나 심부전 같은 다른 질병으로 사망하기 때문이다. 84세 이상의 미국인 가운데 약 40퍼센트가 알츠하이머병에 걸린다. 알츠하이머협회에 따르면, 2050년이 되면 이 병에 걸리는 미국인 수는 지금의 3배가 넘는 1,600만 명이 되고, 이들을 돌보는 데 드는 비용은 최고 1조 달러에 이를 수도 있다고 한다.

아우구스테 D.의 뇌에서 발견된 이상한 물질은 베타-아밀로이드, 일명 A-베타라고 불렸는데, 이 단백질이 어디서 유래했으며 정확한 기능이 무엇인지는 베일에 가려져 있다. 베타-아밀로이드가 하는 일이 무엇이든 간에, 나이가 들수록 우리 몸에서는 이 단백질이 더 많이 생성되는데, 플라크 안에 이 물질이 쌓이면 뉴런에 독성을 미치는 한편 염증을 유발하며, 알츠하이머병과도 매우 긴밀하게 연관되어 있는 것으로 밝혀졌다. 지난 수십 년 동안 주요 제약회사 몇 군데에서 실험 접시와 실험용 생쥐들을 통해 뇌세포에서 A-베타를 매우 효과적으로 제거하는 것이 증명된 약품들을 개발했다. 그런데 딱 한 가지 문제가 있었다. 실제 환자들을 대상으로 한 임상실험에서 약품들이 듣지 않았던 것이다. 한두 사례에서는 블래스트에서 내가 받았던 검사('오징어, 고수 잎, 쇠톱 ……')와 비슷한 검사에서 환자들의 점수가 더 낮아지기까지 했다.

일라이릴리 사의 주요 후보 약품 2개는 제3단계 실험을 통과하지 못했는데, 이 회사에는 타격이었지만 과학적으로는 한 걸음의 전진이라 할 수 있다. 왜냐하면 이 낭패로 인해 100년의 역사를 지닌 질병을 새롭게 바라보지 않을 수 없게 되었기 때문이다. 이 때문에 아밀로이드가 알츠하이머병을 유발한다는 이론 자체에 의문을 제기하는 과학자들이 갈수록 늘어나고 있다. 「비즈니스위크」지가 이를 두고 '약품들의 묘지'라고 불렀던 것처럼, 2002년 이래로 알츠하이머병의 치료제로 개발되어 임상실험을 거친 200종 이상의 약품 가운데 단 한 종만이 시장에 출시될 수 있었다. 아리셉트라는 이름의 이 단 하나의 약은 말도 안 되게 비쌀 뿐 아니라 효과도 그리 뛰어나지 않다. 일부 연구자들은 역시 알츠하이머병 환자들의 뇌에서 발견되는 '타우'라는 또 다른 독성 단백질이 실제 주범일 수도 있다고 생각한다. 다른 연구자들은 이 병이 완전히 다른 어떤 원인으로 발생하는지도 모르며, 따라서 완전히 새로운 방식의 치료가 필요하다고 생각한다. 새로운 예방법이라면 더 좋고 말이다.

아우구스테 같은 사람들—**뚜렷한 이유도 없이 50대에 치매에 걸리는 사람들**—이 한 세기를 넘게 살고도 여전히 주식시장에서 눈부신 활약을 펼치는 어빙 칸 같은 사람들과 다른 점은 무엇일까? 인지력 감퇴를 어떻게 예방할 수 있을까?

한 가지 놀라운 해답이 678명의 수녀들을 대상으로 한 연구에서 나왔다. 켄터키 대학의 연구자들은 수녀원의 기록들을 조사하다가 180명의 수녀들이 젊은 시절 이제 막 수녀원에 들어왔을 때 쓴 수기들을 발견했다. 연구자들은 수녀들이 쓴 글의 스타일을 분석해, 문장이 더 깊은 뉘앙스를 담고 더 복잡할수록, 또한 사용된 어휘들이 더 풍부할수록 그 글을 쓴 수녀가 알츠하이머나 다른 형태의 치매에 걸린 경우가 더 적다는 것을 발견했다. 또한 더 세련된 글을 쓴 수녀들은, 인생사 이야기가 이름과 날짜, 장소의 나열에 지나지 않아 연구자들이 '명단 작성자'라고 부른 수녀들보다 평균 7년을 더 살았다. 부검을 해본 결과, 더 좋은 글을 쓴 수녀들의 뇌는 '명단 작성자'들의 뇌보다 아밀로이드로 끈적끈적해져 있는 부분이 적었다.

이와 연관된 흥미로운 관찰 결과가 블래스트에서 나왔다. 예를 들어, 블래스트의 연구 대상자들을 부검한 결과, 인지적으로 '온전한' 많은 환자들의 뇌가 사실은 아밀로이드 플라크로 덮이고 뒤엉켜 있었다. 이들의 뇌는 실제로 치매 판정을 받았던 몇몇 사람들의 뇌보다 더 상태가 좋지 않아 보였다. 영국의 한 연구에서도 이와 비슷하게 당혹스러운 결과가 나왔다. '치매에 걸리지 않은' 연구 대상자의 3분의 1의 뇌에서 엄청난 양의 노폐물이 발견되었던 것이다. 뇌 내부를 보면 이들은 알츠하이머병의 모든 특성들을 갖고 있었다. 하지만 겉으로는 이 병의 어떤 증상도 나타나지 않았다. 왜일까?

한 가지 가설은, 교육을 많이 받고 지적 수준이 높고 잘 훈련된 두뇌를 가진 사람들은 인지력 보호구역이라는 것이 생기는 것 같다는 것이다. 운동선수들이 좀 더 튼튼하고 스트레스를 잘 견뎌 내는 심혈관계를 발달시키는 것처럼 말이다. 교육과 학습은 더 많은 뉴런 경로들과 시냅스 연결을 발달시키기 때문에, 이런 사람들은 감퇴가 일어나기 시작할 때 자신을 보호해 줄 완충지대를 갖고 있는 셈이다. 그것은 또한 의식적으로건 아니건 자신의 인지적 장애를 감출 수 있는 도구를 더 많이 마련해 준다. 노화는 우리 몸속에 숨어 있는 것과 마찬가지로 그들의 뇌 속에 숨어 있다. 하지만 영원히 숨어 있을 수는 없다. 이 똑똑한 환자들이 결국 이 병이나 다른 치매에 걸리면, 더 빠르게 상태가 악화되는 경향이 있다.

이것은 우리가 몇 장 앞에서 만난 영국인 목동 노인과 비슷한데, 이 목동 노인은 매일 근육을 사용한 덕분에 70대에 들어서도 강한 근육을 유지할 수 있었다. '사용하지 않으면 잃어버린다'는 원칙은 우리의 뇌에도 적용된다. 2014년 6월에 「미국의학협회 신경학 저널」에 발표된, 거의 2,000명의 노인을 대상으로 한 어느 연구에서는 40대부터 계속 뇌를 더 많이 사용한 사람들은 기억력 감퇴를 10년 이상 지연시킬 수 있는 것으로 드러났다.

다른 연구들에서는 알츠하이머병에 걸리지 않는 사람들은 두뇌 노화에 동반되는 경우가 많은 우울증에도 잘 걸리지 않는다는 사실이 밝혀졌다. 좀 더 '회복력이 강한' 성격을 지닌 사람들은 뇌에 끈적끈적한 물질이 있든 없든 간에 인지력 감퇴를 더 잘 지연시키는 것으로 보였다. 이와 비슷하게, 낙천적인 수녀들은 약 7년 정도 더 오래 살았다. 그에 반해 비관적인 사람들은 대개 건강이 좋지 않거나 최소한 뇌의 건강 상태가 좋지 않았다. 우울증은 시냅스 연결을 해쳐서 신경 네트워크의 크기를 줄이고, 우리의 인지력 보호구역을 잠식한다. 또한 잠이 부족해도 비슷한 일들이 벌어진다. 연구자들은 현재 수면이 뇌 건강에 결정적으로 중요하며, 특히 나이 든 성인들에게는 더욱 그렇다는 사실을 인식하고 있다. 잠은 뇌세포가 독소나 유해한 대사물질들을 제거할 기회를 주는데, 이런 과정이 없으면 이 물질들이 축적되어 네트워크를 더 크게 방해한다.

밤을 꼴딱 샌 다음 날 정신이 멍한 것은 당연한 일이다. 심지어 시차 피로도 중요한 지장을 초래할 수 있다. 버지니아 대학에서 진행한 한 연구에서, 과학자들은 나이 든 쥐 한 무리를 대상으로 일주일 동안 낮과 밤 주기를 6시간 앞당겼다가, 일주일 뒤 다시 6시간을 더 앞당겼다. 4주 만에 절반의 쥐가 죽었다. (충격적 사실: 시차 피로는 노화를 앞당긴다.)

좋은 소식인지, 나쁜 소식인지는 잘 모르겠지만, 알츠하이머병을 예방하는 데 약보다는 더 도움이 될 수 있는 방법들이 몇 가지 더 있다. 2011년에 캘리포니아 대학 샌프란시스코 캠퍼스에서 실시한 어느 중요 연구에서는 당뇨병, 중년 비만(남성의 경우 허리둘레 39인치 이상, 여성은 36인치 이상), 중년 고혈압, 흡연, 우울증, 낮은 교육수준, 신체활동 부족 등 7가지 기본적 위험요소를 해결하면, 알츠하이머병을 절반은 예방할 수 있다는 것이 밝혀졌다. 하지만 또 다른 최근의 장기 연구에서는 25세 때 신체가 건강했던 사람이 50세 때 인지적으로 '온전한' 경우가 더 많은 것으로 나타났다.

국립노화연구소의 마크 맷슨은 여기에는 진화상으로 타당한 이유가 있을 것이라고 생각한다. 운동이 기억력을 좋아지게 하면 우리는 사냥을 하러 가는 길에 지나친 식량, 물, 집 지을 재료 등을 얻을 수 있는 장소 같은 중요한 사항들을 더 잘 기억할 수 있게 된다. 우연히 사냥하기 좋은 지점이나 쓰러진 나무, 새로운 수원을 지나치게 되었다면, 그 장소를 다시 찾을 수 있는 것은 무척 중요하다. 따라서 내 아버지가 미친 듯이 자전거를 타시는 것과—**2013년 5월에서 11월 사이에 4,000킬로미터를 자전거로 달리셨는데, 내가 1년 내내 탄 것보다 더 먼 거리다**—아직 정신적으로 건강을 유지하고 계시다는 사실 사이에는 연관관계가 있을 수 있다.

강도가 그리 높지 않은 운동도 어느 정도 효과가 있는 것 같다. 훌륭하게 수행된 어느 연구에서는 하루에 20분씩만 걸어도 이미 알츠하이머병 진단을 받은 환자의 인지력 저하가 늦춰지거나 향상될 수 있다는 것이 밝혀졌다. 약품으로는 거의 기대하기 어려운 효과다. 심지어 볼룸댄스가 노령자의 두뇌에 긍정적 영향을 미치는지 알아보기 위해 국립노화연구소의 연구 자금 지원을 받아 진행된 연구도 있다. 국민의 세금으로 진행되는 이 연구의 결과를 기다리지 않고 직접 시도해 본다 해도 위험할 일은 없을 것이다.

이 모든 것이 부분적으로는 알츠하이머병은 신진대사에서 비롯된 것일지도 모른다는 사실을 암시한다. 또한 빌레다가 지적하듯, 운동 자체가 '환경'을—**다시 말해, 우리 혈액의 화학성분을**—우리의 뉴런의 건강에 이로운 것으로 보이는 쪽으로 변화시키기도 한다. 예를 들어, 이 책을 쓰다가 막히는 부분이 있으면, 나는 작업을 중단하고 밖으로 나가

한 시간 동안 자전거를 탔다. 그러면 자전거 타기가 끝날 무렵에는 어김없이 해결책이 떠올랐다. 뉴런만 그런 것이 아니다. 운동을 할 때 근육에서 생성되는 '마이오카인' 역시 혈액을 타고 몸속의 여러 다른 부분들로 전달된다.

단 하나 문제가 있다면, 효과가 일시적이라는 것이다. 그렇지만 다양한 데이터들을 살펴보면 두뇌 자체가 우리가 생각하는 것보다 훨씬 유연할지도 모른다는 것을 알 수 있다. 심지어 노화된 뇌도 궁극적으로 다시 좋아질 수 있을지 모른다. 그래서 나도 잃어버린 리모컨을 다시 찾을 수 있을는지도 모른다.

솔 빌레다는 늙은 뇌세포가 되살아날 수 있다고 항상 확신한 것은 아니다. 토니 위스-코레이의 연구실에서 그는 알츠하이머병 환자들의 혈액은 건강한 노인들의 혈액과 확연히 다른 것을 보았다. 따라서 다음 질문은 혈액의 화학적 변화가 어떤 식으로든 인지적 노화를 일으키거나 조장하는가였다. "우리는 인지적 측면에서, 첫째, '혈액-뇌 장벽이 있어서 혈액이 뇌에까지도 영향을 미치는가?' 둘째, '늙은 혈액이 늙은 두뇌에 어떤 작용을 하는가?'를 진지하게 물었습니다."

이 질문은 병체결합을 통해서만 답을 찾을 수 있었다. 그들은 프레더릭 루트비히가 했던 것처럼, 수십 쌍의 생쥐들을 늙은 녀석과 늙은 녀석, 젊은 녀석과 젊은 녀석, 늙은 녀석과 젊은 녀석 등으로 다양하게 짝 지었다. 이 생물들이 서로에게 적응하고 얼마 동안 혈액을 맞바꾸고 나면, 빌레다 등은 젊은 생쥐들의 두뇌에 어떤 변화가 생겼는지 찾아보았다. 몇 달 뒤 그들은 답을 찾아, 그 결과를 「네이처」지에 발표한 「노화된 체계 환경이 신경 형성과 인지 기능을 부정적으로 통제한다」라는 제목의 논문에 요약했다. 쉽게 말해, 그들은 늙은 피('노화된 체계 환경')가 흐른 젊은 뇌는 기능이 떨어져서 뉴런의 보호성과 재생도가 원래보다 저하되는 것을 발견했던 것이다. 우울한 소식이 아닐 수 없다. 늙은 피가 우리의 뇌를 망가뜨린다니 말이다. 하지만 곧 빌레다는 궁금해지기 시작했다. 다른 방향은 어떻게 되는 것일까? 다시 말해, 젊은 피는 늙은 뇌에 어떤 영향을 미칠까?

문제는, 생쥐의 뇌에서 어떤 일이 벌어지고 있는지 알기가 어렵다는 것이다. 우선, 다른 생쥐와 하나로 봉합된 생쥐를 대상으로 인지력 검사를 시행할 방법이 없다. 그래서 빌레다는 다른 방법을 찾았다. 그는 젊은 생쥐의 혈장을 채취해 늙은 생쥐에게 주사한 다음, 늙은 생쥐에게 각종 지능검사를 실시했다. 생쥐에게 대입시험을 보게 할 수는 없는 노릇이어서, 대신 그는 녀석들을 일종의 우윳빛 물을 담아 놓은 하비트레일이라 할 수 있는 방사형 수조 미로에 집어넣었다. 미로 어느 부분의 불투명한 물 바로 밑에는 발을 디디고 물 밖으로 나올 수 있는 받침대가 숨겨져 있었다. "생쥐라는 녀석들은 물에 젖는 걸 끔찍이도 싫어하죠." 그는 그렇게 설명했다. "물에 안 젖을 수 있다면 무슨 짓이라도 할 겁니다."

혈장을 주사 맞기 전에 생쥐들은 안전한 받침대를 찾는 훈련을 일정 기간 동안 받았다. 그런 다음, 일주일 정도 뒤에 그는 다시 녀석들을 미로 속에 퐁당 집어넣었다. 젊은 녀석들은 거의 곧바로 받침대를 찾아냈지만, 늙은 녀석들은 어쩔 줄 모르고 헤매다가 30번 정도나 실수를 한 다음에야 겨우 그리고 그리던 마른 받침대를 찾아냈다. "좀 서글프더군요." 빌레다는 그렇게 말했다.

이어서 빌레다는 놀라운 사실을 발견했다. 나이 든 생쥐에게 젊 수

동안 젊은 생쥐의 피를 주사하자, 이 생쥐들이 갑자기 한두 번 만에 받침대를 찾을 수 있게 되었던 것이다. "노화된 혈액이 흐르면 뭔가 해로운 일이 벌어지는 겁니다." 그가 말했다. "젊은 피에 있는 무언가를 우리는 잃어버리고 있는 거예요."

이 생쥐들을 '희생시킨' 뒤 그는 특히 기억이 생성되는 부분인 해마의 뉴런들을 위주로 해서, 생쥐들의 뇌를 관찰했다. 전자현미경으로 관찰해 보면, 젊은 뉴런들은 다른 뉴런들과 연결할 수 있게 해주는 가지들 같은 수상돌기들이 더 많이 뻗어 나와 있어서 '삐죽삐죽해' 보인다. 늙은 동물들의 경우에는 마치 열성적인 정원사가 전지가위로 싹둑싹둑 잘라 버린 것처럼 수상돌기의 돌기들이 대폭 줄어들어 있다. 이 때문에 뉴런들의 연결성이 떨어져, 기억을 생각 및 행동과 연결시키는 능력이 줄어든다. 하지만 젊은 생쥐의 혈장을 주사받은 늙은 생쥐들은 뉴런이 다시 삐죽삐죽해졌고, 수조 미로를 기억하고 찾아나가는 데 그것이 도움이 되었던 것이 분명하다. 젊은 피가 녀석들의 두뇌를 회복시켰던 것이다.

"노화로 인해 쇠퇴한 것이 실제로 다시 좋아지는 모습을 본 겁니다." 아직도 경이롭다는 듯한 목소리로 빌레다가 내게 말했다. "전 언제나 노화는 최후의 일격이라고 생각했습니다. 일단 그곳에 이르면 돌아올 길이 없다고 말입니다. 그런데 이제는 그렇다고 장담할 수가 없군요."

이제 남은 커다란 의문은, '젊은 피 속에 있는 무엇이 이런 효과를 만들어 내는가?'이다.

뇌에만 영향을 미치는 것도 아니다. 다른 연구들에 따르면, 젊은 동물의 피는 늙은 동물의 근육과 뼈도 다시 젊어지게 하는 것으로 밝혀졌다. 그리고 이에 대한 해답을 찾는 것은 빌레다 한 사람만이 아니었다. 나라 건너편의 하버드 대학에서 같은 스탠퍼드 출신의 연구자 한 사람이 이 놀라운 회춘 효과를 일으키는 정확한 요인을 찾는 중이었다. 바야흐로 경쟁이 벌어지고 있었다.

"모래사장에서 바늘 찾기하고도 달랐어요." 보스턴에 있는 그녀의 사무실에서 만났을 때, 에이미 웨이저스는 내게 그렇게 말했다. "모래사장에서 모래 찾기 같았죠. 가능성이 있는 대사물질이나 단백질, 인자들이 너무도 많았고, 그중 어떤 것도 그 요인일 수 있었죠."

2000년대 초에 병체결합 기술을 되살리는 데 일조한 팀의 일원이 된 이후로 그녀의 연구는 10년 동안 계속되었다. 박사후 과정으로 그녀는 혈액에서 최초로 인간의 줄기세포를 추출해 낸 스탠퍼드의 저명한 생물학자 어빙 와이즈만과 함께 작업했다. 와이즈만은 란도와의 공동작업으로 노화된 혈액이 근육 재생에 어떤 영향을 미치는지를 연구했다. 2005년 「네이처」지에 발표한 획기적인 논문에서 이들은 젊은 피가 손상된 근육을 치료하는 늙은 생쥐의 능력을 향상시키는 것 같다고 보고했다. 그뿐 아니라 늙은 생쥐들의 간 역시 기적처럼 치유되었다. 젊은 피 속의 무엇인가가 분자 수준에서 늙은 생쥐들에게 '젊게' 행동하고, 예전 한때처럼 잘 재생시키고 치유하라고 말하고 있었던 것이다.

이것은 곧 늙은 세포들도 아직 번식하고 재생할 잠재력이 있지만 피가 늙어서 그럴 수 없다는 것을 뜻했다. 이것이 지닌 함의는 어마어마했다. 늘그막에도 다양한 신체 조직들을 재생할 능력을 회복할 수 있다는 뜻이었으니까 말이다. 관건은 이 잠재력을 해제할 방법을 알아내는 것이었다. 열쇠를 쥐고 있을지도 모르는 인자, 또는 인자들을 발견함으로써 말이다. 연구는 10년 동안 계속되었고, 아직도 끝나지 않았다.

웨이저스는 가능성이 있는 회춘 인자를 찾아보기로 결심했다. 젊은 피 속에서 늙은 세포들의 시계를 되돌리는 것처럼 보이는 것을 말이다. 노련한 심장병 전문의이며 줄기세포 연구자이자 그녀의 오랜 자전거 친구이기도 한(또한 우리도 6장에서 만났던) 리처드 T. 리가 연구에 합류했다. 리는 80대나 그 이상의 나이가 되어 근본적으로 제 기능을 하지 못하게 된 환자들의 심장을 살피는 데 진력이 나 있었다. 좀 더 젊은 환자들은 콜레스테롤 저하제와 혈압약, 혈관 튜브 삽입 수술 같은 것으로 치료할 수 있었다. 하지만 이렇게 나이 많은 환자들의 문제들은 어찌할 도리가 없는 것 같았다. 갈수록 더 많은 노령 환자들이 이완기 심부전이라는 것을 앓게 되는데, 이 질환은 심장 근육이 두꺼워져서 심실에 피가 제대로 차지 않는 것으로, 아직 치료법이 알려져 있지 않다.

"20년 동안이나 매달려 있었는데, 뭐야, 아무것도 건진 게 없잖아, 그런 생각이 들더군요." 그녀는 내게 그렇게 말했다.

그래서 웨이저스는 젊은 피가 노화된 심장을 되살릴 수 있는지 알아보기 위해 병체결합을 시도해 보자고 제안했다. 1차 결과가 그런 효과가 있는 것으로 나타나자, 그들은 이 특별한 효과의 원인이 되는 인자를 밝혀내기로 마음먹었다. 콜로라도에 소재한 소마로직이라는 회사와 함께 작업하면서 그들은 후보를 13개로 좁혔는데, 모두가 성장과 관련된 이런저런 종류의 인자들이었다. 계속된 분석을 거쳐 하나의 최종 후보가 가려졌다. 성장분화인자 11growth differentiation factor 11, 또는 GDF11이라고 불리는 것으로, 젊은 생쥐의 혈액 속에는 풍부하게 들어 있지만, 늙은 생쥐의 혈액 속에는 그렇지 않았다.

게다가 생명공학 기업들이 이미 GDF11을 연구 목적으로 제조하고 있어서, 기존 제품을 구입해서 생쥐들에게 주사하면 끝이었고, 그래서 그들은 그렇게 했다. 그러자 오호라, 그 오싹한 수술 없이도 병체결합과 같은 효과가 나타나는 듯 보였다. 몇 주 동안 GDF11을 투여하는 것만으로 늙은 생쥐들의 노쇠하고 두꺼워진 심장이 젊고 정상적인 상태로 되돌아왔다. 이 물질이 시계를 되돌려놓았다고 그들은 2013년 5월에 보고했다. 이것은 특히 흥미로운 사실이 아닐 수 없었는데, 왜냐하면 지금껏 '젊은 피' 효과는 대부분 줄기세포에 작용하는 것으로 여겨졌기 때문이다. 하지만 심장 근육에는 그다지 활동적인 줄기세포가 없기 때문에, 무엇인가 다른 일이 벌어지고 있는 것이 틀림없었다. 다음으로 그들은 GDF11이 늙은 생쥐들의 근육에 어떤 영향을 미치는지 관찰해, 역시 상태를 향상시킨다는 것을 발견했다(근육감소증은 이제 안녕). 더 놀라운 것은, 이 물질이 신경 줄기세포 주변의 혈관을 호전시킴으로써 늙은 생쥐의 뇌에도 도움을 주는 듯하다는 사실이었다. 심지어 나이 든 생쥐들의 후각도 다시 되살아나는 것을 그들은 발견했다.

처음 결과가 나왔을 때, 웨이저스의 오랜 친구인 리처드 리는 그녀에게 짤막한 이메일을 보냈다. "이거 대박일 거 같은데."

그녀가 답신을 보냈다. "나도 알아."

그들이 옳았다. 두 논문 모두 2014년 5월 「사이언스」지의 같은 호에 발표되어, 헤드라인을 장식했다. 뒤에 합류한 공동 연구자인 리 루빈과 함께 웨이저스와 리는 지금 GDF11을 활성화할 수 있는 약품 후보들을 연구하고 있다. 그들은 특허를 취득했고, 연구 자금 마련을 위해 벤처 캐피탈 그룹 한 곳과 제휴를 맺었다. 그들의 목표는 GDF11의 작용을 모방하거나, 몸에서 이 물질이 생성되도록 자극하는 분자를 찾아내는 것이다. (GDF11 자체는 부피가 너무 커서 매일 투여하기가 어렵다.) 아직까지는 그들이 입을 굳게 다물고 있지만, 잠재력은 엄청나다. 심부전에, 근육 쇠퇴에, 게다가 잠재적으로 알츠하이머병까지 치료할 수 있는 약물이라니.

"이 하나의 단백질이 여러 다른 조직 내의 여러 다른 세포 유형들에 신호를 보내죠." 웨이저스는 그렇게 말한다. "이게 근원적으로 흥미로운 건, 노화에 대해 서로 다른 조직들이 어째서 동시에 반응할 수 있는지를 설명해 주기 때문이에요."

하지만 그녀는 GDF11이 이야기의 끝이 아니라는 것도 인정한다. 오히려 새로운 장을 여는 시작에 더 가깝다. 병체결합과 관련된 2편의 다른 주요 논문이 웨이저스와 리의 논문과 같은 주에 발표되었다. 드디어 솔 빌레다는 「네이처 메디슨」지에 젊은 쥐에서 추출한 혈장이 늙은 뉴런들에 활력을 되찾아 주는 것 같다는 결과를 발표했다. 샌프란시스코 만 맞은편의 버클리에서는 역시 토머스 란도의 연구실에서 수련을 쌓은 이리나 콘보이라는 러시아 과학자가 같은 날(그야말로 '병체결합의 날'이었다) 훨씬 더 흥미로운 결과를 발표했다. 섹스, 사랑, 보육, 출산과 연관된 '신뢰' 호르몬인—**누군가를 포옹해 주기만 해도 생성된다**—옥시토신을 투여하자 늙은 근육들이 젊음을 되찾는 것처럼 보였다는 것이다. 게다가 이 호르몬은 값싸고 구하기도 쉽다. 수혈을 받을 필요도 없고 말이다.

모든 사람이 FDA의 승인을 기다리고 앉아 있지는 않았다. 내가 알기로 최소한 민간인 과학자 한 사람은 모종의 회춘 효과를 기대하며 자기 자신에게 옥시토신을 주사했다. (효과가 있는지에 대해서는 아직 말이 없다.) 그리고 솔 빌레다와 그의 멘토인 스탠퍼드 대학의 토니 위스- 코레이는 자기들 나름의 소규모 임상실험을 계획 중이다. '모래사장에서 모래를' 찾기보다는, 그들은 30세 이하의 젊은이들에게 혈장을 기증받아 말기 알츠하이머병 환자들에게 주사하고서 빌레다가 자신의 생쥐들에서 관찰했던 것과 같은 회춘의 징후가 나타나는지 살펴보는 단순한 방법을 취하고자 한다.

만약 이것이 성공을 거두면, 이를테면 도널드 트럼프 같은 사람들이 가난한 청년들에게 돈을 주고 혈장을 사들이는 것과 같은 온갖 무시무시한 시나리오를 떠올려 볼 수 있을 것이다. 그래서 웨이저스 팀이 병체결합 약을 제조하는 데 성공하기를 응원할지도 모른다.

나라면 그럴 사이에 포옹이나 몇 번 더 하겠다.

Epilogue

죽음의 죽음,
노화는 제거될 수 있을까?

수백만 명의 사람들이 비 오는 일요일 오후에 제 몸 하나
어떻게 해야 할지 모르면서 영생을 바란다.
– 수잔 에르츠

노화에 대한 정말로 나쁜 소식은 될 수 있는 대로 늦게 말하려 했는데, 이제 유감스럽게도 여러분에게 포진이 있을지도 모른다는 소식을 전해야 할 것 같다. 그뿐 아니라 여러분 어머니도 포진이 있을(또는 있었을) 가능성이 매우 크다. 여러분의 아버지도 마찬가지다.

기분 나빠할 것 없다. 내가 말하는 포진은 봄방학 때 걸리는 그런 종류의 포진이 아니다. 그보다는, 간과되기 일쑤지만 치명적일 가능성이 큰 노화 형태들 중 하나를, 즉 우리의 면역 체계의 노화를 이해할 수 있게 해주는 포진이다.

이제, 이 질병에 대해 이야기해 보자. 물론 친숙한 종류 말고도 수두나 대상포진 등 여러 다른 종류의 포진 바이러스가 존재한다. 하지만 전체 미국 성인의 최소한 절반이 보유하고 있지만 (보통은) 어떤 증상도 나타나지 않는, 훨씬 더 흔한 포진 바이러스가 있다. 대부분의 사람들은 자기가 이 바이러스를 보유하고 있다는 사실조차 모른다.

이 바이러스는 거대세포바이러스cytomegalovirus라고 불리는데, 마치 공상과학 영화에 나올 것 같은 이름이지만 사실 (통용되는 명칭인) CMV는 인간의 몸에서 가장 크고 가장 불규칙한 바이러스로, 인간의 세포라면 거의 가리지 않고 공격하도록 하는 거대한 게놈을 지니고 있다. 보통은 양성이어서, 어떤 증상도 일으키지 않고 우리 몸속에 얌전히 머물러 있다(때로는 단핵증성 질병을 일으키기도 하지만, 그런 경우는 무척 드물다). 하지만 그렇다고 무해한 것은 결코 아니다. "우리가 젊을 때는 이 바이러스가 면역 체계의 경계수위를 높이는 등, 우리 몸에 이로운 역할을 한다는 증거가 몇몇 있습니다." 면역력 노화 분야의 최고 권위자인 애리조나 대학의 얀코 니콜리치 주기치는 그렇게 말한다. "하지만 조금만 더 가면 우리 몸에 큰 타격을 입히지요."

문제는 인간의 면역 체계가 일반적으로 작동하는 방식에서—**또한 노화하는 방식에서**—비롯된다. 우리 몸의 면역 방어체가 하는 일은 침입자나 불청객, 공격자들로부터 우리 몸을 방어하는 것이다. 각각의 새로운 감염체에 대해 우리 몸은 특정 감염체의 특성에 맞게 싸울 수 있도록 특화된 T세포를 생성하고, 이 T세포들은 특공대처럼 최신 감염 지역으로 전투를 위해 파견된다. 이 모든 T세포들은 가슴 중앙부 근처에 위치한 스펀지 같은 기관인 가슴샘에서 생성된다. 근사한 프랑스 레스토랑에서 식사를 한 적이 있다면, 아마 메뉴에 가슴샘이 올라 있었을 것이다. 스위트브레드(또는 '리드보')라는 이름으로 말이다. 몸이 새로운 감염균에 접할 때마다 여러분의 스위트브레드는 그 균과 싸울 T세포를 생성하지만, 틀림없이 짐작한 사람도 있을 테지만, 20세 무렵부터는 가슴샘이 쪼글쪼글해지면서 죽기 시작한다. 가장 먼저 쇠퇴하는 기관 중 하나인데다, 거의 완전히 기능을 잃는다. 이렇게 중요한 듯한 기관이 그렇게 된다는 것은 기묘한 일이지만, 노화란 그런 것이다. 가장 중요한 것은 가장 취약하기도 한 것이다.

물론 가슴샘의 이러한 '퇴화'는 되돌릴 수 없으며, 결국 가슴샘은 새로운 감염에 더 이상 반응하지 않는다(비록 예전의 감염들을 기억하고 있는 T세포들이 비축되어 있긴 하지만 말이다). 따라서 면역 체계가 젊음에 넘칠 때에는 낯설기 그지없는 질병도 해결할 수 있지만, 나이가 들면 똑같은 질병이라도 예전에 앓아 본 적이 없을 경우 목숨을 잃을 수도 있다. 우리 할아버지의 경우가 바로 그런 사례다. 늘 활기에 넘치시던 할아버지는 단순한 요로 감염으로 시작된 병에 굴복하고 마셨다. 나이 든 사람들이 독감 예방주사를 맞아야 하는 것도 면역 체계의 노화 때문이다. 호흡기 감염은 사실 노인성 질병으로 간주되지는 않지만, 이로 인한 사망자 수는 알츠하이머병으로 인한 사망자 수보다 많고, 나이가 많을수록 심각한 타격을 받을 가능성이 급격히 높아진다.

거대세포바이러스CMV가 문제를 일으키는 것은, 그것이 너무 많은 데다 면역 체계의 너무 많은 '대역폭'과 연계되어 있기 때문이라고 얀코는 설명한다. 10대 자녀가 비디오게임을 하느라 인터넷 용량을 다 차지해 버려서 여러분이 〈TV 진품명품〉을 온라인으로 볼 수 없는 것처럼 말이다. "질병 하나를 처리하느라 면역학 체계의 절반이 동원될 수도 있습니다." 그는 그렇게 말한다. 이 바이러스에 감염된 사람은 평균 3~4년 정도 수명이 짧아진다. 하지만 인류는 수십만 년 동안 CMV와 공존했다. "이 바이러스와 우리의 공진화coevolution는 경탄스러울 정도입니다." 그가 말한다.

훌륭한 진화상의 파트너처럼 CMV는 우리를 해치려는 의도가 없었다. 우리의 수명이 길어지기 시작하기 전까지는 말이다. 이제 우리는 거대세포괴물이 결국 우리를 약해지게 하고, 비단 감염만이 아니라 노화와 관련된 다른 질병에도 쉽게 걸릴 수 있게 만들기 시작했다는 것을 안다. 마치 적대적인 점령군처럼, 이 괴물이 있으면 나이 많은 성인들에게서 발견되는 염증의 정도가 심해질 수 있고, 이렇게 되면 병에 걸릴 위험성이 높아진다. CMV는 특히 발병 이전의 심혈관계 질환과 매우 긴밀한 연관성이 있는데, 왜냐하면 이 바이러스가 혈관 내벽의 내피세포에 작용해, 동맥 플라크로 이어지는 염증을 유발하기 때문이다. 동맥 플라크에는 이 바이러스가 도사리고 있는 경우가 많다.

한마디로 이것은 게릴라전 같은 것인데, 한때 공산국가였던 유고슬라비아에서 자란 니콜리치 주기치는 게릴라전이라면 적어도 문외한은 아니다. 소련의 붕괴 이후 그는 나라가 사분오열되는 것을 목격하고, 과학자로 살아가려면 조국을 떠나야 한다는 것을 깨달았다. 그는 미국으로 건너와 터프츠 대학에서 공부했고, 보스턴에서는 제2차 세계대전 때 자신의 아버지의 도움으로 나치로부터 탈출했던 유대인 가족과 함께 살았다. 그는 결국 애리조나 대학에 정착해 면역 체계에 대해 연구하기 시작했다. 나와 만났을 때 그는 언젠가 면역 체계의 노화를 소멸시킬 수 있는 가능한 방법들에 대한 회의를 주재하고 있었다. 그런 날이 오면 그는 단번에 실업자가 되겠지만 말이다.

그 회의는 영국 케임브리지에서 열린 제6회 SENS 격년회의로, 턱수염을 덥수룩하게 기르고 맥주를 마셔 대는 자칭 불멸성의 예언자인 오브리 드 그레이가 2003년 이래로 2년에 한 번씩 개최하는 회의였다. 모임은 드 그레이의 복잡한 노화 방지 전략을 실천에 옮기는 데 도움이 될 수도 있는 연구에 초점이 맞추어져 있었다. 기억하는 분도 있겠지만

SENS는 '노쇠 무력화 조작 전략'의 준말로, 드 그레이가 경험한 직관적 깨달음에서 태어났는데, 그 깨달음이란 진정한 수명 연장을 이루어 내는 유일한 길은 500살 된 조개, 200살 된 고래, 또는 도무지 늙는 기미가 보이지 않는 30살 된 벌거숭이두더지쥐를—**세포 수준에서**—더 닮을 수 있도록, 근본적인 인간의 생리를 변화시키는 것뿐이라는 것이었다. 그저 신진대사를 서툴게 만지작거리는 것이 아직도 지배적인 연구방식인데, 그래서는 기껏해야 몇 년 정도 수명을 늘리는 것이 고작이라는 것이다. (그나마도 제대로 먹지도 못하면서 말이다.)

초창기에 SENS 회의에 참석한 사람들은 대부분 주변부 인물들이었지만, 꾸준히 명성을 얻어 니콜리치 주기치 같은 명망 있는 과학자들이 참여하기에 이르렀다. 그의 발표 시간에 우리는 한 명이 아니라 두 명의 유명한 연구자의 이야기를 들었다. 이 두 사람은 늙은 신체에서 새로운 가슴샘이 발달할 수 있는 방법을 경쟁적으로 연구하고 있다. 아직 두 방법 모두 사실 썩 성공적이지는 못하지만, 이제 시작일 뿐이다.

드 그레이 자신도 〈60분〉에 출연했던 한창때 이후로 진화했다. 그는 이제 더 이상 술집에서 몰리 세이퍼에게 1,000살까지 산다는 둥 황당한 소리를 하던 수염쟁이가 아니다. 또한 이제는 케임브리지 대학과 연계하고 있지도 않다. 대학에서 그가 고의든 아니든 이 대학 교수인 것 같은 인상을 풍긴다는 이유로 그를 해고했던 것이다. 어떤 면에서는 그 덕분에 자유로워지기도 했지만, 훨씬 더 큰 변화는 이제는 그에게 실제 연구에 자금을 지원할 만한 돈이 있다는 사실이다. 그것은 1960년대에 런던의 첼시 마을에 연립주택 2채를 사둘 정도로 선견지명이 있었던 그의 어머니 덕분이었다. 2011년에 그녀가 세상을 떠났을 때 집은 시세로 1,600만 달러 이상의 가치가 있었고, 고스란히 그녀의 외동아들에게 상속되었다. 오브리는 그 돈 중 일부를 이용해 로스가토스의 숲속에 집 한 채를 장만하고, 아내 애들레이드와 여전히 결혼생활을 하고 있으면서도 관계를 유지하고 있는 여자 친구 두 명 중 한 사람과 이따금씩 그곳에서 지낸다. ("내가 자유연애론자라는 건 잘 알려진 사실이죠." 그는 내게 그렇게 말했다.)

그는 나머지 돈을 SENS 재단에 투자했는데, 그것은 곧 그가 자신의 아이디어를 실험실에서 검증해 볼 수 있다는 것을 의미했다. 이것은 그 자체로 대단한 진전이었다. 오랫동안 그에게 쏟아진 비판 중 하나가 실제 과학 현장의 '땀내 나는 작업'을 한 번도 해보지 않았다는 것이었다. 이제 그에게는 5년 동안 실험을 진행할 만큼의 자금이 있다. 새 가슴샘 발달 프로젝트는 드 그레이 어머니의 부동산 투자 덕분에 자금을 마련해 진행할 수 있었던 기이한 프로젝트 중 하나에 불과하다. 특히 흥미로운 발표가 또 하나 있었는데, 아홀로틀이라는 멕시코의 동굴도롱뇽이 발가락에 이르기까지 잘린 사지를 어떻게 다시 자라게 할 수 있는지에 관한 것이었다. 만약 우리가 이런 종류의 재생력을 이용할 수 있다면, 죽음이 사라질 뿐 아니라 추수감사절에 손가락을 베는 일도 더는 없을 것이다. 재미있는 사실이 있다. 놀랄 일도 아니지만, 동굴도롱뇽들은 텔로머라아제를 지니고 있다. (또한 안타깝게도 야생 상태에서는 거의 멸종되다시피 한 것으로 보고되는데, 장수도 여기까지인 모양이다.)

모든 과학에는 괴짜와 주변인들, 얼핏 보기에는 정신 나간 것처럼 보이는 사람들이 필요하다. 혹시 오브리 드 그레이가 결국 옳은 것이 아닌지는 시간만이 밝혀 줄 것이다. 이미 그의 생각이 완전히 미친 생각은 아니라는 징조들이 보이고 있다. 우선 그는 몇몇 강조점들을 미세하게 바꾸어서, 자신의 선언서에서 애초에 제시했던 세포 차원의 전략들만 추구하지 않도록 했다. 이제 그는 모든 종류의 재생 생명공학을 포괄하며, 그중 일부는 분명히 실현 가능한 것들이다. 그 좋은 예가 바로 가슴샘 프로젝트로, 이 프로젝트는 생각만큼 무리한 것이 아닐 수도 있다.

2014년 4월, 유럽의 과학자들이 나이가 들면 보통 기능을 멈추는 어떤 유전 메커니즘을 복구하여 늙은 생쥐의 몸 안에 새로운 가슴샘을 발달시켜 기능을 하도록 하는 데 성공했다. 이 연구는 면역 체계가 손상된 환자들의 가슴샘을 재생하는 방법을 알아내기 위한, 유럽연합 차원의 900만 달러짜리 초대형 연구 프로젝트인 티미스템ThymiStem의 자금 지원을 받아 이루어진 것이다. 설립자들은 암환자들과 항암치료를 견뎌 낸 환자들을 염두에 두고 있었지만, 이 치료법은 모든 나이 든 성인에게 적용할 수 있는 것이 분명했다. 그리고 이 기술은 중대한 걸림돌을 금세 뛰어넘었다. 따라서 우리가 낡아서 못 쓰게 된 기관들을 모종의 방법으로 재생하거나 교체할 수 있을 것이라는—**이 책을 읽는 독자 여러분의 살아생전에**—생각은 완전히 미친 생각은 아니다.

참가자들은 밤에 술집에 가서 맥주를 마음껏 마시며 자유롭게 이야기를 나누었다. 노화와 죽음은 결국에는 정복되고 말 것이며, 기술은 다른 모든 문제들도 해결할 것이라는 것을 의심하는 참석자는 거의 없는 것 같았다. 여기에 어깃장을 놓았다가는 자칫 '죽음 신봉자'로 찍힐 위험이 있었다. 심지어 근처 술집에서는(술집이 아니고 어디겠는가) 장수 연구에 투자되는 연구 자금이 부족하다며 자그만 항의시위가 벌어지기도 했다.

이미 우리는 세상을 떠난 우리의 사랑스러운 애완동물들을 생명공학의 힘으로, 말하자면 되살려 낼 수 있는 세상에 살고 있다. 퀸즈 칼리지의 식당에서 열린 어느 날 저녁의 만찬에서 내 옆자리에 앉은 실리콘 밸리의 금융인은 복제된 자기 개의 사진을 내게 보여 주었다. 정말 부러웠다. 우리 맞은편에는 20대 후반의 청년 두 명이 앉아 있었다. 이들은 런던에서 같은 집에 사는 룸메이트로, '위대한 소설' 쓰기의 21세기판이라 할 수 있는 앱 개발에 종사하고 있었다.

"여기에는 어쩐 일로 오셨나요?" 내가 물었다. "두 사람 다 노화를 걱정하기에는 좀 젊어 보이는데."

두 사람은 어이가 없다는 듯한 표정으로 나를 바라보았다. "그야 계속 지금처럼 살고 싶으니까 그렇죠!" 마침내 한 친구가 대답했다. "당신은 안 그런가요?"

뭐라고 반박하기 어려웠다. 누군들 이를테면 서른 살에 시계를 멈추고 싶지 않겠는가?

하지만 반면에 회의에서 발표된 내용들은 대부분 죽음을 정복하는 것은 아직도 요원한 일이라는 사실을 분명히 하고 있었다. 맙소사, 우리는 아직 제대로 된 가슴샘을 다시 발달시키는 것조차 할 수 없다. 겨우 서너 유형의 세포들로 이루어진 조그맣고 단순한 기관인데 말이다. (아직까지는 재생된 가슴샘이 특별히 잘 기능한 사례가 없다.) 어떻게 하면 인간의 전체 몸을 죽지 않게 할 수 있을까? 그런 날이 오기 전까지 나는 몸을 망가뜨리지 않게 할 수 있는 모든 일을 할 생각이다. 비록 냉동보존 계약서에 서명하는 것은 사양하겠지만 말이다. 죽기 바로 직전의 상태로 다시 살아나는 건 아무래도 좀 아니지 싶다.

하지만 사실은 '비밀'은 고사하고 노화 '치료' 같은 것도 없다. (이 책을 쓰는 동안, 거의 친구 한 명 한 명에게 일일이 그 사실을 설명해야만 했나.) 노화 과학은 벼슬 소식들을 맞추어 오고 있지만, 필립 로스의 말을 빗대어 말해 보자면, 우리는 아직도 틀 안에 있는 그림에 묘사된 것이 전투인지 학살인지도 모르고 있다. 노화의 비밀? 사용하지 않으면 잃어버린다가 아마 지금으로서는 우리가 내놓을 수 있는 최고의 비밀일 것이다.

회의가 막을 내린 다음 날 아침, 지난밤 마신 술로 아직도 머릿속이 몽롱한 상태에서 나는 사람들이 꽉 들어찬 기차에 간신히 올라타 딱 하나 남은 자리에 얼른 앉았는데, 우연히도 같은 회의 참석자로 술집에서도 어울렸던 선디프 딜런이라는 사람의 옆자리였다. 그 자신이 꽤나 인상적인 인물이었다. 그는 20대의 나이에 에베레스트를 포함해 각 대륙의 가장 높은 봉우리들인 세계 7대 최고봉을 최연소로 모두 등반한 사람이었다. 존 크라카우어의 『희박한 공기 속으로*Into Thin Air*』에 묘사된 그 참담했던 1996년에 그는 에베레스트 정상에서 400미터를 내려와, 도중에 사망한 동료 등반가를 묻어 주어야 했다. 좀 더 최근에는 이라크와 아프가니스탄에서 영국군 군의관으로 복무했다. 재미 삼아, 사하라 사막을 가로질러 225킬로미터를 달리는 사막 마라톤에 참가하기도 했다. 런던에서는 응급실 의사로 활동하는 동시에 의료기술 스타트업 기업에서도 근무했다.

다시 말해, 그는 생사의 갈림길에 서 있었던 시간이 상당히 많았다. 내가 이번 회의에 대해 어떻게 생각하느냐고 물어보자, 그는 곧바로 노화 연구가 인구 증가에 미치는 영향에 대해 다룬 마지막 발표를 언급했다. SENS는 랜들 쿤이라는 콜로라도의 인구학자가 장수의 다양한 시나리오와 그것이 전 세계 인구에 미칠 수 있는 영향—**장수 연구에 반대하는 사람들은 바로 이 점을 주로 근거로 든다**—에 대해 연구하는 데 자금을 지원했다. 처음에는 희소식이 들려왔다. 만약 우리가 사람들이 약간 더 오래, 그러니까 100살이나 120살, 심지어 150살까지 사는 것을 이야기하는 것이라면, 전 세계 인구는 그리 많이 늘어나지 않는다는 것이다. 이것은 이치에 닿는 이야기인데, 아무리 건강하다 해도 100세가 된 사람들이 아이를 더 낳지는 못할 것이기 때문이다.

하지만 SENS의 목표는 단순히 약간 더 오래, 약간 더 건강하게 사는 것이 아니다. 그들의 목표는 정말로 오래, 젊음을 유지하며 완벽히 건강하게 사는 것이다. 최상의 시나리오는 여성에게 아주아주 늦은 나이에—이를테면 100세쯤에—폐경이 찾아오도록 하는 것이다. 아예 폐경이라는 것이 없어지지는 않는다 해도 말이다. 그러면 일반적인 여성은 현재의 전 세계 평균인 2명 남짓이 아니라, 훨씬 더 오랜 생애 전반에 걸쳐 4~5명의 자녀를 낳을 수 있게 된다. 이렇게 되면 인구는 기하급수적으로 늘어난다.

쿤에 따르면, 전 세계 인구는 이미 100억 명이라는 정점으로 향하고 있다. 노화를 약간, 그러니까 10년에서 20년 정도 지연시키면 여기서 20억 명 정도가 더 늘어나게 된다. 그리고 만약 SENS의 노쇠 무력화 전략이 얼마간이라도 성공을 거두면, 전 세계 인구는 2080년에 이르면 170억 명으로 증가할 것이라고 쿤은 예상했다. 하지만 만약 여기에 생식력을 더해서, 수명은 지금보다 2배로 늘어나고 그 나이까지 계속 아이를 낳을 수 있게 된다면, 전 세계 인구는 2170년에 이르면 1천억 명에 이르게 된다. 생각만 해도 정신이 번쩍 드는 일이 아닐 수 없었다.

우선 경제적 측면을 고려해야 했다. 이렇게 새로 늘어난 노령 인구는 세계 경제를 파탄에 이르게 할까? 쿤에 따르면, 초超장수는 은퇴 연령이—이를테면 100세로—연장되기만 한다면 사실상 순 경제 이득을 증가시킨다. 사람들의 1인당 생산성이 훨씬 더 늘어나는 것이다. 불행히도 수요 증가 탓에 식량과 에너지 가격은 '천정부지로' 치솟아, 석유 가격은 배럴당 1,000달러가 될 것이라고 쿤은 말했다.

"이 사람들을 다 어떻게 먹여 살리죠?" 누군가가 물었다. 돌아온 답은 다음과 같았다. 만약 우리에게 수명을 연장시킬 기술이 있다면, 더 많은 식량을 재배하거나 생산하는 것도 가능해질 것이다. 어쩌면 사막에서 사는 것도 가능해지지 않겠는가?

나는 그 말이 그다지 미덥지 못했는데, 선디프 역시 마찬가지였다. 그는 전쟁을 직접 목격했고, (유한한 화석연료는 물론이고) 경작지가 한정된 상황에서 100억이나 200억 명의 사람들과 함께 사는 것이 전혀 탐탁지 않았다. 대양은 어떻게 되겠는가? 기후는? 우리 둘 다 기술이 이 특별한 문제를 적절한 방식으로 해결할 수 있을 것이라는 믿음에 공감할 수 없었다. 나는 노화가 끔찍한 것만큼이나, 불멸이라는 것도 그렇게 좋아서 날뛸 만한 일은 아닐지도 모른다는 생각이 들기 시작했다.

그리고 더 큰 아이러니도 있었다. 이 모임에는 과학계의 이단아들, 세상을 뒤바꿀 획기적 대발견(초장수는 분명 그런 칭호를 얻을 만하다)을 해내겠다고 나선 무명의 연구자들이 초청되었다. 그런데 갑자기 나는 물리학자 막스 플랑크의 삐딱하지만 지당한 말이 떠올랐다. "과학은 장례식 하나를 치러야 한 걸음 전진한다."

이 말의 뜻은, 옛날 과학자들과 그들의 도그마들이 사라져야 진보가 이루어진다는 것이다. 만약 우리가 노화를 소멸시킬 방법을 알아낸다면, 우리는 과학자들의 장례식도 없애 버리는 셈이 된다. 사실, 아마 가장 먼저 일어날 일 중 하나가 바로 그것일 것이다. 그렇게 되면 어떻게 과학이 발전할 수 있겠는가? 알렉시 카렐이 50년을 더 살았다면 어떻게 되었을까? 우리는 그른 것이 명백한 그의 도그마를 아직까지도 신

주단지 모시듯 하고 있지 않을까? 레너드 헤이플릭은 아직도 배양 세포들이 자꾸만 죽어 버린다고 투덜대며 위스타 연구소의 지하실에서 비지땀을 흘리고 있지 않을까?

더 가슴에 팍팍 와 닿는 이야기를 해보자. 만약 당신의 직장 상사가 영원히, 언제까지고 은퇴하지 않아도 된다면 어떻겠는가? 99살이 되도록 같은 일만 죽어라고 해야 하는 당신의 기분은 어떨까?

런던에 도착하자 선디프는 사람들로 붐비는 세인트팽크라스 역에서 내가 타야 할 지하철 노선이 있는 곳까지 나를 데려다준 다음, 나와 작별인사를 나눴다. 토요일은 영국에서는 축구 경기로 떠들썩해지는 날이어서, 지하철이나 기차는 머리에 발끝까지 응원복장을 갖춘 축구팬들로 넘쳐났다. 이들은 삶에 활력을 불어넣고, 삶을 연장시켜 주는 맥주라고 불리는 음료로 흥이 돋아 있었다. 우리 모두의 마음이 대부분의 시간 동안 그렇듯이, 죽음과 죽어감은 이들의 마음속에서는 그림자도 찾아볼 수 없었다. 더 중요한 문제는 첼시가 아스널에 이길 것인가였다. 또는 찾아가 만날 예정인 내 오랜 친구 존이 (언제나처럼) 골프에서 나를 납작하게 만들 것인가든지.

또 나는 철학자 에른스트 베커의 글에서 읽었던 구절에 대해 생각했다. "죽음에 대한 생각, 또 공포는 그 어떤 것보다 더 인간이라는 동물의 마음을 사로잡는다. 이것은 인간 활동의 주된 동기이다. 죽음의 숙명성을 피하고, 죽음이 인간의 마지막 운명이라는 것을 어떤 방식으로든 부정함으로써 그것을 극복하는 것을 주목적으로 하는 활동 말이다."

다시 말해, 우리가 하는 거의 모든 일은 어떤 차원에서는 언젠가 우리는 죽어야 한다는 것에 대한 앎이 동기가 된다. 우리가 책을 쓰고, 교회에 가고, 아이를 낳고, 60세에 장대높이뛰기를 하고, 다니던 직장을 그만두고 자아를 찾기 위해 퍼시픽 크레스트 트레일 종단에 나서는 것은 바로 그래서다. 다른 활동들도 마찬가지다. 스티브 잡스의 유명한 말이 정확하게 지적하고 있듯이 "죽음은 삶의 변화를 이끌어 내는 동력이다". 죽음이 우리를 움직이게 하는 것이다.

주말을 오브리 드 그레이와 보낸 뒤, 수명 연장에 대해 무엇인가 찜찜한 느낌이 들어 나 스스로 놀랐다. 예전에 그와 만났을 때는 완전히 납득하지는 못해도, 적어도 긍정적인 호기심을 느꼈다. 그런데 이번에는 왠지 심드렁해졌다. 선디프와 나눈 대화가 마음속에 계속 맴돌았다. 도대체 우리가 어떤 세상을 창조해 내게 될까?

물론 나도 오랫동안 건강을 유지하면서, 젊을 때와 같은 식으로 삶을 누리고 싶다. 그럴 수만 있다면 얼마나 좋겠는가. 하지만 지금은 아직 내 곁에 있는 우리 집 개 리지가 그럴 수 있기를 더 간절히 바란다. 늘 나는 리지가 테오보다 먼저 편안히 눈을 감기를 바랐다. 녀석은 거의 길들일 수 없을 만큼 야생 기질을 갖고 있어서, 항상 사슴이나 다른 짐승들을 뒤쫓아 숲으로 뛰어 들어가곤 했다. 사냥개들이 흔히 그렇듯, 조만간 차에 치이겠구나 하는 생각이 들었다. 그래도 상관없었다. 이미 내가 말 그대로 죽음의 문턱에서 구해 낸 녀석이었으니 말이다. 녀석의 주인이 내가 다니던 동물병원(세인 선생의 병원은 아니다)에 요크셔테리어를 잡아먹는 중죄를 지은 벌로 안락사를 시키러 데려왔던 것이다.

나는 내가 한 달 동안만 녀석을 데리고 있어 보겠다고 했는데, 그것이 12년 전의 일이다. 그 이후의 모든 것을 나는 덤으로 얻은 시간으로 여겼다.

사실, 우리 모두 덤으로 얻은 시간을 살고 있다. 우리의 증조할아버지와 고조할아버지가 40대나 50대까지밖에 살지 못했던 것을 생각해 보라. 하지만 테오가 세상을 떠난 뒤 나는 최악의 상황이 닥치지 않을까 염려했다. 수많은 연구들에 따르면, 배우자가 세상을 떠나면 남은 사람도 이내 뒤를 따르는 경우가 많다고 하는데, 테오와 리지는 어쨌거나 사실상 오랫동안 결혼생활을 한 부부나 마찬가지라 할 수 있었으니까 말이다. 그래서 나는 규칙을 완화해서 리지가 식탁에서 음식을 먹을 수 있도록 해주고, 피자 빵을 달라고 조르는 법을 가르쳐 주기도 했다. 최소한 먹기라도 하잖아, 나는 속으로 그렇게 생각했다. 얼마 못 가 세상을 떠날 거잖아.

알고 보니 녀석은 피자 빵이라면 사족을 못 썼다. 그리고 끈질기게 졸라 대는 데에도 일가견이 있었다. 그렇게 녀석은 계속 지냈다. 계속. 계속.

13번째 생일을 기념해 나는 가게로 가서 육즙이 흐르는 안심 스테이크를 2개 사 와 그릴에 구워서는 하나는 리지를 주고 하나는 내가 먹었다. 얼마 뒤 나는 리지를 수의사인 세인 선생에게 데리고 가서 검진을 받게 했다. "13살!" 그는 리지를 똑바로 바라보며 환호성을 올렸다. "대단한데, 리지. 축하해."

리지의 검사 결과는 양호해서, 혈액도 완전히 정상이었다. 리지는 남성은 갑자기 세상을 떠나고 여성은 여기저기 아프면서도 오래 산다는 토머스 커크우드의 관찰 결과의 살아 있는 표본 같았다. 나는 니르 바질레이에게 100세견들에 대한 연구에 착수해 리지의 장수 유전자를 찾아보라고 이야기해야 하는 것 아닌가 생각했다. 그 나이쯤 되면 대부분의 개들이 암으로 목숨을 잃는데, 리지를 암에 걸리지 않게 해주는 무엇인가가 있는 것이 분명했기 때문이다.

리지는 속되게 말해서 영계는 아니다. 녀석의 얼굴은 거의 완전히 하얗게 변해서 마치 유령 개처럼 보인다. 길을 가다 보면, 테오와 리지가 젊었을 때처럼 사람들이 다시 우리 앞에서 발걸음을 멈추기 시작했다. "몇 살이나 됐어요?" 전혀 모르는 사람들이 리지에게 다가와 하얗게 센 주둥이를 긁어 주거나, 때로는 심지어 나한테는 한마디 말도 없이 쪼그리고 앉아 리지의 머리에 입을 맞추고는 눈시울이 붉어져 자리를 뜨기도 했다. 나는 그 어느 때보다도 더 리지에게 애정을 느꼈다.

실생활 측면에서 리지와 내가 함께하는 삶은 눈에 띄게 느려졌다. 뉴욕의 아파트 5층에 있는 우리 집까지 올라가느라 실랑이를 하는 데도 시간이 더 오래 걸렸지만, 여전히 어떻게든 올라갈 수는 있었다. 어떤 날 아침에 이른 산책을 나가면, 여전히 언제나처럼 속보로 당당히 활보하기도 했다. 다른 날에는 약간 절룩거리며 집으로 돌아오기 전에 자기 할 일을 하곤 했다. (산책 경로는 언제나 그 녀석이 자기 마음대로 정했다.) 13살 생일을 지내고 얼마 안 지나 가슴 철렁한 일이 벌어졌다. 녀석이 근본적으로 균형감각을 잃어 마치 술 취한 사람처럼 비틀거리며 걸었던 것이다(원인을 알 수 없는 신경계의 문제였다). 결국 저절로 증세가 없어질 때까지 나는 아무런 손도 못 쓰고 바라보고 있을 수밖에 없었다.

녀석은 내내 무척 많은 피자 빵을 얻었고, 특히 이 프로젝트의 후반부 동안에는 그 양이 엄청났다. 돈만 많았다면 리지를 복제했을 것이다. 하지만 자기 개를 복제한 그 실리콘밸리 친구가 그날 저녁 식사 자리에서 내게 설명했던 것처럼, 복제된 개는 옛날의 그 개가 절대로 아닐 것이다. 만약 개를 영원히 살게 할 수 있는 방법을 알아낸다면, 나는 당장에라도 리지를 위해 서명할 것이다.

나도 약간의 도움이 필요했다. 그래서 처음 찾아간 지 거의 딱 1년

이 지나 네이선 레보위츠의 진료실을 다시 찾았다. 대기실에는 여전히 뉴욕 지역의 온갖 이주자들과 토박이들이 뒤섞여 있었다. 내 콜레스테롤 수치도 별로 바뀐 것이 없었다. 대부분이 수치가 약간 떨어졌고, 좋은 물질인 HDL 수치가 좀 높아졌다. 양호했다. 하지만 레보위츠는 입이 귀에 걸렸다. "아주 잘했어요!" 그가 말했다. 내 차트에 그는 '매우 우수'라고 적었다.

그가 그렇게 좋아한 까닭은 무엇이었을까?

좀 더 자세히 조사하자, 내 동맥에는 위험한 LDL 폭탄을 싣고 있는 모터 달린 자전거가(아포B 지표가) 눈에 띄게 적은 것으로 드러났다. 반면 HDL 쪽을 보면, 콜레스테롤과 다른 노폐물들을 동맥 혈관벽에서 떼어 내 간으로 보내 재사용하게 하는 효율적인 동맥 '청소부'들이 더 많아졌다.

레보위츠는 내가 무엇을 해서 이렇게 상태가 좋아졌는지 알고 싶어 했다. 그가 추천한 대로 웰콜을 복용했던가? 천만의 말씀. 그럼 어유는? 가끔씩. 거기다 나는 대개는 우리 아버지를 따라잡느라 자전거 타기를 더 부지런히 했다. 정기적으로 같이 자전거를 탈 사람들도 찾았는데, 그것이 도움이 많이 되었다. 끝에 가서 꼭 맥주 한잔씩 하는 것만 아니었다면 더 도움이 되었을 테지만 말이다. 게다가 나는 가장 좋아하는 음식인 햄버거와 프렌치프라이를 끊었다. (아, 정말로 좋아하는데.)

내가 한 일이 무엇이건, 효과가 있었다. 체중도 3.5킬로그램이 줄었는데, 꽤 대단한 일이었다. "때로는 주의를 기울이기만 해도 상황이 달라집니다." 그는 그렇게 말했다. 그 말이 옳았다. "선생님은 건강하십니다." 그것이 그의 최종 판결이었다.

리지 역시 건강하다고 할 수 있다. 지금은 2014년의 늦은 겨울, 비오는 12월의 어느 저녁으로, 리지는 내 접시 위에 놓인 피자 빵에 눈독을 들이고 있다. (다음에는 피자를 끊어야 할 모양이다.) 물론 나는 이 피자 빵을 녀석에게 줄 것이다. 최근에 우리는 녀석의 14번째 생일 파티를 했다. 이만하면 진정한 견공계의 100세인이라 할 수 있는데, 30킬로그램짜리 하운드 치고는 나쁘지 않다. 녀석은 여전히 아파트 우리 집까지 올라올 수 있고, 새벽 2시에 침대에 폴짝 뛰어 올라가기까지 한다.

어떻게 리지가 여기까지 올 수 있었을까? 어쩌면 어빙 칸처럼 견공판 100세인 유전자가 있어서, 테오의 목숨을 앗아간 암으로부터 (아직까지는) 녀석을 지켜 주는지도 모른다. 아니면 내가 식이요법과 노화에 대해 여러 가지를 알게 되면서 녀석에게 먹이를 덜 주기 시작했기 때문인지도 모른다. 나는 언제나 양질의 자연식을 너무 많지 않게 주었다. 국립노화연구소의 자연식 원숭이들처럼 말이다. 또는 평생 거의 매일같이 나가서 달리거나, 하이킹을 하거나, 오래 걸었기 때문인지도 모른다. 녀석은 몸을 사용한 덕분에, 잃어버리지 않았던 것이다.

아니, 어쩌면 이 중 어떤 것도 녀석의 장수의 원인이 아니고, 그저 운이 좋았을 뿐인지도 모른다. 리지를 3~4년이라도 더 살게 해줄 수 있는 약이 나온다면, 천금을 주고라도 사겠다. 하지만 그런 약이 정말로 나온다 해도 때는 이미 너무 늦어 버렸을 것이다.

이 늙은 몸에 갇혀 지내는 리지의 기분은 어떨까? 나로서는 알 수가 없다. 개의 나이로 치면 나는 녀석 나이의 절반도 안 된다. 이따금씩 녀석은 소리 나는 장난감들을 방 여기저기로 내던지며 마치 강아지처럼 팔짝거리며 뛰논다. 그런가 하면 어떤 날은 몸이 굳어 제대로 걷지도 못한다. 대부분의 시간은 잠을 잔다. 리지는 정말로 잠이 많아졌는데, 가끔씩 나는 숨을 쉬고 있는지 확인하기 위해 녀석을 들여다보곤 한다.

아침이 되면 리지는 하품을 하고 기지개를 켜면서 천천히 일어난다. 하지만 어느 순간이 되면, 주로 내가 커피를 마실 때인데, 내게로 쭈뼛거리며 다가와 가만히 꼬리를 흔들며 어서 산책을 나가자는 눈빛으로 나를 바라본다. 나는 커피잔을 내려놓고 목끈을 묶어 밖으로 데리고 나간다. 우리는 강으로 가는 길이나 녀석이 가장 좋아하는 산책길을 걸으면서, 이제 막 깨어나는 세상의 향기를 함께 들이마신다. 하루하루가 선물이다.

부록

효과가 있을 수 있는 것들

노화를 멈출 수 있는 마법의 탄알이 있을까? 아직까지는 아니다. 하지만 다음에 소개되는 보충제들과 약품들은 노화 과정의 어떤 측면들을 개선하는 데 도움이 될 수도 있는 '특효약'으로 홍보가 되었다. 그중 일부는 심지어 효과가 있을 수도 있다. 그러므로 독자 여러분의 호기심을 (또한 나의 호기심도) 충족시키기 위해, 가장 흥미로운 몇 가지 가능성 있는 품목들에 대한 데이터를 자세히 살펴보기로 하겠다.

레스베라트롤

레스베라트롤을 투여한 살찐 쥐에 대한 데이비드 싱클레어의 연구가 2006년 「뉴욕 타임스」 1면을 장식하자, 레스베라트롤 보충제에 대한 수요는 치솟아 올랐다. 유일한 문제는 시장에 레스베라트롤 보충제가 거의 없다는 것뿐이었다. 몇 안 되는 제품 중 하나인 롱제비넥스는 주문량이 2,400배나 급등했다. 광고들은 사라졌지만, 레스베라트롤은 여전히 시장에서 가장 많이 팔리는 '노화 방지' 보충제 가운데 하나다.

데이비드 싱클레어라는 이름을 들어 본 사람이 아무도 없었을 때에도, 분명 레스베라트롤은 인상적인 실험결과들이 상당히 축적되어 있었다. 싱클레어가 이 물질을 '발견'했을 때, 레스베라트롤은 이미 실험을 통해 특정한 종류의 암세포들을 제거하는 능력을 가진 것으로 밝혀져 유명해진 상태였다. 뒤이어서 간기능과 신진대사를 향상시키고, 염증을 감소시키며, 인슐린 저항을 방지하고, 비만의 또 다른 효과들 중 일부를 완화시킬 수 있다는 것이 밝혀졌다. 또한 소시지와 퍼넬 케이크 같은 종류의 먹이를 계속 먹은 원숭이 등의 심혈관계 기능을 향상시키는 효과도 있는 듯했다. 하지만 거의 10년 동안 미디어에서 대대적으로 떠들어 댔음에도 불구하고, 인간을 대상으로 레스베라트롤의 임상실험을 한 경우는 손에 꼽을 정도다. 그에 비해 생쥐, 벌레, 파리, 원숭이, 효모균을 대상으로 한 논문은 5,000편 이상이 발표되었다. 인간을 대상으로 한 연구 대부분은 상당히 소규모여서, 실험 대상자가 대여섯 명에서 열 명 남짓뿐이었다. 왜냐하면 특허권이 없는 보충제에 대규모의 제대로 된 임상실험을 위한 자금을 대는 것은 누구의 눈에도 수지가 맞아 보이지 않았기 때문이다.

설상가상으로 이런 소규모 임상실험에서 유의미한 긍정적 결과가 거의 보고되지 않았다. 니르 바질레이는 나이 든 당뇨병 전증의 성인의 경우 이 물질이 포도당 내성을 약간 향상시키는 것을 발견했다. 2편의 다른 소규모 연구들에서는 심장 기능에 약간의 이로운 영향을 미치는 것으로 나타났다. 이 물질이 가장 큰 효과를 보이는 것은, 비만이거나 대사기능이 떨어지는 동물이나 사람들의 경우인 듯하다. 이런 대상들에게 이 물질을 사용하면 실제로 칼로리를 제한하지 않고도 칼로리 제한의 효과와 비슷한 효과를 거둘 수 있다. 하지만 다른 2편의 연구는 이 물질이 인슐린 민감성이나 인지력, 또는 다중적 요소들(혈압 등)에는 비만인 환자의 경우에조차 별다른 효과가 없다는 것을 발견했다.

이처럼 실망스러운 결과가 나오는 이유는, 인간이 이 물질을 대사하는 방식과 관련이 있을지도 모른다. 아무리 많은 양의 레스베라트롤을 투여해도 실제로 우리 혈류 속으로 들어오는 양은 매우 적은데, 왜냐하면 우리 몸이 이 물질을 독소로 간주해 간에서 많은 양을 소멸시키기 때문이다. 생쥐들은 이 물질을 다르게 처리하지만, 인간의 몸속에서는 레스베라트롤은 오래 남아 있지 않는다. 이 물질의 반감기는 약 2시간 반, 다시 말해 야구 경기 시간보다 짧다. 또 하나의 주의사항. 레스베라트롤 상표가 붙어 있다고 해서 모두 실제로 많은 레스베라트롤을 함유한 것은 아니다. 바질레이는 10여 종의 제품을 검사하고 나서야 자신의 연구에 적합한 한 종류를 찾을 수 있었다. 시중에 판매되는 14종의 레스베라트롤 보충제를 대상으로 한 2012년의 분석에서는, 그중 5종의 제품이 포장지에 적혀 있는 것보다 함량이 절반이나 그 이하였고 2종은 아예 레스베라트롤이 함유되어 있지 않은 것으로 나타났다.

이것은 (우리 아버지뿐 아니라) 해마다 미국에서 판매되는 7,500만 달러어치의 레스베라트롤 보충제를 구입하는 사람 누구에게도 좋은 소식이 아닐 것이다. 하지만 '식이보충제건강교육법'이라는 조지 오웰식의 명칭을 지닌 1994년의 법—**이 법은 건강에 대한 과학적 접근법을 교육하지도, 증진하지도 않는다**—탓에 보충제 시장 전체가 근본적으로 연방정부의 규제를 받지 않는다는 사실을 감안하면 이것은 놀랄 일도 아닐 것이다. 이 법에 따라 FDA는 식이 보충제에 대해서는 검사도, 승인도 하지 않는다. 따라서 소비자로서 여러분은 기본적으로 스스로 알아서 결정해야 할 처지에 놓여 있다. 그러므로 여러분은 이 목록의 다음 후보자에서 시작하고 싶어 할 수도 있다.

알코올/적포도주

패러독스 하나. 만약 과음이 건강을 해친다면, 왜 술을 아예 안 마시는 것이 건강에 좋지 않은 것일까? 사실이 그런 것 같다. 수많은 연구들을 통해, 전반적으로 적당히 술을 마시는 사람이 술은 입에도 대지 않는 사람들보다 특히 심혈관계 건강에서 훨씬 더 양호하다는 것이 밝혀졌다. 이에 대해 수많은 설명들이 제시되었지만, 데이터를 파고들어 가보면 얼마나 많이 마시는가만큼이나 무엇을 마시는가가 중요하다는 사실을 알게 된다. 아, 그러니까 어떤 경우에는 많이 마실수록 (어쨌든 일정한 지점까지는) 몸에 더 좋다는 이야기다. 그리고 건강에 가장 좋은 술은 단연 적포도주다.

적포도주가 건강에 좋다는 것은 누구나 아는 사실이다. 적포도주는 프랑스 사람들은 돼지껍질이나 볼로냐소시지 같은 음식을 먹어도 어떻게 해서인지 미국인들처럼 살이 찌거나 건강을 해치지 않는다는, 프랑스인의 역설의 핵심으로 간주된다. 적포도주 안의 무엇인가가 건강에 좋은 것이 분명하다. 그 무엇인가가 여러 가지일 수도 있다.

하지만 레스베라트롤은 그중 하나가 아니다. 적포도주 한 잔에 들어 있는 레스베라트롤은 극소량에 불과하고, 포도주를 즐겨 마시는 이탈리아인들에 대한 어느 대규모 연구가 보여 주듯이, 설령 매일 적포도주를 마신다 해도 혈액으로—**설령 들어간다 해도**—많은 양의 레스베라트롤이 들어가지는 않는다. 게다가 적포도주는 HDL(좋은) 콜레스테롤과 혈압에 좋은 영향을 미치는 것으로 밝혀졌는데, 알코올이 함유되어 있기 때문만은 아니다. 지극히 프랑스적이지만 실제로는 위스콘신에서 진행된 한 실험에서는 과학자들이 샤토뇌프뒤파프(1987년산)를, 개가 취하지 않도록 직접 개의 혈관에 주입했다. 과학자들은 응고가 줄어들고 순환계의 유연성이 향상된 것을 발견했다.

가장 의아하고 직관에 어긋나는 것은, 적포도주가 알츠하이머병을 예방하는 것 같다는 점이다. 보르도에서 시행된(당연한 일이다) 어느 연구에 따르면, 적포도주를 마시는 사람들이 알츠하이머병에 걸릴 확률은 동년배들의 절반 이하인 것으로 나타났다. 그리고 코펜하겐 시립 심장연구소에 따르면, 사망자 수가 대조군의 절반뿐이어서 최고의 기록을 보인 연구 대상자들은 적포도주를 3~5잔 마신 것으로 보고된 사람들이었다. 매일 말이다.

커피

또 다른 패러독스. 그리 오래되지 않은 과거에 사람들은 커피가 몸에 나쁘다고 생각했다. 의심할 것도 없이, 커피를 마시면 기분이 좋아지기 때문이었다. 또한 마시면 암에 걸린다는 속설도 있었다. 하지만 커피가 없으면 어디서든 무엇 하나 제대로 되는 일이 없다. 나는 오늘 세 잔째 커피를 마시고 있고, 시계는 밤 9시를 가리키고 있다. 어떻게 할 것인가?

다행히도 최근의 연구에 따르면, 대개는 그렇듯 예전 사람들의 생각이 모두 완전히 틀렸다. 많은 사람들이 커피를 마시면서 동시에 담배를 피우거나, 예전에는 피우곤 했는데, 그래서 암이 생겼던 것이다. 과학자들이 흡연의 영향을 분리시키자 상황은 사뭇 달라졌다. 2012년 「뉴잉글랜드 의학 저널」에 실린 대규모 연구는, 커피를 마시는 사람들이 전혀 안 마시는 사람들보다 사망 위험성이 현저히 낮은 경향이 있다고 보고했다. 하지만 정말로 희한한 것은 사람들이 커피를 많이 마시면 마실수록 사망 위험성이 더 줄어든다는 사실이다. 이 관계는 어느 지점까지는 직선 형태를 이루는데, 그것은 곧 이 상호관계에 어떤 인과성이 있다는 것을 암시한다. (특히 커피는 제2형 당뇨병에 걸릴 위험성을 낮춘다.) 하루에 커피를 4~5잔 마시는 사람들은 전반적으로 사망 위험성이 12퍼센트 정도 줄어든다. 그 말은 곧 내가 커피를 한 잔 더 마실 필요가 있다는 소리다.

커큐민

이에 대해서는 본문에서 다룬 적이 있다. 하지만 향신료인 강황에 함유된 성분이기도 한 커큐민은 여전히 과학적으로 가장 흥미로운 합성물질 중 하나이자, 가장 당혹스러운 물질 중 하나다. 실험실에서 커큐민은 몇 가지 다른 종류의 암세포들을 제거했고, 몇몇 소규모 연구들은 예를 들어 결장암 같은 데 커큐민이 좋은 효과를 발휘한다고 주장했다. 하지만 커큐민은 레스베라트롤과 마찬가지로 '생물학적 이용 가능성' 문제에 맞닥뜨렸고, 그 정도는 오히려 더 심하다. 커큐민과 후추 추출물을 함께 복용하면(이를테면 맛있는 인도 카레를 먹을 때처럼) 효과가 더 좋다는 것이 오늘날의 일반적인 생각이다. 이럴 때조차도 엄정

난 양을 섭취해야 한다.

최소한 제약 회사 한 곳에서 커큐민을 몸에서 흡수할 수 있는 약품 형태로 만들려는 시도를 했지만, 어느 약학 화학자가 설명했던 것처럼, 분자를 좀 더 흡수성이 좋아지게 변형시키면, 커큐민은 독이 될 수도 있다.

'라이프 익스텐션 믹스'

「라이프 익스텐션」지를 간행하고, 광범위한 보충제를 판매하는 '수명연장재단'에서 판매되는 '라이프 익스텐션 믹스'는 내용물이 "다양한 과일과 채소 추출물, 수용성 및 지용성 비타민, 미네랄, 아미노산, 기타 등등"으로 되어 있어, 보충제계의 캐딜락이라 할 수 있다. 이 조제품은 브로콜리, 고구마 같은 채소에서 찾을 수 있는 '건강에 좋은' 성분들을 다수 함유하고 있어서, 채소를 요리해 먹는 수고를 하지 않고도 이런 성분들을 섭취할 수 있다. 성분 목록에는 토마토에서 나오는 리코펜, 올리브 즙 추출물, 그리고 물론 블루베리 추출물 등, 20가지 이상의 기적의 합성물들이 올라 있다. 또한 여러분이 신문에서 읽었을 건강에 좋은 화학물의 절반은 여기 다 들어 있다. 하지만 생쥐의 수명을 전공으로 하는— **기본적으로 서로 다른 먹이를 수많은 생쥐들에게 주고, 더 오래 사는지 관찰하는 것이 일이다** — 캘리포니아 대학 리버사이드 캠퍼스의 과학자 스티븐 스핀더가 검증을 실시했을 때, '라이프 익스텐션 믹스'는 불합격하고 말았다. 스핀들러의 검증결과는 이 제품과 다른 몇 가지 복합 보충제가 "수명을 심각하게 단축시키는" 것으로 나왔다. 아니, 이럴 수가.

메트포민

아는 사람 중에 당뇨병을 앓고 있는 사람이 있거나 당신 자신이 당뇨병을 앓고 있다면, 아마 그들(또는 당신)은 글루코파지라는 제품명으로(또한 포타메트, 글로포민, 그것 말고도 대여섯 가지 다른 이름으로) 판매되는 메트포민이라는 약을 복용하고 있을 가능성이 크다. 이 약은 가장 일반적으로 처방되는 당뇨병 약인데, 값이 한 알에 몇 페니밖에 안 된다. 여러분이, 그리고 아마 여러분의 의사도 모르고 있을 사실은, 메트포민이 가장 유망한 노화 방지 약이자 가장 신비로운 약 중 하나라는 것이다.

메트포민은 프렌치 라일락의 파생물로 1920년대에 발견되어, 혈당을 낮추는 특성이 1940년대에 연구되기는 했지만, 정확한 작용 방식은 1980년대까지 밝혀지지 않았는데, 마침내 예일 대학의 박사과정 학생인 니르 바질레이라는 젊은 이스라엘인이 메트포민의 작동 메커니즘 가설에 대한 학위논문을 발표한다. "그 이후로 몇 년에 한 번씩 누군가 메트포민의 새로운 작동 메커니즘을 들고 나와요. 그러니 모르는 거예요, 그렇죠? 하지만 메트포민과 관련된 일 중 경이로운 것은, 메트포민을 복용한 사람들이 심혈관계 질환과 암에 덜 걸리는 것을 보여 주는 연구들이 수없이 많고, 인식 기능이나 그 비슷한 것들이 향상되었다고 말하는 사람들도 있다는 거예요." 바질레이는 농담처럼 그렇게 말한다.

일반적으로 메트포민은 신진대사의 그랜드 센트럴 역이라 할 수 있고, 따라서 노화 과정에서 중요한 기관인 간의 포도당 형성을 감소시키는 것으로 보인다. 그리고 지난 몇 년 동안, 메트포민은 당뇨병과는 무관한 경우가 많은 인상적인 연구결과들을 소리 소문 없이 착실하게 축적했다. 예를 들어, (아직 배양접시에서일 뿐이긴 하지만) 암 줄기세포를 파괴하고, 암세포의 염증 반응을 감소시키는 모습을 보여 주었다. 더 의미 있는 것은, 영국의 어느 주요 당뇨병 연구에서 메트포민을 복용한 사람들이 다른 당뇨병 약들을 복용한 사람들보다 심혈관계 질환에 걸릴 위험성이 훨씬 낮은 것으로 나타난 것이었다. 다른 논문에서는 메트포민을 복용한 당뇨병 환자들이 암에 걸릴 확률 역시 30퍼센트 정도 낮은 것으로 밝혀졌다. 이 약은 장수화(이런 말이 있던가?)하기 어렵기로 악명 높은 생쥐의 수명을 늘리는 효과를 실제로 낸, 몇 안 되는 합성물질 가운데 하나이기도 하다.

한 가지 알려진 사실은 메트포민이 칼로리 제한과(또한 이 부분에서는 레스베라트롤과) 마찬가지로 강력한 에너지 감지 효소인 AMPK를 활성화시킨다는 것이다. 하지만 레스베라트롤과는 달리 메트포민은 건강한 생쥐의 수명도 늘리는 것으로 보인다. 2013년에 발표된 연구에서 라파엘 데 카보는 메트포민을 투여한 생쥐가 6퍼센트 더 오래 사는 것을 확인했다. 라파마이신을 '발견'한 것과 동일한 프로그램으로 국립노화연구소에서 진행하는 더 광범위한 수명 연구가 2015년에 발표될 예정이다. 바질레이는 인간을 대상으로 메트포민의 임상실험을 진행하고 있는데, 수명 전반이 아니라 생명지표와 변곡점들에 초점을 맞추고 있다. 이를테면, 그것으로 심혈관계 기능 등등이 향상되었는가 같은 것 말이다. 하지만 그는 충분한 데이터를 관찰해 이미 확신에 도달한 상태다.

"누군가가 내게 와서, '지금 약을 하나 쓰고 싶은데, 어떤 것을 추천해 주시겠습니까?' 하고 물으면," 그가 말한다, "메트포민이라고 하겠습니다. 사용하는 법도 알고, 안전성도 알고, 그에 대한 연구들까지 알고 있으니까요."

비타민 D

또 하나의 퍼즐. 비타민 D 수치가 낮은 것은 건강 악화나 질병과 강하게 연관되어 있는 것으로 보인다. 옛날에는 비타민 D(칼슘 대사를 돕는 역할을 한다) 부족 때문에 뼈에 생기는 질환인 구루병을 퇴치하기 위해 아이들에게 강제로 대구 간유를 먹였다. 오늘날에는 아이들이 우유로 비타민 D를 섭취하는데, 충분하지는 않아 보인다. 비타민 D 부족으로 인한 건강 문제는 특히 북유럽과 미국, 캐나다를 중심으로, 그리고 특히 나이 많은 사람들 사이에 여전히 존재하고 있다. 한 조사에 따르면, 미국의 백인 가운데 70퍼센트가 비타민 D 수치가 기준에 못 미치는 것으로 나타났다. 흑인의 경우는 그 수치가 97퍼센트에 이르렀다. 문제는, 비타민 D가 들어 있지 않은 음식이 많다는 것이다. 그러니 대구 간유를 먹였던 것도 이해할 만한 일이다.

비타민 D는 뼈 건강은 물론, 전반적인 신체 활동에도 중요하다. 여성보건계획 연구—**에스트로겐 대체 요법이라는 풍선을 터뜨린 바로 그 사람들이다**—에서 나온 데이터를 보면, 비타민 D와 칼슘(이 둘은 공생관계에 있기 때문에)을 보충해 주면 골절상의 위험성이 현저히 감소하는 것으로 나타난다. 또한 근육의 힘도 향상되며, 최신 데이터를 살펴보면 암으로 이어지는 특정한 종류의 세포 증식에 제동을 거는 데에도 도움이 되는 것으로 보인다. 비타민 D 부족은 또한 파킨슨씨병이나 알츠하이머병과도 연관이 있다. 수백 종의 합성물질의 노화 방지 효과를 연구한 버크 연구소의 고든 리스고는 비타민 D야말로 대단한 효능을 갖고 있다고 생각한다. 자신의 연구실에서 그는 비타민 D가 노화를 늦추는 역할을 하는 것 같다고 말한다(벌레의 경우이긴 하지만, 출발점이 열린 것은 분명하다).

하지만 다른 연구들은 비타민 D 보충만으로는 별 도움이 되지 않는다는 것을 발견했다. 또한 어느 대규모 메타분석 연구는 그것이 전반적인 사망 위험성을 감소시킨다고 말하는 반면, 다른 연구는 명확한 결론을 내리지 않는다. (다시 말해, 이 사람 저 사람 떠들어 대는 건강 관련 소식 수준의 내용만을 언급하고 만다.) 그것은 비타민 D가 몸속에서 활성화되어야 하기 때문이라고, 35년간의 학문 인생을 비타민 D 연구에 바친 보스턴 대학의 과학자 마이클 홀릭은 주장한다. 그리고 그 활성화는 오로지 햇빛에 의해서만 이루어질 수 있다. 그래서 홀릭은 비타민 D_3 보충제를 (최소한 하루에 800IU씩, 칼슘과 함께) 섭취하는 데 더해서, 일주일에 몇 번이라도 햇빛을—**선크림을 바르지 말고**—약간씩 쐬어 줄 것을 권장한다.

아스피린과 이부프로펜

우리는 수십 년 전부터 아스피린을 소량씩 복용하면 심장마비를 예방하는 데 장기적인 효과가 있다는 것을 알았다. 하지만 우리가 알지 못했던 것은 왜 그런지였다. 과학자들이 노화와 질병에서 염증이 중요한 역할을 한다는 것을 점점 더 깨달아가면서, 항생제가 갈수록 중시되고 있다(아스피린과 이부프로펜—하지만 타이레놀이라고도 불리는 아세타미노펜은 건강에 해를 끼칠 위험성이 높아 제외된다). 항생제들은 심혈관계 건강에 도움이 되는 것으로 보이는데, 이는 죽상 경화성 플라크가 형성되는 데는 염증이 필수적인 조건이기 때문에 충분히 납득할 만한 일이다. 국립노화연구소의 어느 연구에 따르면, 아스피린이 생쥐의 수명을 늘리는 것으로 밝혀지기도 했다. 또한 알츠하이머병의 발병 위험성을 44퍼센트 낮추는 것과도 연관이 있는 것으로 보인다.

케일

안 될 이유가 어디 있는가? 베이컨을 곁들여 한번 드셔 보시라.

감사의 말

이 책은 내게 책 읽기를 좋아하는 마음을 길러 주시고, 마음 가는 대로 살도록 격려해 주시고, 또한 건강에 좋은 습관을 몸에 익히게 해 주신 내 부모님, 윌리엄 기퍼드 주니어와 비벌리 베이커 두 분이 아니었다면 탄생할 수 없었을 것이다. 어릴 때 콜라를 못 마시게 하신 것, 이제는 용서해 드릴게요. 또 부모님 두 분 모두 70대의 나이에도 건강이 나무랄 데 없이 좋으셔서 우리 같은 사람이 넘보기 힘든 높은 기준을 세워 놓으셨고, 따라서 어떤 의미에서는 두 분이 이 책의 영감이 되어 주셨다.

브롱크스에 있는 알버트 아인슈타인 의대의 니르 바질레이의 너그러운 호의가 없었어도 이 책은 세상의 빛을 볼 수 없었을 것이다. 그는 동료인 애너 마리아 쿠에르보와 함께 내가 2011년 가을 학기의 노화 생물학 대학원 과정 강의를 청강할 수 있게 초대해 주었다. 그 강의는 영문학 전공자인 내게 절실히 필요했던 튼튼한 과학적 기초를 제공해 주었는데, 과정이 끝나고 난 뒤에도 니르는 만날 필요가 있는 사람들에게 나를 소개해 주고, 유용한 지침을 주는 등, 노화 세계를 안내하는 나의 소중한 베르길리우스가 되어 주었다.

바쁜데도 불구하고 내게 시간을 내주어 나로 하여금 그들의 인내심을 시험하게 했던 다른 과학자 여러분께도 감사의 인사를 전한다. 국립노화연구소의 라파엘 데 카보, 마크 맷슨, 루이지 페루치, 펠리페 시에라와 하버드 대학의 데이비드 싱클레어, 에이미 웨이저스, 리처드 리, 그리고 마린 카운티에 있는 버크노화연구소의 브라이언 케네디, 주디스 캄피시, 고든 리스고, 사이먼 멜로브, 팡카이 카파히, 또한 샌안토니오에 있는 바숍노화연구센터의 스티븐 오스태드, 베로니카 갈반, 랜디 스트롱, 짐 넬슨, 로셸리 버펜스타인, 그리고 서던캘리포니아 대학의 발터 롱고, 터크 핀치, 핀커스 코헨, 그리고 메이오 클리닉의 제임스 커클런드와 네이선 르브라소, 캘리포니아 대학 샌프란시스코 캠퍼스의 솔 빌레다, 루이지애나 주립대학의 도널드 잉그램, 그리고 일리노이-시카고 대학의 제이 올샨스키가 그들이다. 또한 위대한 과학자이자 진정 독특한 인간인 레너드 헤이플릭, 그를 만난 것이 얼마나 다행인지 모른다. 그리고 역시 독특하기로는 둘째가라면 서러워할 오브리 드 그레이를 누가 잊을 수 있겠는가.

저널리스트라면 누구나 알듯이, 어떤 이야기를 캐 들어갈 때 만나서 가장 도움이 되는 사람은 열성적인 아마추어들, 옆에서 지켜보면서 온갖 것을 다 주워들어 알고 있는 관찰자들, 당신이 어떤 사람과 어떤 것을 알아야 하는지를 아는 사람들이다. 내게 그런 사람은 다른 누구보다도, 지칠 줄 모르는 빌 본, 나타나지 않는 곳이 없는 존 퍼버였다. 국립노화연구소의 엘리노어 사이먼시크 역시 내 조사와 사고를 올바른 방향으로 이끌어 주었는데, 본문에 언급되는 것은 고사했지만 감사의 말도 하지 말라는 말은 하지 않았다. 마이클 레이 역시 큰 도움을 주었다. 네이선 레보위츠 박사는 개업 심장병원의 현기증 나는 세계에서 내가 길을 잃지 않도록 도와주었고, 찰스 더커는 생화학을 이해할 수 있게 도와주었는데, 결코 쉬운 일이 아니었다. 어빙 칸을 만날 수 있었던 것은 내게는 영광이었다. 마지막으로, 나이에 상관없이 빼어난 운동선수들인 론 존슨, 하워드 부스, 진 데프라노에게 모자를 벗어 경의를 표한다.

나의 에이전트인 래리 와이스먼과 사샤 앨퍼는 격려와 이따금씩의 재촉, 그리고 멋진 제목을 내게 선사했다. 그랜드 센트럴 출판사의 벤 그린버그는 이 책이 또 한 권의 따분하고 한숨 나오는 노화 관련 책이 되지 않도록 하는 데 사활을 걸었고, 매디 콜드웰은 모든 일이 원활히 진행되도록 애썼다. 기가 막힌 표지에 재미있는 일러스트레이션을 해준 재능 넘치는 올리버 먼데이에게도 감사드린다.

나는 원고를 믿음직한 친구들에게 보여 주었는데, 잭 셰퍼, 웨스턴 코소바, 알렉스 허드, 크리스 맥두걸, 제니퍼 베저 베스, 그리고 샌프란시스코 만안에 있는 자신의 게스트룸을 빌려준 크리스틴 한나 등을 꼽을 수 있다. 내게 이글록의 마법을 보여 준 스티브 로드릭에게도 고마운 마음을 전한다. 다양한 순간에 제이슨 페이건, 칼 호프먼, 게이브 셔먼, 브랜던 코너, 벤 윌리스, 조시 딘, 맥스 포터가 도움이 되는 위로의 말을 전해 주었다. 노화와 관련된 과제로 가득한 프로젝트를 지원해 준 편집자들, 「하퍼스 바자」의 글렌다 베일리, 「아웃사이드」의 크리스 키스와 알렉스 허드, 「슬레이트」의 로라 헬머스, 「뉴 리퍼블릭」의 마이클

셰퍼에게 감사드린다.

마지막으로, 통찰력 있고, 도움을 아끼지 않는 내 멋진 여자 친구 엘리자베스 허머가 없었다면 이 책은 훨씬 형편없는 책이 되었을 것이고 책의 저자도 훨씬 덜 행복했을 것이다. 엘리자베스는 자주 멍하니 있고, 그보다 더 자주 성질을 부리는 나를 참고 견뎌 주었다.

그리고 물론 나에게 매일매일을 사랑하도록 가르쳐 준 마력적인 쿤하운드, 리지에게도 고마움을 전한다.

주와 참고문헌

Prologue: 불로장생의 묘약

p. 12, "우리 학교 교수들 중 가장 별난 사람": William H. Taylor, "Old Days at the Old College," *The Old Dominion Journal of Medicine & Surgery* Vol. 17, no.2 (August 1913). 온 몸에 광택제를 바른 브라운 세카르를 발견한 학생이 바로 테일러일 수도 있고, 아닐 수도 있다.

p. 14, "그에게 조울증이 있었을지도 모른다고 추측했다.": 브라운 세카르의 삶에 대한 세부적인 사항들 중 많은 것이 *Brown-Sequard, An Improbable Genius Who Transformed Medicine* (New York: Oxford University Press, 2010)의 저자인 전기 작가 마이클 아미노프의 뛰어난 작업을 통해 밝혀진 것이다.

p. 14, "1889년 6월 1일," Charles Edouard Brown-Sequard, "The Effects Produced on Man by Subcutaneous Injections of a Liquid Obtained From The Testicles of Animals," *Lancet*, July 20, 1889.

p. 17, "젊은 엘비스 프레슬리": 브링클리 이야기는 포프 브록의 빼어난 저서 *Charlatan: America's Most Dangerous Huckster, the Man Who Pursued Him, and the Age of Flim-Flam*(New York: Crown, 2008)에서 놀라운 필치로 서술되고 있다.

Chapter 1: 형제

p. 25, " 이 묘약의 실제 재료비가 약 50달러라고": 영국 신문 「데일리 메일」이 부캐넌에게 분석을 의뢰했다. 이 결과에 대한 이야기는 2010년 2월 4일에 발표되었다.

p. 25, "1만 명의 베이비붐 세대 사람들이 65세 생일을 축하할 것이다": 이 수치는 미국 사회보장국이 2012 회계연도의 연간 활동 계획에서 사용한 수치다.

p. 27, "늙어 죽는 것보다도": Michel de Montaigne, Essays, "To Study Philosophy Is to Learn to Die," in trans. by Charles Cotton, 1877.

Chapter 2: 노화의 시대

p. 35, "당시 미국인의 주 사망 요인은": Centers for Disease Control, "Leading Causes of Death, 1900-1998."

p. 35, "기대수명이 약 77세에 이르며": CIA나 UN 같은 다른 기구들에서는 약간 다른 수치를 내놓지만, 대략 남성은 76~78세, 여성은 80~82세 근처를 맴돈다. 전체적으로 보아 이 부문에서 이론의 여지가 없는 선두주자는 일본이다. 일본 여성들은 통계상 80대 후반까지 살 것으로 기대된다.

p. 35, "105세 생일을": James Vaupel, personal communication.

p. 37, "의혹이 제기되기 시작했다": 파 노인의 이야기는 많은 곳에서 언급되었지만, 내가 그에 대해 처음 알게 된 것은 진화생물학자 스티븐 오스태드의 명저 *Why We Age: What Science Is Discovering About the Body's Journey through Life* (New York: J. Wiley & Sons, 1997)에서였다.

p. 38, "평범한 프랑스 여성": Craig R. Whitney, "Jeanne Calment, World's Elder, Dies at 122," *New York Times*, August 5, 1997.

p. 40, "18세기 스웨덴으로까지 거슬러 올라가는": 실은 이것이 '국가 경영을 위한 수치(numbers in service of the state)'를 뜻하는 '통계(statistics)'의 기원이다. 스웨덴 왕이 정확한 인구 기록을 요구했던 것은, 노르웨이인들에게 본때를 보여 주고 싶어서 자신이 동원할 수 있는 잠재적 군사가 얼마나 되는지 알고자 했기 때문이다.

p. 40, "10년에 약 2.4세 꼴로 꾸준히": Jim Oeppen and James W. Vaupel, "Broken Limits to Life Expectancy," *Science* 296(5570): 1029-1031.

p. 43, "95세는 새로운 80세라고 할 수 있을 것이다": Kaare Christensen et al., "Physical and cognitive functioning of people older than 90 years: a comparison of two Danish cohorts born 10 years apart," *Lancet*, published online July 11, 2013.

p. 46, "몇몇 나라, 이를테면 미국 같은 경우에는 오히려 하락하기 시작할 것으로": S. Jay

Olshansky et al., "A Potential Decline in Life Expectancy in the United States in the 21st Century," *New England Journal of Medicine* 352;11 (March 17, 2005) 1138-45. 나중에 올샨스키는 미국 여러 지역에서 기대수명이 이미 하락하기 시작했다는 것을 지적하면서, 2010년에 내린 자신의 예측을 다시 언급했다.

p. 47, "올샨스키는 기대수명은 곧 85세 근처에서 최고점을 찍을 것이라고": S. J. Olshansky et al. (1990). "In search of Methuselah: estimating the upper limits to human longevity." *Science* 250(4981): 634-640.

p. 48, "과테말라보다도 낮다": David A. Kindig and Erika R. Cheng, "Even As Mortality Fell In Most US Counties, Female Mortality Nonetheless Rose In 42.8 Percent Of Counties From 1992 To 2006," *Health Affairs* 32, no.3 (2013): 451-458.

p. 49, "40대가 새로운 60대라 할 수 있다": Uri Ladabaum et al., "Obesity, abdominal obesity, physical activity, and caloric intake in US adults: 1988 to 2010," *American Journal of Medicine* 127(8):717-727 (August 2014). 유사한 데이터가 특히 베이비붐 세대를 대상으로 한 수많은 연구들에서 보고되었다.

p. 49, "100세 넘게 사는 사람들이 많아": 인구학자들이 밝혀낸 '청정지역'에는 오키나와뿐 아니라 사르디니아, 코스타리카 일부 지역, 수많은 제7일안식교 신자들의 고향인 캘리포니아 주 로마린다가 포함되어 있다. Dan Buettner, *The Blue Zones: 9 Lessons for Living Longer from the People Who've Lived the Longest*. (Washington, D.C.: National Geographic, 2012).

p. 51, "5천 년이나 그 이상의 수명": 드 그레이는 출판물을 통해 다양한 범위의 수명 예측을 발표했다. 5천 년이라는 수치는 "Extrapolaholics Anonymous: Why Demographers' Rejections of a Huge Rise in Life Expectancy in This Century are Overconfident," *Annals of the New York Academy of Sciences* 1067 (2006): 83-93에 나온다.

p. 53, "그가 SENS라고 부르는 그의 계획": 드 그레이는 2000년에 일군의 노화 과학자들 앞에서 자신의 아이디어를 처음으로 밝혔다. 여기서 나눈 이야기는 De Grey et al.,"Time to talk SENS: Critiquing the Immutability of Human Aging," *Annals of the New York Academy of Sciences* 959 (2006):452-62로 발표된다. 그는 자신의 이론을 *Ending Aging: The Rejuvenation Breakthroughs That Could Reverse Human Aging in Our Lifetime* (New York: St. Martin's Press, 2007)에서 탐구하고 구체화하는데, 이 책은 무척 상세하면서도 매우 이해하기 쉽다.

p. 54, "우리가 영원히 살 수 있도록 돕는 법을 안다는 케임브리지 과학자의 아이디어": Huber Warner et al., "Science fact and the SENS agenda," in *EMBO Reports* 6, (2005):1006-

1008. 드 그레이의 이론이 틀렸음을 밝히려는 이후의 시도들은 *MIT Technology Review*, 2005년 2월호에 나오는데, 여기에는 그를 '트롤'이라고 부르며 "인간의 생리를 드 그레이가 바라는 대로 '교란시키는' 것이 설령 가능하다 해도, 우리는 그래서는 안 된다"는 의견을 밝힌 사설이 포함되어 있다. 이 사람의 스타일을 살짝 맛보려면 유튜브에서 '오브리 드 그레이 논쟁'으로 검색을 해 보면 되는데, 왜 그가 비판자들의 분노를 사는지를 금방 알 수 있을 것이다.

p. 56, "매일 9.11 테러 30배만큼의 사망자": Aubrey de Grey, *Ending Aging*. 드 그레이의 아이디어와 다소 독특한 세계관은 조너선 와이너(Jonathan Weiner)의 명저 *Long For This World: The Strange Science of Immortality* (New York: Ecco Press, 2010)에서 철저히 논의된다. 이 책은 노화의 세포 생리학에 관심이 있는 사람들이라면 한번 읽어 볼 가치가 있다.

p. 56, "대략 1952년 이후로는": 이 사실은 위대한 레너드 헤이플릭이 어느 재미있는 에세이에서 지적한 적이 있다. L. Hayflick et al., "Has anyone ever died of old age?" (New York: International Longevity Center–USA, 2003).

p. 56, "대략 8년마다 2배씩": Benjamin Gompertz, "On the Nature of the Function Expressive of the Law of Human Mortality, and on a New Mode of Determining the Value of Life Contingencies," *Philosophical Transactions of the Royal Society*, London, published 1 January 1825.

p. 60, "이상적 수명의 중간치": Pew Research Center, "Living to 120 and Beyond: Americans' Views on Aging, Medical Advances, and Radical Life Extension," Washington, D.C., 2013. http://www.pewforum.org/2013/08/06/living-to-120-and-beyond-americans-views-n-ging-medical-advances-and-radical-life-extension/.

Chapter 3: **청춘의 샘**

p. 63, "전 저 자신을 가지고 실험을 하죠": 소머스의 매혹적인 A4M 연설은 다음 사이트에서 볼 수 있다: www.youtube.com/watch?v=hqst6op9wuI.

p. 65, "클라츠와 골드만은 올샨스키와 펄스를 고소해": 이 고소 사건이 처음 제기되었을 때 「시카고 트리뷴」, 「인사이드 하이어 에드」 등 수많은 매체가 이를 보도했다.

p. 67, "아돌프 히틀러 자신도": 이 약품과 다른 약품들은 히틀러의 개인 주치의 테오도르 모렐 박사가 처방한 것으로 그의 일기에 기록되어 있다. 그가 스테로이드를 사용한 것은 *Steroids:*

A New Look at Performance-Enhancing Drugs, by Rob Beamish (Santa Barbara, CA: Praeger, 2011)에서 기술하고 있다.

p. 67, "비주류 암 전문의들 편으로": 스타니슬라브 버진스키와 리처드 곤잘레스 두 사람 모두 제대로 다루려면 한 장은 모두 할애해야 할 만큼 긴 논란의 역사를 갖고 있다. 아주 간략히만 소개하자면, 휴스턴에서 활동 중인 버진스키의 치료법에는 인간의 소변에서 추출한 이른바 '항신생물제' 처방이 포함되어 있는데, 그는 이 약물로 많은 불치성 암들을 치료할 수 있다고 주장한다. 항신생물제는 FDA의 승인을 받지 않았기 때문에 (또한 독립 연구 기관들의 인증도 받지 못해서) 버진스키는 자신의 환자들을 임상실험 명단에 올려 약을 투약받을 수 있게 했는데, FDA 조사관들은 그의 임상실험 시행에 많은 문제가 있는 것을 발견해 여러 번 경고장을 보냈다. 또한 그의 활동에 대해 광범위하게 보도한(이를테면 "Doctor accused of selling false hope to cancer patients," by Liz Szabo, July 8, 2014) 「USA 투데이」에 따르면 그의 임상실험 결과는 발표된 적이 거의 없다. 한편, 뉴욕을 근거지로 활동 중인 곤잘레스는 맞춤형 식이요법과 ('해독'을 위한) 커피 관장, 하루에 150 알에 이르는 보충제(어쩐지 익숙하신지?)를 내용으로 하는 복잡한 처방법으로 환자들을 치료한다. 수술이 불가능한 췌장암 환자들을 대상으로 한, 미국국립보건원이 후원하는 임상실험에서는 전통적인 항암 치료를 받은 환자들의 평균 생존 기간이 14개월인 데 비해 곤잘레스의 프로그램을 따른 환자들의 평균 생존 기간은 4.3개월인 것으로 나타났다. 게다가 삶의 질도 전통적 항암 치료를 받는 환자들이 더 높은 것으로 보고되었다. 그에 대해서는 *New Yorker*, "The Outlaw Doctor," published February 5, 2001에서 마이클 스펙터(Michael Specter)가 소개한 바 있다.

p. 68, "미친 대담": Weston Kosova and Pat Wingert, "Why Health Advice on 'Oprah' Could Make You Sick," *Newsweek*, May 29, 2009. 읽어 볼 가치가 있는 글이다.

p. 69, "대규모의 여성보건계획 연구": 원 문서는 "Risks and Benefits of Estrogen Plus Progestin in Healthy Postmenopausal Women: Principal Results From the Women's Health Initiative Randomized Controlled Trial." *JAMA*. 2002;288(3):321-333 참조(http://jama.jamanetwork.com/article.aspx?articleid=195120에서 무료로 이용 가능하다). 이 연구는 많은 근거에서 비판을 받았는데, 그중 하나는 호르몬 대체 요법을 이용하기 시작할 때 나이가 50세가 훨씬 넘었고, 따라서 위험성 증대를 확인하기에는 너무 나이가 많은 여성들을 연구 대상으로 삼았다는 것이었다. (여성보건계획 연구에서 관찰한 호르몬 대체 요법의 이점 중에는 결장암과 둔부 골절 발생 위험성의 감소가 포함되어 있었다.) 하지만 스웨덴과 영국에서 진행된 에스트로겐 대체 요법에 대한 다른 주요 연구들은, 흔히들 혼합해 사용하는 에스트로겐과 프로게스틴을 투여받은 여성들 사이에서 유방암 발병 위험성이 대폭 높아지는 것을 발견했다.

p. 69, "떨어진 것이 또 하나 있었는데": P. M. Ravdin et al., "The Decline in Breast Cancer Incidence in 2003 in the United States," *New England Journal Medicine* 2007 April

19;356(16):1670-4. 하버드 공공보건학교의 낸시 크리거는 제약업계에서 호르몬 대체 요법을 대대적으로 홍보한 것이 1980년대에 유방암 발생률이 급격히 상승한 것의 원인이 아닐까 생각한다: "Hormone therapy and the rise and perhaps fall of US breast cancer incidence rates: critical reflections." (*International Journal of Epidemiology* 2008 June;37(3):627-37). 또한 여성보건계획이 중단된 후에 유방암 발생률은 교육수준이 높은 중상층 백인 여성들 사이에서 가장 급격히 줄어들었는데, 이들은 이 요법을 이용한(또한 연구가 중단된 뒤로는 이용을 중단한) 경우가 많았던 층이다: N. Krieger et al., "Decline in US breast cancer rates after the Women' s Health Initiative: socioeconomic and racial/ethnic differentials." (*American Journal of Public Health*, 2010 April 1;100 Suppl 1:S132-9.)

p. 70, "사실은 그렇지 않다": 인체동일형 호로몬 요법에 대한 정통한(또한 회의적인) 반응에 대해서는 A. L. Huntley, "Compounded or confused? Bioidentical hormones and menopausal health." Menopause International 2011 March;17(1):16-8.; and Cirigliano M., "Bioidentical hormone therapy: a review of the evidence." *Journal of Women's Health* 2007 June;16(5):600-31 참조. 인체동일형 호르몬 치료를 둘러싼 문제들을 비전문가가 훌륭하게 요약한 것으로는, 클리블랜드 클리닉의 두 명의 의사가 쓰고, FDA 승인을 받은 인체동일형 호르몬의 현황을 나타낸 차트를 포함한 Lynn Pattimakiel and Holly Thacker, "Bioidentical Hormone Therapy: Clarifying the Misconceptions," in *Cleveland Clinic Journal of Medicine*, December 2011 pp. 829-836 참조. 약사들의 폐단은 저널리스트 사브리나 태버나이즈(Sabrina Tavernise)의 "First Arrest Made in 2012 Steroid Medication Deaths," *New York Times*, September 4, 2014에 서술되어 있다.

p. 70, "실제 투여량이 천차만별인 것으로": 예를 들어 N. A. Yannuzz et al., "Evaluation of compounded bevacizumab prepared for intravitreal injection," *JAMA Ophthalmology*. Published online September 18, 2014.

p. 72, "20억 달러 규모의 사업": David J. Handelsman, "Global trends in testosterone prescribing, 2000 – 2011: expanding the spectrum of prescription drug misuse." *Medical Journal of Australia* 2013; 199 (8): 548-551.

p. 72, "드러누우려는 성향이 줄어든다는 것": True story. Mathias Wibral et al., "Testosterone Administration Reduces Lying in Men." *PLoS One*. 2012; 7(10): e46774. Published online October 10, 2012. 1941년의 전립선암 건은 테스토스테론 사용의 강력한 지지자이자 *Testosterone For Life* (New York: McGraw-Hill, 2009) 등의 책의 저자인 에이브러햄 모건테일러(Abraham Morgenthaler) 박사에 의해 밝혀졌다. 중단되어야 했던 2010년의 연구는 S. Basaria et al., "Adverse Events Associated with Testosterone Administration," *New England Journal of Medicine* 2010; 363:109-122 July 8, 2010 (nejm.org에서 온라인으로 무료로 볼 수 있다). 이 문

제에 대한 훌륭한 개요로는 하버드 브리검 여성 병원의 연구자들이 작성한 리뷰를 참조하라. 이들은 "나이 때문에 테스토스테론 수치가 떨어진 모든 나이 든 남성에게 테스토스테론 대체 요법을 사용하는 일반 정책은 정당화되지 않는다"고 결론을 내린다: M. Spitzer et al., "Risks and Benefits of Testosterone Therapy in Older Men," *in Nature Reviews Endocrinology*, 2013 April 16. 미국국립보건원의 임상실험에 대한 정보는 trial.org.에서 찾을 수 있다.

p. 76, "난 섹스하는 걸 무지 좋아하거든요": Ned Zeman, "Hollywood's Vial Bodies," *Vanity Fair*, March 2012. 연합통신사의 조사에 대해서는 David B. Caruso and Jeff Donn, "Big Pharma Cashes In On HGH Abuse," Associated Press, December 21, 2012 참조. 또한 브라이언 알렉산더(Brian Alexander)가 "A Drug's Promise (Or Not) of Youth," *Los Angeles Times*, July 9, 2006에서 보여 주는 인간성장호르몬 문화에 대한 흥미로운 시각도 읽어볼 만하다.

p. 77, "로드리게스가 자주 찾았던": Tim Elfrink, "A Miami Clinic Supplies Drugs to Sports' Biggest Names," *Miami New Times*, January 31, 2013.

p. 80, "민츠는 언젠가 (무릎 부상 때문에)": Christopher McDougall, "What if Steroids Were Good For You?" *Best Life*, October 2006. 민츠가 세상을 떠나기 불과 몇 달 전에 발표된, 닥터 라이프와 민츠에 대한 뛰어난 소개 글이다.

p. 81, "단 한 편의 소규모 연구": Daniel Rudman et al., "Effects of Human Growth Hormone in Men over 60 Years Old," *New England Journal of Medicine*, 1990; 323:1-6 July 5, 1990. 13년 뒤, 이 잡지는 매리 리 밴스(Mary Lee Vance)의 사설 "Can Growth Hormone Prevent Aging?" *NEJM* 2003; 348:779-780에서 이 연구를 다시 언급한다. 이 사설은 다른 연구들을 통해 근력 트레이닝만 해도 러드먼이 HGH에서 발견했던 것과 똑같은 이득을 얻을 수 있음이 밝혀졌다고 지적한다: "체육관에 나가는 것이 성장 호르몬보다 더 이롭고 분명히 더 저렴하다."

p. 82, "많은 부작용을 갖고 있다": 예를 들어 Blackman et al., "Growth hormone and sex steroid administration in healthy aged women and men: a randomized controlled trial." *JAMA* 2002 Nov 13;288(18):2282-92 참조.

p. 84, "성장호르몬 '고갈' 생쥐들": The 성장 호르몬 수용체가 없는 동물들의 기묘한 장수는 안드레이 바트케가 에임스 왜소형이라 불리는 자연 돌연변이 생쥐들에게서 처음 관찰했다. 바트케와 다른 사람들은 그 뒤 유전적 조작을 통해 에임스 왜소형을 창조해 냈는데, 그것 자체로도 수많은 과학 문헌의 주제가 되었고, 다음 리뷰에서 깔끔히 정리되어 있다: Andrzej Bartke, "Growth Hormone and Aging: A Challenging Controversy," *Clinical Interventions in Aging*, Dove Press, 2008 December; 3(4): 659-665.

p. 84, "몸집이 큰 개들은 IGF-1을 더 많이": Nathan B. Sutter et al., "A Single IGF1 Allele Is a Major Determinant of Small Size in Dogs," *Science* 2007 April 6; 316(5821): 112–115.

p. 86, "정말 날아갈 것 같은 기분이에요": "Aging Baby Boomers turn to hormone; some doctors concerned about 'off-label' use of drug," by Sabin Russell, *San Francisco Chronicle*, November 17, 2003. 이 이야기가 나오고 3개월 뒤에 그녀는 사망했다: "Cancer took life of noted user of growth hormone," by Sabin Russell, *San Francisco Chronicle*, June 8, 2006.

p. 88, "700세까지도 살 수 있을 것": Alex Comfort, *The Biology of Senescence* 3rd ed. (New York: Elsevier, 1964), 1. 이 구절은 노화에 관한 것 중 내가 가장 좋아하는 말 가운데 하나이며, 그것이 담고 있는 의미는 아직 완전히 탐구되지 못했다. 다른 몇 명의 초창기 노인학자들은 병체결합 연구를 시도했는데, 그중에는 역시 칼로리 제한(일명 굶주림)의 수명 연장 효과를 발견했던 클라이브 맥케이가 포함되지만, 루트비히의 연구가 가장 대규모에 가장 체계적인 초창기 연구였다. Frederic Ludwig, "Mortality in Syngeneic Rat Parabionts of Different Age," *Transactions of the New York Academy of Sciences* 1972 Nov;34(7):582-7.

Chapter 4: 당신의 벗, 쇠락

p. 93, "노인학의 선구자 네이선 쇼크": BLSA의 배경에 대해서는, Nathan W. Shock et al., "Normal Human Aging: The Baltimore Longitudinal Study of Aging," U.S. Government Printing Office, 1984 참조. 이 기관은 가끔씩 보고서를 작성하기도 한다: Susan Levine, "A New Look at an Old Question: Baltimore research transforms fundamental understanding of aging," *Washington Post*, February 10, 1997; and Nancy Szokan, "Study on Aging Reaches Half-century Mark," *Washington Post*, December 9, 2008.

p. 95, "납세자의 돈으로 받을 수 있는 최상의, 가장 완벽한 의료 검사": 공식적으로, BLSA는 참가자가 자기 의사에게 정기 검진을 받는 것을 대체할 의도를 갖고 있지 않으며, 많은 검사들이 질적으로 '진단' 수준에 있다고 간주되지 않지만, 참가자들은 혈액과 소변 검사, 그리고 몇몇 다른 검사들의 기본적인 결과들을 통지받는다. 또한 연구자들이 암의 증거 같은 잠재적 문제를 발견하면, 참가자에게 그 사실을 알려준다.

p. 99, "걸음이 느려질수록": 노화에서 '보행 속도' 문제에 대해서는 수많은 연구가 이루어졌고, 많은 연구들이 걸음걸이 속도를 장애, 요양원 입원, 다른 나쁜 일들뿐 아니라 사망률과도 연관시킨다. 다음이 한 예다: S. Studenski et al., "Gait speed and survival in older adults," *JAMA*. 2011;305:50-58. 루이지 페루치, 엘리노어 사이먼식, 그리고 동료들은 Schrack et al., "The

Energetic Pathway to Mobility Loss: An Emerging New Framework for Longitudinal Studies on Aging," *in Journal of the American Geriatric Society*. 2010 October; 58(Suppl 2): S329–S336에서 증거들을 한데 정리했다.

p. 101, "중년 시기의 단순한 악력조차도": Taina Rantanen, Jack Guralnick, et al., "Midlife Hand Grip Strength as a Predictor of Old Age Disability." *JAMA*. 1999;281(6):558-560.

p. 106, "U자형 곡선": 「이코노미스트」지가 이 연구를 2010년에 커버스토리로 멋지게 요약했다. "The U-end of Life: Why, beyond middle age, people get happier as they get older." December 16, 2010. 표지에는 "인생은 46세부터"라고 큼지막하게 적혀 있었다.

p. 109, "하와이에 거주하는 수천 명의 일본계 미국인 남성들": Bradley J. Willcox et al., "Midlife Risk Factors and Healthy Survival in Men." *JAMA* 2006;296:2343-2350.

Chapter 5: 노력 없이도 108세까지 사는 법

p. 114, "얼마 전에는 커큐민이": 커큐민에 대한 연구는 점점 더 늘어나고 있지만, 대부분이 시험관에서 (즉 배양접시에서) 또는 생쥐와 쥐를 대상으로 이루어지고 있다. 이 연구 결과가 인간을 대상으로 한 결과와 반드시 일치하는 것은 아니다. 인간을 대상으로 한 연구는 20명 남짓의 실험 대상자를 상대로 하는 소규모의 것일 경우가 많다. 인간 임상실험에 대한 훌륭한 개요로는 Gupta et al., "Therapeutic roles of curcumin: lessons learned from clinical trials." *AAPS J*. 2013 Jan;15(1):195-218이 있다.

p. 115, "매일 커큐민을 8그램씩": 커큐민과 관련된 주요한 논란거리 중 하나는 '생물학적 이용 가능성'과 관련된 것이다. 즉 얼마나 많은 양이 실제로 혈류 속으로 들어가는가 하는 것이다. 연구를 통해 커큐민은 대부분이 간에서 소멸된다는 것이 밝혀졌는데, 우리 아버지가 그렇게 많은 양을 섭취하시는 데는 그런 이유도 있다. 혈액과 조직에 이 물질이 나타나려면 5그램은 섭취해야 한다는 것이 연구를 통해 밝혀져 있다. Hani et al., "Solubility Enhancement and Delivery Systems of Curcumin an Herbal Medicine: A Review." *Current Drug Delivery*, August 25, 2014. 커큐민의 작용 메커니즘과 인간에게 미치는 효과에 대한 더 많은 연구가 시급하다.

p. 117, "크니쉬를 찾았다": Rajpathak et al., "Lifestyle Factors of People With Exceptional Longevity," *Journal of the American Geriatrics Society* 59:8;1509-12, published online August 2011.

p. 120, "그래도 남성들은 더 일찍 사망했다": J. Collerton et al. (2009). "Health and disease in 85 year olds: baseline findings from the Newcastle 85+ cohort study." *British Medical Journal* 339: b4904.

p. 124, "덴마크 쌍둥이에 대한 연구": A. M. Herskind et al., "The heritability of human longevity: a population-based study of 2872 Danish twin pairs born 1870 – 1900," *Human Genetics* 97(3): 319-323(1996).

p. 125, "44명의 100세인들": Barzilai et al., unpublished; personal communication.

p. 126, "CETP가 적으면 적을수록 좋다": A. E. Sanders, C. Wang, M. Katz, et al., "Association of a Functional Polymorphism in the Cholesteryl Ester Transfer Protein (CETP) Gene With Memory Decline and Incidence of Dementia."JAMA 2010;303(2):150-158.

p. 127, "그런 약품은 아직 출시되지 않았고": 약품 블로거이자 화학자인 데릭 로(Derek Lowe)는 CETP 억제제는 투자 가치가 없다고 생각한다: http://pipeline.corante.com/archives/2013/01/25/cetp_alzheimers_monty_hall_and_roulette_and_goats.php.

p. 127, "장수 유전자일 가능성이 있는 또 다른 유전자는 성장인자인 IGF-1과 연관이 있는데": S. Milman et al. (2014). "Low insulin-like growth factor-1 level predicts survival in humans with exceptional longevity." *Aging Cell* 13(4): 769-771.

Chapter 6: 문제의 핵심

p. 136, "60만 명의 미국인": 질병통제예방센터에 따르면, 2011년 59만 6,577명이 심장 질환으로 사망했고 암으로 사망한 사람은 57만 6,691명이다. 일부 전문가들은 암 발생률이 높아지는 것은 사람들이 심장 질환을 이겨 내고 더 오래 살기 때문이라고 믿는다. http://www.cdc.gov/nchs/fastats/leading-causes-f-eath.htm.

p. 136, "심각한 관상동맥 경화": W. F. Enos et al. (1953). "Coronary disease among United States soldiers killed in action in Korea; preliminary report." JAMA 152(12): 1090-1093.

p. 137, "단 하나의 주요한 위험 요소": D. M. Lloyd- Jones et al. (2006). "Prediction of lifetime risk for cardiovascular disease by risk factor burden at 50 years of age," *Circulation* 113(6): 791-798.

p. 138, "13만 6천 명을 대상으로 진행된 어느 중요 연구는": A. Sachdeva, C. Cannon et al. "Lipid levels in patients hospitalized with coronary artery disease: An analysis of 136,905 hospitalizations," in "Get With The Guidelines," American Heart Journal, January 2009 111-117. 러서트의 질환은 "From a Prominent Death, Some Painful Truths," by Denise Grady, *New York Times*, June 24, 2008에 기술되어 있다.

p. 139, "특정한 노화의 징후": M. Christoffersen et al. (2014). "Visible age-related signs and risk of ischemic heart disease in the general population: a prospective cohort study." *Circulation* 129(9): 990-998. 반응 시간에 대해서는 G. Hagger-Johnson et al. (2014). "Reaction time and mortality from the major causes of death: the NHANES-III study." *PLoS One* 9(1): e82959 참조; 또한 E. Banks et al. (2013). "Erectile dysfunction severity as a risk marker for cardiovascular disease hospitalisation and all-cause mortality: a prospective cohort study." *PLoS Medicine* 10(1): e1001372도 물론 빠뜨릴 수 없다.

p. 141, "아포B가 …… 훨씬 더 뛰어난 위험성 예측변수라는 것": G. Walldius et al. (2001). "High apolipoprotein B, low apolipoprotein A-1, and improvement in the prediction of fatal myocardial infarction (AMORIS study): a prospective study." *Lancet* 358(9298): 2026-2033; 또한 McQueen, M. J., et al. (2008). "Lipids, lipoproteins, and apolipoproteins as risk markers of myocardial infarction in 52 countries (the INTERHEART study): a case-control study." *Lancet* 372(9634):224-233 참조. 두 연구 모두 아포B가 HDL-LDL 콜레스테롤 수치보다 훨씬 더 좋은 예측인자라는 것을 설득력 있게 보여 주는 대규모 연구다.

p. 144, "붉은 고기는 오래전부터": 약간 모순적이기는 하지만, 주요 연구들은 붉은 고기 섭취를 심장 질환뿐 아니라 당뇨병과 암과도 연결시킨다. 가장 주목할 만한 연구는 Colin Campbell's *The China Study* (Dallas: BenBella Books, 2005)이다. TMAO 연구는 얼마 안 되지만 무척 흥미로우며, 고기와 미생물 군집 연구로 이어진다. R. A. Koeth et al. (2013). "Intestinal microbiota metabolism of L-arnitine, a nutrient in red meat, promotes atherosclerosis." *Nature Medicine* 19(5): 576-585. 가공육 대 비가공육 문제는 J. Kaluza et al. (2014). "Processed and unprocessed red meat consumption and risk of heart failure: prospective study of men." *Circulation Heart Failure* 7(4): 552-557에서 상당히 명확한 해답을 내리는데, 가공되지 않은 붉은 고기는 심장마비와 관련이 없고 가공된 붉은 고기만 그렇다고 한다. (휴!)

p. 145, "가장 현대적인 질병": See R. C. Thompson et al. (2013). "Atherosclerosis across 4000 years of human history: the Horus study of four ancient populations." *Lancet* 381(9873): 1211-1222. 러퍼의 작업에 대한 부분은 A. T. Sandison, "Sir Marc Armand Ruffer (1859-1917), Pioneer of Paleopathology," *Medical History*, April 1967; 11(2): 150-156을 참조했다.

p. 148, "내재적인 노화에 피해를 입을 수밖에 없기 때문": 동맥 노화라는 주제는 E. G. Lakatta and D. Levy (2003). "Arterial and cardiac aging: major shareholders in cardiovascular disease enterprises: Part I: aging arteries: a 'set up' for vascular disease." *Circulation* 107(1): 139-146을 시작으로 하는, 국립노화연구소의 에드 래커타(Ed Lakatta)와 동료들의 3편의 연재 논문을 통해 철저하고 완벽하게 논의되었다.

Chapter 7: 대머리와 백발

p. 155, "머리카락이 없어지는 것 …… 여성에게도 일어난다": Desmond C. Gan and Rodney D. Sinclair, "Prevalence of Male and Female Pattern Hair Loss in Maryborough," *Journal of Investigative Dermatology Symposium Proceedings* (2005) 10, 184-189. 또한 M. P. Birch et al., "Hair density, hair diameter, and the prevalence of female pattern hair loss," *British Journal of Dermatology*, 2001 Feb;144(2): 297-304 참조. 이 글은 내가 읽었으므로 독자 여러분은 읽을 필요가 없다.

p. 156: "탈모의 주범": L. A. Garza et al. (2012). "Prostaglandin D2 inhibits hair growth and is elevated in bald scalp of men with androgenetic alopecia." *Science Translational Medicine* 4(126): 126-134.

p. 157, "작은 주사바늘로 무수히 찌른 뒤": M. Ito et al. (2007). "Wnt-dependent de novo hair follicle regeneration in adult mouse skin after wounding." *Nature* 447(7142): 316-320.

p. 158, "다음 세대를 위한 자리를 만들어 주기 위해서": 노화의 진화는 몇몇 글과 책들에서 논의가 되지만, (특히 와이즈만의 이론에 대한) 더 훌륭하게 요약한 것 중 하나가 Michael R. Rose et al. (2008), "Evolution of Ageing since Darwin," Journal of Genetics, 87, 363-371이다. 같은 주제가 D. Fabian and T. Flatt (2011) "The Evolution of Aging," in *Nature Education Knowledge* 3(10):9에서 다루어진다.

p. 159, "집단을 대상으로 한 선택이라는 생각": 일부 이론가들은 우리의 노화가 모종의 진화적 목표 — 특히 인구 조절 — 에 기여하는지도 모른다는 생각을 되살려 냈다. 널리 관찰된 사실 중 하나가 바로 식량이 풍부하면 대부분의 동물들은 실제로 일찍 죽을 가능성이 더 커진다는 것이다. 이것은 생명의 나무의 있부이 하부 무두에, 즉 단세포 생물에서 월마트에서 볼 수 있는 인간들에 이르기까지 공통적으로 적용된다. 혹시 그것은 우리나 메뚜기 같은 것들이 기구를 가득 채워 눈에 보이는 모든 것을 먹어 치우는 것을 막기 위한 메커니즘의 일종일까? 어쩌면 그럴지

도 모른다. 비록 인류 역사의 99퍼센트에서는 이것이 문제조차 되지 않았지만 말이다.

p. 160, "홀데인이 이상하게 여긴 것은": J. B. S. Haldane, "The Relative Importance of Principal and Modifying Genes in Determining Some Human Diseases," in *New Paths in Genetics*. London, G. Allen & Unwin Ltd. 1941.

p. 162, "백인들이 선탠을 하는 것": Zeron-Medina et al. "A Polymorphic p53 Response Element in KIT Ligand Influences Cancer Risk and Has Undergone Natural Selection." *Cell* 155(2): 410-422.

p. 162, "daf-2라는 유전자": C. Kenyon, J. Chang, E. Gensch, A. Rudner, R. Tabtiang (1993). "A C. elegans mutant that lives twice as long as wild type," *Nature* 366 (6454): 461-464. 케년은 훗날 이 과정을 C. Kenyon, (2011). "The first long-lived mutants: discovery of the insulin/IGF-1 pathway for ageing." *Philosophical Transactions of the Royal Society B: Biological Sciences* 366(1561): 9-16에서 서술했다.

p. 164, "오래 사는 벌레들이 거의 전멸하다시피 했던 것": Nicole L. Jenkins et al., "Fitness cost of increased lifespan in C. elegans," *Proceedings of the Royal Society London B* (2004) 271, 2523-2526.

p. 164, "산아 제한이 이루어지기 전": V. Tabatabaie et al. (2011). "Exceptional longevity is associated with decreased reproduction." *Aging* (Albany NY) 3(12):1202-1205.

p. 169, "다른 종류의 일을 찾아야 할 때": 오스태드는 오빌을(또한 주머니쥐들을) 어떻게 다루었는지를 "Taming Lions, Unleashing a Career," *Science Aging Knowledge Environment*, 27 March 2002, Issue 12, p. vp3에서 이야기한다.

p. 169, "일회용 몸 이론": 커크우드는 자신의 명저 *Time of Our Lives: The Science of Human Aging* (New York: Oxford University Press, 1999)에서 자신의 이론과 노화에 관한 다른 많은 것에 대해 설명한다. '일회용 몸'에 대한 원래의 논문은 T. B. Kirkwood, *Evolution of ageing*. 1977. *Nature* 170(5635) 201-4에 실려 있다. 최근에 이 이론은 다양한 약점들로 인해 비판받고 있지만, 수명과 번식이 미묘한 균형을 이루며 존재한다는 전체적인 결론에 대해 이의를 제기하는 과학자는 거의 없다.

p. 171, "밍이라는 별명이 붙은 이 조개": 밍의 발견은 딱딱하기 짝이 없는 다음 해양학 논문에서 보고되고 있다. Paul Butler et al., "Variability of marine climate on the North Icelandic Shelf in a 1357-year proxy archive based on growth increments in the bivalve *Arctica islandica*."

Palaeogeography, Palaeoclimatology, Palaeoecology Volume 373, 1 March 2013, pages 141–151; 밍의 죽음은 예컨대 "New Record: World's Oldest Animal was 507 Years Old," by Lise Brix, ScienceNordic.com, November 6, 2013 같은 여러 기사를 통해 알려졌다.

p. 172, "'므두셀라의 동물원'이라고 불렀다": S. N. Austad, "Methuselah's Zoo: How Nature provides us with clues for extending human healthspan," in *Journal of Comparative Pathology*, 2010 January; 142(Suppl 1): S10–S21.

p. 173, "박쥐의 세포는 …… 스트레스를 훨씬 잘 견뎌 냈다": A. B. Salmon et al. (2009). "The long lifespan of two bat species is correlated with resistance to protein oxidation and enhanced protein homeostasis." *Journal of the Federation of American Societies of Experimental Biology* 23(7): 2317-2326.

Chapter 8: **세포의 일생**

p. 177, "아무도 감히 그의 작업에 의문을 제기하지 못했다": J. A. Witkowski, "Alexis Carrel and the Mysticism of Tissue Culture," *Medical History*, 1979, 23: 279-296. 최근의 역사가들은 카렐에 대해 약간 덜 날을 세운다. 나쁜 생각도 있었지만 나름대로 좋은 아이디어도 더러 있었다는 것이다.

p. 179, "불멸은커녕": L. Hayflick, "The Limited in vitro Lifetime of Human Diploid Cell Strains," *Experimental Cell Research* 67: 614-36 (1965).

p. 180, "WI-38은 …… 가장 지속력이 강하고 유용했다": 헤이플릭과 WI-38, 그리고 조직배양 과학에서 그의 역할에 대한 이야기는 저널리스트 메러디스 와드먼(Meredith Wadman)의 "Medical Research: Cell Division," *Nature* 498, 422–426 (27 June 2013)에 잘 나와 있다. 헤이플릭이 정부와 화해한 것은 Philip Boffey, "The Fall and Rise of Leonard Hayflick, Biologist whose Fight With U.S. Seems Over," *New York Times*, January 19, 1982에서 기술되고 있다.

p. 181, "낙태 논쟁의 중심에": 바티칸의 반대 논리는 다음 사이트에 요약되어 있다: http://www.immunize.org/concerns/vaticandocument.htm. 많은 근본주의 기독교인들은 이런 근거에서 특정한 백신들을 거부한다.

p. 182, "카렐의 조수들이 …… 닭 세포를 새 것으로 보충했던 것: L. Hayflick, interview, March 1, 2013; 노화 연구에 카렐이 미친 영향을 더 심도 있게 다룬 것으로는 H. W. Park,

(2011), " 'Senility and death of tissues are not a necessary phenomenon': Alexis Carrel and the origins of gerontology." *Uisahak* 20(1): 181-208 참조.

p. 185, "이런 말단소체는 이름 그대로": 말단소체-텔로머라아제 이야기는 Carol Greider, "Telomeres and senescence: The history, the experiment, the future," *Current Biology* Vol 8, Issue 5, 26 February 1998, pages R178–R181에 잘 서술되어 있다.

p. 185, "말단소체의 길이와 전반적인 사망 가능성": "A. L. Fitzpatrick, R. A. Kronmal, M. Kimura, J. P. Gardner, B. M. Psaty et al. (2011)Leukocyte telomere length and mortality in the Cardiovascular Health Study." *Journals of Gerontology A: Biological Sciences/Medical Science* 66: 421–429; Also E. S. Epel et al. (2004). "Accelerated telomere shortening in response to life stress." *Proceedings of the National Academy of Sciences* 101(49): 17312-17315.

p. 186, "건강에 좋지 않은 행동들을 자제하면": M. Weischer et al. (2014). "Telomere shortening unrelated to smoking, body weight, physical activity, and alcohol intake: 4,576 general population individuals with repeat measurements 10 years apart." *PLoS Genetics* 10(3): e1004191.

p. 187, "널리 알려진 한 연구에서": Mariela Jaskelioff et al., "Telomerase reactivation reverses tissue degeneration in aged telomerase deficient mice," *Nature* 2011 January 6; 469(7328): 102–106.

p. 188, "대조군 생쥐들보다 간 종양이 약간 더 많이 발생하는 것": Bruno Bernardes de Jesus et al., "The telomerase activator TA-5 elongates short telomeres and increases health span of adult old mice without increasing cancer incidence," *Aging Cell* (2011) 10, 604–621. 제목과는 달리, TA-5를 투여한 생쥐들은 간에 림프종과 암이 생길 확률이 30퍼센트 더 높았지만(p. 615), 이 연구에 동원한 개체 수가 36마리밖에 되지 않았기 때문에 저자들은 이 결과가 통계적으로 의미가 없는 것으로 간주했다.

p. 190, "25년 동안 진행한 란초 베르나르도의 연구": J. K. Lee et al. (2012). "Association between Serum Interleukin- Concentrations and Mortality in Older Adults: The Rancho Bernardo Study." *PLoS One* 7(4): e34218.

p. 192, "마린 카운티 언덕 옆에 자리 잡은": 샌프란시스코에서 101번 국도를 타고 북쪽으로 올라가다가 노바토 행 게이트를 지나자마자 왼쪽을 바라보면, 언덕에 자리하고 있는 버크 연구소가 눈에 들어온다. 내가 본 것 중 가장 장려한 연구 기관임에 틀림없지만, 지금은 없어진 리먼 브러더스 투자사의 채권자들이 건 소송 때문에 2013년에 거의 파산 직전까지 갔다. (상세한 이

야기: "Lehman Reaches from beyond Grave Seeking Millions from Nonprofits," by Martin Z. Braun, Bloomberg.com, May 24, 2013.)

p. 192, "노쇠연관성 분비 표현형": 이것은 세포 노화에서 가장 중요한 개념 중 하나이며, 생리학과 건강 부문에서 광범한 함의를 갖고 있는 것이 밝혀졌다. SASP에 대한 캄피시의 원래 논문은 다음에서 찾을 수 있다: J. P. Coppe et al. (2008). "Senescence-associated secretory phenotypes reveal cell-nonautonomous functions of oncogenic RAS and the p53 tumor suppressor." *PLoS Biology* 6(12): 2853-2868. 조금 덜 골치 아픈 글을 원하면 J. Campisi et al. (2011), "Cellular senescence: a link between cancer and age-related degenerative disease?" *Seminars in Cancer Biology* 21(6): 354-359을 한번 읽어 보시라. 아니면 그보다는 유튜브에서 "노쇠 세포 캄피시"로 검색을 하는 것이 더 나을 것이다. 그녀는 무척 훌륭한 연사다.

p. 193, "치료를 받은 에이즈 환자들": 약물 치료를 받은 에이즈 환자들이 빠른 노화의 양상을 보이는 것은 그 자체로 문제가 되지만, 노화 과정 자체, 특히 면역 체계와 전반적인 노화 같의 관계를 이해하는 데 큰 도움을 주기도 한다. J. B. Kirk and M. B. Goetz (2009), "Human immunodeficiency virus in an aging population, a complication of success," *Journal of the American Geriatrics Society* 57(11): 2129-2138.

p. 194, "노쇠 세포 제거 약품": 원 논문은 Nature website: D. J. Baker et al. (2011), "Clearance of p16Ink4a-positive senescent cells delays ageing-associated disorders," *Nature* 479(7372): 232-236에서 무료로 볼 수 있다. 좀 더 간단한 설명을 원하면 "Cell-Aging Hack Opens Longevity Research Frontier," by Brandon Keim, Wired.com, November 2, 2011을 읽어 보라.

Chapter 9: **필과 지방의 대결**

p. 199, "허리둘레도 끊임없이 늘어나서": 허리 사이즈라고도 부르는 허리둘레는 가장 중요한 '생물지표' 가운데 하나로, 체질량 지수보다도 훨씬 더 중요하다. 수많은 연구들이 (남성의 경우) 1미터가 넘는 허리둘레를 온갖 종류의 건강 악화와 연관시킨다(여성의 경우에는 36인치가 경계가 된다). 결국, 허리는 키의 절반 이하가 되어야 한다: M. Ashwell et al. (2014), "Waist-o-eight ratio is more predictive of years of life lost than body mass index," *PLoS One* 9(9): e103483.

p. 199, "'정상치'를 간신히 턱걸이했지만 ": 체지방 비율 범위는 미국운동위원회(American Council on Exercise)를 참조했다: http://www.acefitness.org/acefit/healthy-living-article/60/112/what-are-the-guidelines-for-percentage-f/. 모든 수치가 평균값일 뿐이라는 점

을 명심해야 한다. 일부 스포츠 과학자들은 어떤 스포츠를 하는가에 따라 남성과 여성 모두 훨씬 낮은 수치를 보여야 한다고 주장한다. http://www.humankinetics.com/excerpts/excerpts/normal-ranges-f-ody-weight-and-body-fat.

p. 203, "남성의 경우 암으로 인한 사망의 14퍼센트": E. E. Calle, C. Rodriguez, K. Walker-Thurmond, M. J. Thun. "Overweight, obesity, and mortality from cancer in a prospectively studied cohort of U.S. adults." *New England Journal of Medicine* 2003 Apr 24;348(17):1625-38. 이어진 연구들은 이 문제를 약간 혼란스럽게 만들어서, 일부 연구들은 사망률을 낮출 수 있는 이상적인 체중은 과체중에 약간 못 미치는 체질량 지수 25 언저리라고 결론을 내리기도 했다. 하지만 저체중보다는 과체중이 나을 수 있다 해도, 완전한 비만은 언제나 질병과 죽음을 초래할 위험이 높다는 것이 더 많은 연구를 통해 밝혀져 있다.

p. 204, "10칼로리씩만 더 섭취해도": 「랜싯」 보고서는 살을 빼는 것이 왜 그렇게 힘든지 설명하는데, 그것은 다이어트가 성공하려면 하루에 250칼로리나 그 이상을 줄여야 하기 때문이다. (오후의 허쉬 바 초콜릿이여, 안녕.) Kevin D. Hall et al., "Quantification of the effect of energy imbalance on bodyweight," *Lancet*, Volume 378, Issue 9793, pp. 826–37, 27 August 2011.

p. 205, "문제는 바로 지방이다": 어느 대규모 연구는 정상 체중인 사람들의 경우조차 지나친 내장 지방은 사망 위험성을 높인다는 것을 발견했다. 여러분이 좀 더 신 나게 읽을 수 있는 글: T. Pischon et al. (2008), "General and Abdominal Adiposity and Risk of Death in Europe," *New England Journal of Medicine* 359(20): 2105-2120.

p. 207, "모든 지방이 단순히 지방인 것은 아닙니다": 내가 가장 좋아하는 연구 중 하나다: 연구자들이 동물들의 내장 지방을 절개해 떼어 내자, 동물들은 무척 오래 살았다. R. Muzumdar et al. (2008), "Visceral adipose tissue modulates mammalian longevity," *Aging Cell* 7(3): 438-440.

p. 208, "당뇨병 환자의 절반만이": 공정하게 말하자면, 의사한테서 운동하라는 소리를 듣는 환자들이 더 많다. 2000년에서 2010년 사이에 모든 범주와 모든 연령 집단에서 이 비율이 증가했다. 하지만 절반은 여전히 모두는 아니며, 운동은 당뇨에 효과를 발휘하는 가장 강력한 치료제라는 것이 밝혀져 있다. Patricia Barnes, National Center for Health Statistics Data Brief no. 86, February 2012. http://www.cdc.gov/nchs/data/databriefs/db86.pdf.

p. 212, "A. B.는 …… 스코틀랜드 남성이다": W. K. Stewart and Laura W. Fleming, "Features of a Successful Therapeutic Fast of 382 Days' Duration," *Postgraduate Medical Journal*, March 1973; 49(569): 203–209. 아마 내가 두 번째로 좋아하는 연구일 것 같다. 최근에 진화생물학자 존 스피크먼(John Speakman)이 전면적 단식 모델을 이용해 '절약유전자 가설'에 의문을 제기했다. 이 가설은 모든 인간은 비만이 될 성향이 있다고 말하는데, 그렇다면 왜 우리 모두가 뚱뚱하

지는 않은 것인지 그는 묻는다. J. R. Speakman and K. R. Westerterp (2013), "A mathematical model of weight loss under total starvation: evidence against the thrifty-gene hypothesis," *Disease Models & Mechanisms* 6(1): 236-251.

Chapter 10: 영원을 향한 장대높이뛰기

p. 224, "그것이 무엇인지 알아내는 것": John Jerome, *Staying With It* (New York: Viking, 1984), 219. 제롬은 2002년 70세를 일기로 폐암으로 사망했다.

p. 226, "이들의 회춘은 기적에 가까웠다": 랭거의 실험은 그리 잘 알려지지 않은 책의 한 장에 실린 것을 제외하고는 발표된 적이 없다. 이 연구의 결과는 1981년 당시의 주류와는 너무 거리가 멀었다. 2010년에 BBC 방송국에서 이 연구에 근거해 나이 많은 유명인들을 등장시킨 스페셜 프로그램을 제작했다. 랭거는 최근 *New York Times Magazine*, "The Thought That Counts," by Bruce Grierson, October 26, 2014에 소개되기도 했다.

p. 226, "걷는 정도의 격하지 않은 운동": S. C. Moore et al. (2012). "Leisure time physical activity of moderate to vigorous intensity and mortality: a large pooled cohort analysis." *PLoS Medicine* 9(11): e1001335. 어느 정도의 운동이 '지나친' 운동인지를 둘러싸고 치열한 논쟁이 벌어졌다. 이 논쟁에 캔자스시티의 심장 전문의 제임스 오키프(James O'Keefe)가 기름을 끼얹었는데, 그는 장기적인 지구력 운동은 상대적으로 이득이 더 적으며, 게다가 심장에 해로운 변화가 생길 수도 있다고 주장한다. 예를 들어, J. H. O'Keefe et al. (2012). "Potential adverse cardiovascular effects from excessive endurance exercise." *Mayo Clinic Proceedings* 87(6): 587-595. 하지만 대부분의 미국인에게는 운동을 너무 많이 하는 것이 아니라 운동을 너무 적게 하는 것이 문제다.

p. 227, "약품만큼이나 효율적이고": Huseyin Naci and John Ioannidis, "Comparative effectiveness of exercise and drug interventions on mortality outcomes: metaepidemiological study." *BMJ* 2013;347:f5577 (published 1 October 2013).

p. 229, "전국 기록을 살펴보아도 이런 사실이 드러난다": www.mastersrankings.com. 참조.

p. 230, "정년이 되어 은퇴하는 것조차": Dhaval Dave, Inas Rashad, and Jasmina Spasojevic, "The Effects of Retirement on Physical and Mental Health Outcomes," NBER Working Paper No. 12123. March 2006, January 2008. JEL No. I1 J0. http://www.nber.org/papers/w12123.

p. 232, "오래된 혈액 속을 순환하는 어떤 물질 때문에": Irina M. Conboy et al., "Rejuvenation of aged progenitor cells by exposure to a young systemic environment." *Nature* 433, 760-764 (17 February 2005). 책 후반부에 병체결합이라는 멋진 과학에 대해 훨씬 더 많은 이야기가 소개된다.

p. 236, "찰리라는 이름의 수컷": 찰리는 생쥐의 수명을 가장 많이 연장시킨 공로로 므두셀라 재단에서 수여하는 '되돌림 상'이라는 상을 수상했다. 찰리의 사육자인 샌디 키스는 2004년에 이 상을 받았다. 국립노화연구소의 과학자인 마크 맷슨은 먹이는 무제한적으로 얻을 수 있지만 운동을 하거나 사회적 관계를 맺을 기회는 없는 표준적인 감금 환경이 생쥐들의 건강을 해침으로써 연구 결과를 왜곡하는 것은 아닌지 문제를 제기했다: B. Martin, S. Ji, S. Maudsley, and M. P. Mattson, " 'Control' Laboratory Rodents Are Metabolically Morbid: Why It Matters," *Proceedings of the National Academy of Sciences USA* 107, no. 14 (April 6 2010): 6127-33.

p. 237, "때 이른 죽음 가운데 전 세계적으로 매년 530만 건 이상이": I. M. Lee et al. (2012), "Effect of physical inactivity on major non-communicable diseases worldwide: an analysis of burden of disease and life expectancy," *Lancet* 380(9838): 219-229. 다른 과학자들은 비활동 자체를 질병이나, 질병까지는 아니더라도 흡연과 맞먹는 위험한 행동으로 기술한다. B. K. Pedersen (2009). "The diseasome of physical inactivity—and the role of myokines in muscle-fat cross talk," *The Journal of Physiology* 587(23): 5559-5568.

p. 239, "그들이 알아낸 주된 신호 인자": B. K. Pedersen and M. A. Febbraio, "Muscles, exercise and obesity: skeletal muscle as a secretory organ," *Nature Reviews Endocrinology*, advance online publication April 3, 2012.

p. 241-242, "'유전자 표현형'의 패턴을 ……분석하는데": Simon Melov, et al., "Resistance Exercise Reverses Aging in Human Skeletal Muscle," *PLoS ONE* 2(5): e465. 타노폴스키의 후속 논문은 생쥐의 미토콘드리아 DNA 돌연변이가 운동을 통해 회복되는 것을 관찰한 것으로, A. Safdar et al. (2011), "Endurance exercise rescues progeroid aging and induces systemic mitochondrial rejuvenation in mtDNA mutator mice," *Proceedings of the National Academy of Sciences* 108(10): 4135-4140에 수록되어 있다.

p. 248, "8세대 만에 …… 뚜렷한 차이가 생긴 것을 발견했다": M. D. Roberts et al. (2014), "Nucleus accumbens neuronal maturation differences in young rats bred for low versus high voluntary running behaviour," *Journal of Physiology* 592(Pt 10): 2119-2135.

p. 249, "약간 걷는 운동을 한 것만으로 …… 요양원 신세를 면할 수 있다": M. Pahor, J. M. Guralnik, W. T. Ambrosius et al., "Effect of Structured Physical Activity on Prevention of Major Mobility Disability in Older Adults: The LIFE Study Randomized Clinical Trial," *JAMA*. 2014;311(23):2387-2396.

Chapter 11: 영생을 위한 절식

p. 254, "그는 논문 제목을 『절제하는 삶에 대한 논설』이라고 짓고": 온라인으로 구입한 내 책 판본의 제목은 『장수하는 법(*How to Live Long*)』 (New York: Health Culture, 1916)이다.

p. 256, "맥케이의 결과 보고서": C. M. McCay, and Mary Crowell, (1935), "The effect of retarded growth upon the length of life span and upon the ultimate body size," *Nutrition* 5(3): 155-171. 고전이다.

p. 257, "쥐들에게 줄 음식을 위한 맥케이 자신의 특별 조리법": 클라이브 맥케이의 흥미진진한 삶에 대해 더 자세히 알고 싶으면 그의 부인 자넷의 자서전, *Clive McCay, Nutrition Pioneer: Biographical Memoirs by His Wife* (Charlotte Harbor, FL: Tabby House, 1994)를 참조할 것. 또한 역사학자 박형욱의 박사학위 논문(2010), "Longevity, aging, and caloric restriction: Clive Maine McCay and the construction of a multidisciplinary research program." *Historical Studies in the Natural Sciences* 40(1): 79-124도 많은 도움이 된다.

p. 258, "이 세상의 온갖 일들을 이루어 낼 수 있을 거라고": 월포드에 대한 롤런드의 다큐멘터리 Signposts of Dr. Roy Walford 트레일러를 www.youtube.com/watch?v=K-zhyTlODc에서 볼 수 있다.

p. 259, "칼로리 제한이 실제로 좀 더 근본적인 수준에서 노화 과정 자체를 늦추는 것은 아닐까": 이들의 중요한 논문이 R. Weindruch, and R. L. Walford (1982), "Dietary restriction in mice beginning at 1 year of age: effect on life-span and spontaneous cancer incidence," *Science* 215(4538): 1415-1418이다. 이들은 나중에 칼로리 제한에 대한 책 한 권을 냈는데, 아마 별로 읽고 싶은 생각이 안 들 것이다.

p. 261, "아직도 그는 그런 일은 '통계적으로 불가능한 것이 아닌가' ": 월포드의 친한 친구 칼렙 핀치가 전기적 회고록 "Dining With Roy," *Experimental Gerontology* 39 (2004) 893-894을 썼는데, 이 책에서 소개한 내용 중 일부는 이 글을 참조한 것이다. 그 밖의 다른 내용들은 핀치와 릭 웨인드러크 두 사람이 친절하게도 내게 들려준 이야기를 참고했다.

p. 261, "괴짜 석유재벌 상속자인 에드 베이스의 자금 지원을 받은": 바이오스피어 2에 대

한 훌륭한 회고적 기사로 Tiffany O'Callaghan, "Biosphere 2: Saving the world within a world," *New Scientist*, July 31, 2103이 있다.

p. 263, "메뉴 중에서 가장 맛있는 품목인 바나나": 바이오스피어 내부 생활의 자세한 사항에 대해서는 많은 부분 Jane Poynter, *The Human Experiment: Two Years and Twenty Minutes Inside Biosphere 2* (New York: Basic Books, 2009)를 참조했다.

p. 263, "그가 지금까지 본 것 중 가장 건강한 상태의 혈액": R. L. Walford et al. (1992) "The calorically restricted low-fat nutrient-dense diet in Biosphere 2 significantly lowers blood glucose, total leukocyte count, cholesterol, and blood pressure in humans," *Proceedings of the National Academy of Sciences* 89(23): 11533-11537. 바이오스피어는 죄수들을 대상으로 (강제로) 칼로리 제한을 실시하자는 전 국립노화연구소 소장의 제안을 실행에 옮긴 것에 가장 근접한 사례이다.

p. 265, "월포드는 심각한 우울증에 빠져": 최소한 월포드는 겪어야 했던 바이오스피어의 섬뜩한 여파는 그의 몇몇 동료들이 쓴 한 논문에서 다소 임상적으로 언급되고 있다: B. K. Lassinger, C. Kwak, R. L. Walford, and J. Jankovic (2004), "Atypical parkinsonism and motor neuron syndrome in a Biosphere 2 participant: A possible complication of chronic hypoxia and carbon monoxide toxicity?" *Movement Disorders*, 19: 465-469.

p. 265, "칼로리 제한의 이점에 대해 입에 침이 마르도록 떠들어 댔다": 당사자는 그다지 상태가 좋아 보이지 않았다: www.youtube.com/watch?v=9jvqNG1g62Y.

p. 268, "시르투인이라고 명명된 이 유전자들은": 시르투인 발견 이야기는 과렌테 자신이 *Ageless Quest: One Scientist's Search for Genes That Prolong Youth*. (Cold Spring Harbor, NY: Cold Spring Harbor Laboratory Press, 2003)에서 훌륭하게 서술하고 있다.

p. 268, "더 건강하고, 더 재빠르고, 겉모습도 훨씬 더 보기 좋았다": J. A. Baur et al. (2006), "Resveratrol improves health and survival of mice on a high-calorie diet," *Nature* 444(7117): 337-342. 이 연구는 「타임스」 표지의 헤드라인을 장식했다: "Yes, Red Wine Holds Answer. Check Dosage," by Nicholas Wade, November 2, 2006.

p. 269, "적포도주를 마시는 사람들": 적포도주에 대한 문헌들은 매력적이고 영감에 넘칠 정도이다. 유럽의 대규모 연구 여러 편이 적포도주를 마시는 것의 어마어마한 이점을 밝혀냈다. 그것도 미국의 의사들이 권장하듯 하루 한두 잔이 아니라, 하루 세 잔 이상씩 마실 것을 권하면서 말이다. J. P. Broustet, "Red Wine and Health," *Heart* 1999;81:459-460.

p. 270, "그는 포기하지 않았지만": 2014년에 싱클레어는 레스베라트롤보다 더 큰 효과를 보이는 듯한 새로운 화학적 시르투인 활성제에 대한 결과를 보고했다. 불행한 점은 그 화학물질인 니코틴 모노뉴클레오티드가 현재 시세로 1그램당 1천 달러를 호가한다는 사실이다. 마음 단단히 먹으시길: P. Ana Gomes et al. (2013), "Declining NAD+ Induces a Pseudohypoxic State Disrupting Nuclear-Mitochondrial Communication during Aging," Cell 155(7): 1624-1638.

p. 273, "실제 나이보다 몇 십 년은 젊다고": 다우든도 참여한 '최적화된 영양공급을 이용한 칼로리 제한'에서 폰타나가 얻은 결과는 L. Fontana et al., "Long-term calorie restriction is highly effective in reducing the risk for atherosclerosis in humans." *Proceedings of the National Academy of Sciences* 2004 April 7; 101(17):6659-63를 시작으로 하는 일련의 여러 연구들에서 보고 및 분석되었다.

p. 275, "굶주린 원숭이들은 …… 훨씬 더 건강했고": R. J. Colman et al. (2009), "Caloric restriction delays disease onset and mortality in rhesus monkeys," *Science* 325(5937): 201-204.

p. 276, "'식이요법을 한' 원숭이들이 더 오래 살지 않았다": J. A. Mattison et al. (2012), "Impact of caloric restriction on health and survival in rhesus monkeys from the NIA study," *Nature* 489(7415): 318-321. 좀 더 쉽게 읽을 수 있는, 같은 시기에 발표된 해설로 Steven Austad, "Mixed Results for Dieting Monkeys," *Nature* (same issue)가 있다.

p. 277, "정부에게는 하나의 재앙에 가까웠다": 칼로리 제한이 언제나 수명을 연장시킬 것이라는 것은 거의 도그마에 가까운 것이 되었지만, 과거에도 상반되는 결과들이 나왔었다. 스티븐 오스태드는 흔히들 사용하는 유전적으로 표준화된 실험실용 생쥐가 아니라, 아이다호의 어느 헛간에서 잡은 야생 생쥐들에게 칼로리 제한을 시행했다. 칼로리 제한이 이 생쥐들의 수명에 미친 영향은 극히 미미했다. 좀 더 구조화된 또 다른 연구에서 텍사스 대학의 짐 넬슨(Jim Nelson)은 서로 다른 40종의 잡종 생쥐들에게 칼로리 제한을 시행해, 그중 3분의 1의 생쥐들에서는 식사 제한이 실제로는 수명이 줄어들게 했다는 것을 발견했다. 따라서 언제나, 모든 이에게 효과를 발휘하지는 않는다는 것은 분명하다. 설령 원숭이라 할지라도 말이다.

p. 278, "약간 과체중인 것이 …… 낫다": 체질량 지수와 장수(또는 사망률) 간의 관계는, 골치 아프고 이론이 분분한 논쟁의 또 다른 주제이다. '비만 역설'이라고 불리는 것은, 약간 과체중이거나 심지어 심하지 않게 비만일 때 실제로 수명이 조금 더 길어진다는 것이다. 인구 전체로 보았을 때만 그런 것이 아니라 고혈압과 당뇨병을 앓는 사람들 역시 그렇다고 한다. 이 문제를 자세히 다루려면 여러 쪽을 할애해야 하겠지만, 최근에는 이런 '역설'의 신빙성이 떨어지고 있는 것 같다. 비만과 당뇨(위스콘신 원숭이들은 분명히 여기 해당된다)가 좋지 않다는 것이 명백해지면서 말이다: D. K. Tobias et al. (2014), "Body-Mass Index and Mortality among Adults with Incident Type 2 Diabetes," *New England Journal of Medicine* 370(3): 233-244.

p. 279, "서로 다른 결과가 나온 것도 놀라울 것이 없다": 위스콘신 팀은 지지 않으려고 두 연구의 현격하게 다른 결과를 초래했을지도 모르는 여러 미묘한 차이점들을 탐구한 보고서를 들고 나왔다. 그런 차이점으로 식사뿐 아니라 원숭이들의 유전적 배경, 각각의 연구가 시작되었을 때 원숭이들의 나이 등등이 언급되었다. R. J. Colman et al. (2014), "Caloric restriction reduces age-related and all-cause mortality in rhesus monkeys," *Nature Communications* 5: 3557. 그것으로도 어딘지 만족스럽지 못하시다면, 마이클 레이(Michael Rae)의 입이 딱 벌어질 정도로 상세한 주해를 한번 탐독해 보시기 바란다."CR in Nonhuman Primates: A Muddle for Monkeys, Men, and Mimetics," posted at www.sens.org on May 6, 2013. 최소한 자연식(국립노화연구소) 원숭이들이 이 분야를 얼마나 강렬히 뒤흔들었는지는 이해할 수 있게 될 것이다.

Chapter 12: **고난은 우리를 강하게 만든다**

p. 285, "냉수 샤워에 대해 쓴 글": http://gettingstronger.org/2010/03/cold-showers/. 처음 1분이 최악이라는 것을 기억할 것.

p. 288, "찬물이 이들의 수명을 늘릴 수도 있다는 것": 선충과 찬물에 대한 해설로 쉽게 읽을 만한 것을 꼽자면 B. Conti and M. Hansen (2013), "A cool way to live long," Cell 152(4): 671-672를 들 수 있다.

p. 289, "몇 달 동안 정기적으로 찬물에서 수영을 한": A. Lubkowska et al. (2013), "Winter-swimming as a building-up body resistance factor inducing adaptive changes in the oxidant/antioxidant status," *Scandinavian Journal of Clinical and Laboratory Investigations*, March 20, 2013 [epub ahead of print]. 찬물 샤워를 때려치우기 전에 이 점을 한번 생각해 보라. 캐서린 햅번이 1년 내내 수영을 한 것은 그녀의 전기 작가 찰스 하이햄(Charles Higham)이 Kate: The Life of Katharine Hepburn (New York: W. W. Norton, 2004 [First published 1975]). HTFU에 기록하고 있다.

p. 289, "찬물에 노출되면 …… 갈색 지방이 활성화될 수 있다": Paul Lee et al. "Irisin and FGF21 Are Cold-Induced Endocrine Activators of Brown Fat Function in Humans," *Cell Metabolism*, Volume 19, Issue 2, 4 February 2014, 302-309.

p. 293, "약간의 열기도 몸에 좋다": There 열충격단백질에 대해서는 수많은 문헌이 있지만, 열충격 반응과 호르메시스 자체를 장수와 연결한 최초의 인물 중 하나는 수레시 I. 라탄(Suresh I. Rattan)으로, 엄청나게 혹독한 반응을 얻었지만 지금은 널리 받아들여지는 리뷰를 통해서였다: S. I. Rattan, "Applying hormesis in aging research and therapy," *Human & Experimental*

Toxicology. 2001 Jun;20(6):281-5; discussion 293-4.

p. 295, "외로움을 느끼는 사람들": S. W. Cole et al. (2007), "Social regulation of gene expression in human leukocytes," *Genome Biology* 8(9): R189.

p. 296, "유리기가 불현듯 머리를 스치고 지나갔지요": "An Interview with Dr. Denham Harman," *Life Extension*, February 1998.

p. 298, "항산화물질들이 실제로 실험용 동물들의 수명을 늘리는 것처럼 보이지 않았던 것": 이 주제에 대한 훌륭한 분석은 "The Myth of Antioxidants," by Melinda Wenner Moyer, *Scientific American* 308, 62-67 (2013); published online January 14, 2013을 보라.

p. 299, "항산화물 보충제들은 기껏해야 혼란스러운 결과들만을 보여 주었다": G. Bjelakovic et al. (2007), "Mortality in randomized trials of antioxidant supplements for primary and secondary prevention: Systematic review and meta-analysis," *JAMA* 297(8): 842-857.

p. 300, "쓸모없는 것보다 더 좋지 않다": The supplements-n-xercise study is at M. Ristow, "Antioxidants prevent health-promoting effects of physical exercise in humans." *Proceedings of the National Academy of Sciences* of the USA 106: 8665-8670, 2009. 리스토브와 다른 사람들은 Mari Carmen Gomez-Cabrera et al., "Antioxidant supplements in exercise: worse than useless?" *American Journal of Physiology—Endocrinology and Metabolism* 15 February 2012 Vol. 302 no. E476-E477에서 이 연구와, (혼합된 결과들이 나온) 다른 유사 연구들을 검토했다.

p. 302, "필수적인 신호 분자": M. Ristow, and S. Schmeisser (2011), "Extending life span by increasing oxidative stress," *Free Radical Biology in Medicine* 51(2): 327-336. 또한 M. Ristow (2014), "Unraveling the truth about antioxidants: mitohormesis explains ROS-induced health benefits," *Nature Medicine* 20(7): 709-711 참조.

p. 304, "이 녀석들은 햇빛 볼 일이 거의 없는데": *Karmic Traces*, 1993-1999 (New York: New Directions Publishing, 2000)에 실린 엘리엇 웨인버거(Eliot Weinberger)의 벌거숭이두더지쥐에 대한 멋진 에세이를 빠뜨려서는 안 된다.

p. 306, "스트레스에 좀 더 잘 대처할 수 있게 되어 있는데": K. N. Lewis et al. (2012). "Stress resistance in the naked mole-rat: the bare essentials— mini-review." *Gerontology* 58(5): 453-462. 처음 [illegible] 좋으며, 고약한 말장난을 이용하는 잡지 글 제목 중에서는 내 마음에 제일 든다. 또한 Y. H. Edrey et al. (2011), "Successful aging and sustained good health in the naked mole rat: a long-lived mammalian model for biogerontology and biomedical research," ILAR J

52(1): 41-53 참조.

p. 307, "동굴 서식종 도롱뇽": 진화생물학자 존 스피크먼은 "The free-radical damage theory: Accumulating evidence against a simple link of oxidative stress to ageing and lifespan," *Bioessays* 33: 255-259(2011)에서 노화의 산화 스트레스 이론을 더 완벽히 해체하기 위해 올름을 이용한다.

p. 308, "벌거숭이두더지쥐의 게놈 염기서열 분석": E. B. Kim et al. (2011), "Genome sequencing reveals insights into physiology and longevity of the naked mole rat," *Nature* 479(7372): 223-227.

Chapter 13: **빠르게 앞으로 가기**

p. 312, "실험용 동물들에게 하루씩 걸러 먹이를 주는 것만으로": Anton J. Carlson and Frederic Hoelzel, "Apparent Prolongation of the Lifespan of Rats by Intermittent Fasting," *Journal of Nutrition*, March 1946 31:363-75; 스페인의 요양원 연구는 Johnson et al., (2006), "The effect on health of alternate day calorie restriction: eating less and more than needed on alternate days prolongs life." *Medical Hypotheses* 67(2): 209-211에 서술되어 있다. 통고의 해석: "문제는, 이틀에 하루만 먹이를 받은 그 60마리가 차라리 죽었으면 하고 바랐을까 하는 것이다. 아마 그럴 것이다."

p. 313, "천식 증상까지 사라졌다": J. B. Johnson et al. (2007), "Alternate day calorie restriction improves clinical findings and reduces markers of oxidative stress and inflammation in overweight adults with moderate asthma," *Free Radical Biology in Medicine* 42(5): 665-674.

p. 313, "라마단 기간의 무슬림에 대한 연구": 종교적 단식에 대한 연구들을 잘 정리한 것을 보려면, John F. Trepanowski et al., "Impact of caloric and dietary restriction regimens on markers of health and longevity in humans and animals: a summary of available findings," *Nutrition Journal* 2011, 10:107 (http://www.nutritionj.com/content/10/1/107) 참조.

p. 314, "뇌유래 신경영양인자": 마크 맷슨은 다이어트와 단식에 대한 기막힌 연구들을 여러 편 써 냈지만, 뇌에 관한 연구가 가장 흥미롭다. 이 연구에서 그와 그의 팀은 간헐적 단식이 모두 얼마의 칼로리를 소모했느냐와 상관없이, 포도당 처리와 뉴런 보호를 향상시키는 것을 발견했다: R. M. Anson et al. (2003), "Intermittent fasting dissociates beneficial effects of dietary restriction on glucose metabolism and neuronal resistance to injury from calorie intake,"

Proceedings of the National Academy of Sciences 100(10): 6216–6220.

p. 315, "간헐적 단식을 하는 하나의 '올바른 방식'이 없다는 것": 8시간 동안 먹이를 제한하는 '시간대'를 둔 연구는 M. Hatori et al. (2012), "Time-restricted feeding without reducing caloric intake prevents metabolic diseases in mice fed a high-fat diet," *Cell Metabolism* 15(6): 848–860에 나와 있다. 지난 2년 사이에 단식을 중심으로 하는 다이어트 책이 물밀듯이 쏟아져 나왔는데, 이를테면 다음과 같은 책들이 있었다. *The 8-our Diet* (팬더의 작업에 느슨하게 기반한 책), *The Every-Other-Day Diet: The Diet That Lets You Eat All You Want (Half the Time) and Keep the Weight Off*, by University of Illinois at Chicago professor Krista Varady (New York: Hyperion, 2013). 그리고 영국에서 날개 돋친 듯이 팔린 *The Fast Diet*, by Michael Mosley (New York: Atria Books, 2013)이 있는데, 이 책은 일주일에 이틀은 단식해야 한다고 주장한다(롱고는 이 주장이 어떤 연구에도 근거하고 있지 않다고 말한다). 다시 말해, 절식이 유행이 된 것이다.

p. 317, "토어 경로를 막은 것이 그의 효모균들이 3배나 더 오래 살게 된 원인이었다는 것": The Longo group's breakthrough yeast paper is Paola Fabrizio et al., "Regulation of Longevity and Stress Resistance by Sch9 in Yeast," *Science* 13 April 2001: Vol. 292 no. 5515 pp. 288–290. 보기보다 훨씬 더 재미있다.

p. 321, "몇몇 환자의 경우에는 항암 치료의 효과가 증진된 것으로 보이기도 했다": 생쥐와 인간을 대상으로 단식과 항암 치료를 병행한 실험 이야기는 F. M. Safdie et al. (2009), "Fasting and cancer treatment in humans: A case series report," *Aging* (Albany NY) 1(12): 988–1007에 소개되어 있다. 대규모 임상실험이 진행 중인데, 2015년 후반기에 결과가 나올 예정이다.

p. 323, "자신의 귀중한 토양균도 함께 가져갔다": 인도 출신의 캐나다 과학자 수렌 세갈의 라파마이신 발견과 개발은 현대 생물학에서 가장 위대한 우연적 발견 이야기다. 여기 얽힌 이야기는 "Rapamycin's Resurrection: A New Way to Target the Cell Cycle," in *Journal of the National Cancer Institute*, October 17, 2001이 잘 전해 준다.

p. 324, "라파마이신이 생쥐의 수명을 대폭 연장시킨 것": D. E. Harrison et al. (2009), "Rapamycin fed late in life extends lifespan in genetically heterogeneous mice," *Nature* 460(7253): 392–395. 「타임스」는 이 이야기를 묵살하고 라파마이신을 '항생제'로 잘못 기술한다.

p. 325, "라파마이신이 나이 든 생쥐들의 노화된 심장을 실제로 원상으로 되돌린다는 것": J. M. Flynn et al. (2013), "Late-life rapamycin treatment reverses age-related heart dysfunction," *Aging Cell* 12(5): 851–862.

p. 326, "라파마이신이 포유류의 수명을 연장할 수 있을 것": M. V. Blagosklonny, (2006), "Aging and immortality: quasi-programmed senescence and its pharmacologic inhibition," *Cell Cycle* 5(18): 2087-2102.

p. 328, "오작동하거나 …… 프로그램에 더 가깝다": '기능 항진'이라는 용어를 처음 사용한 것은 런던의 노인학자 데이비드 젬스(David Gems)이다. D. Gems, and Y. de la Guardia (2013), "Alternative Perspectives on Aging in Caenorhabditis elegans: Reactive Oxygen Species or Hyperfunction?" *Antioxidant Redox Signalling* 19(3): 321-329 참조.

p. 331, "라론 소인이라고 불리는": J. Guevara-Aguirre et al. (2011), "Growth Hormone Receptor Deficiency Is Associated with a Major Reduction in Pro-Aging Signaling, Cancer, and Diabetes in Humans," *Science Translational Medicine* 3(70): 70ra13.

p. 334, "유제품과 고기를 많이 먹는 중년의 사람들": M. E. Levine et al. (2014), "Low protein intake is associated with a major reduction in IGF-, cancer, and overall mortality in the 65 and younger but not older population," *Cell Metabolism* 19(3): 407-417.

Chapter 14: 누가 내 열쇠를 옮겼을까?

p. 340, "상당한 인지적 감퇴를 뚜렷이 보인다": Archana, Singh-Manoux, Mika Kivimaki, M. Maria Glymour, Alexis Elbaz, Claudine Berr, Klaus P. Ebmeier, Jane E. Ferrie, and Aline Dugravot, "Timing of Onset of Cognitive Decline: Results from Whitehall II Prospective Cohort Study." *BMJ* Vol. 344, 2012. Journal Article. doi:10.1136/bmj.d7622. 초파리에 관한 우울한 정보는 Hsueh-Cheng Chiang, Lei Wang, Zuolei Xie, Alice Yau, and Yi Zhong. "Pi3 Kinase Signaling Is Involved in Aβ-nduced Memory Loss in Drosophila." *Proceedings of the National Academy of Sciences* 107, no. 15 (April 13, 2010 2010): 7060-65를 참조했다.

p. 341, "그녀의 이름은 아우구스테 D.로": 당시에 그려진 스케치와 사진을 곁들여 이 매력적인 이야기의 전모를 다시 들려주는 것이 아래의 글이다. 흥미롭게도, 오늘날에는 아우구스테 D.는 알츠하이머병이 아니라 뇌동맥 경화를 앓았던 것으로 간주되고 있다. M. B. Graeber, S. Kosel, R. Egensperger, R. B. Banati, U. Muller, K. Bise, P. Hoff, et al., "Rediscovery of the Case Described by Alois Alzheimer in 1911: Historical, Histological and Molecular Genetic Analysis," *Neurogenetics* 1, no. 1 (May 1997): 73-80.

p. 343, "실제 환자들을 대상으로 한 임상실험에서 약품들이 듣지 않았던 것": J. L.

Cummings, T. Morstorf, and K. Zhong, "Alzheimer's Disease Drug-Development Pipeline: Few Candidates, Frequent Failures." [In English]. *Alzheimer's Research and Therapeutics* 6, no. 4 (2014): 37. 또한 "Alzheimer's Theory That's Been Drug Graveyard Facing Test," by Michelle Fay Cortez and Drew Armstrong, *Bloomberg News*, December 12, 2013.

p. 344, "더 좋은 글을 쓴 수녀들의 뇌는 …… 끈적끈적해져 있는 부분이 적었다": D. Iacono, W. R. Markesbery, M. Gross, O. Pletnikova, G. Rudow, P. Zandi, and J. C. Troncoso, "The Nun Study: Clinically Silent Ad, Neuronal Hypertrophy, and Linguistic Skills in Early Life." *Neurology* 73, no. 9 (Sep 1 2009): 665-73. 이 수녀 연구로 많은 매력적인 논문들과(https://www.healthstudies.umn.edu/nunstudy/publications.jsp에서 찾아볼 수 있다) 책 한 권이 나왔다: David Snowdon, *Aging with Grace: What the Nun Study Teaches Us About Leading Longer, Healthier, and More Meaningful Lives* (New York: Bantam Books, 2001).

p. 345, "뇌 내부를 보면 이들은 알츠하이머병의 모든 특성들을 갖고 있었다": I. Driscoll, S. M. Resnick, J. C. Troncoso, Y. An, R. O'Brien, and A. B. Zonderman, "Impact of Alzheimer's Pathology on Cognitive Trajectories in Nondemented Elderly," *Annals of Neurology* 60, no. 6 (Dec 2006): 688-95.

p. 345, "인지력 보호구역": Good summary of the topic in Yaakov Stern, "Cognitive Reserve," *Neuropsychologia* 47, no. 10 (August 2009): 2015-28.

p. 346, "시차 피로는 노화를 앞당긴다": A. J. Davidson, M. T. Sellix, J. Daniel, S. Yamazaki, M. Menaker, and G. D. Block, "Chronic Jet-Lag Increases Mortality in Aged Mice," *Current Biology* 16, no. 21 (November 7, 2006): R914-6.

p. 346, "알츠하이머병을 절반은 예방할 수 있다": D. E. Barnes, and K. Yaffe, "The Projected Effect of Risk Factor Reduction on Alzheimer's Disease Prevalence," *Lancet Neurology* 10, no. 9 (September 2011): 819-28.

p. 347, "하루에 20분씩만 걸어도": J. Winchester, M. B. Dick, D. Gillen, B. Reed, B. Miller, J. Tinklenberg, D. Mungas, et al., "Walking Stabilizes Cognitive Functioning in Alzheimer's Disease across One Year," *Archives of Gerontololgy and Geriatrics* 56, no. 1 (January–February 2013): 96-103.

p. 349, "늙은 피가 우리의 뇌를 망가뜨린다": S. A. Villeda, J. Luo, K. I. Mosher, B. Zou, M. Britschgi, G. Bieri, T. M. Stan, et al., "The Ageing Systemic Milieu Negatively Regulates Neurogenesis and Cognitive Function," *Nature* 477, no. 7362 (September 1, 2011): 90-4.

p. 350, "젊은 피가 녀석들의 두뇌를 회복시켰던 것이다": S. A. Villeda , K. E. Plambeck, J. Middeldorp, J. M. Castellano, K. I. Mosher, J. Luo, L. K. Smith, et al., "Young Blood Reverses Age-Related Impairments in Cognitive Function and Synaptic Plasticity in Mice," *Nature Medicine* 20, no. 6 (June 2014): 659-63.

p. 351, "손상된 근육을 치료하는 늙은 생쥐의 능력을 향상시키는 것 같다고": I. M. Conboy, M. J. Conboy, A. J. Wagers, E. R. Girma, I. L. Weissman, and T. A. Rando, "Rejuvenation of Aged Progenitor Cells by Exposure to a Young Systemic Environment." *Nature* 433, no. 7027 (February 17, 2005): 760-4.

p. 353, "이 물질이 시계를 되돌려놓았다고": F. S. Loffredo, M. L. Steinhauser, S. M. Jay, J. Gannon, J. R. Pancoast, P. Yalamanchi, M. Sinha, et al., "Growth Differentiation Factor 11 Is a Circulating Factor That Reverses Age-Related Cardiac Hypertrophy," *Cell* 153, no. 4 (May 9 2013): 828-9. 이 이야기는 "Young Blood," *Science*, September 12, 2014: Vol. 345 no. 6202 pp. 1234-1237에서도 언급된다.

p. 353, "나이 든 생쥐들의 후각도 다시 되살아나는 것": L. Katsimpardi, N. K. Litterman, P. A. Schein, C. M. Miller, F. S. Loffredo, G. R. Wojtkiewicz, J. W. Chen, et al., "Vascular and Neurogenic Rejuvenation of the Aging Mouse Brain by Young Systemic Factors." *Science* 344, no. 6184 (May 9, 2014): 630-4. 근육 회춘에 관한 논문은 M. Sinha, Y. C. Jang, J. Oh, D. Khong, E. Y. Wu, R. Manohar, C. Miller, et al., "Restoring Systemic Gdf11 Levels Reverses Age-Related Dysfunction in Mouse Skeletal Muscle," *Science* 344, no. 6184 (May 9, 2014): 649-52.

p. 354, "옥시토신을 투여하자 늙은 근육들이 젊음을 되찾는 것처럼 보였다": C. Elabd, W. Cousin, P. Upadhyayula, R. Y. Chen, M. S. Chooljian, J. Li, S. Kung, K. P. Jiang, and I. M. Conboy, "Oxytocin Is an Age-Specific Circulating Hormone That Is Necessary for Muscle Maintenance and Regeneration," *Nature Communications* 5 (2014): 4082.

Epilogue: **죽음의 죽음, 노화는 제거될 수 있을까?**

p. 357, "이 바이러스는 거대세포바이러스라고 불리는데": P. Sansoni, R. Vescovini, F. F. Fagnoni, A. Akbar, R. Arens, Y. L. Chiu, L. Cicin-Sain,et al., "New Advances in Cmv and Immunosenescence," *Experimental Gerontology* 55 (July 2014): 54-62. L. Cicin- Sain, J. D. Brien, J. L. Uhrlaub, A. Drabig, T. F. Marandu, and J. Nikolich-Zugich, "Cytomegalovirus

Infection Impairs Immune Responses and Accentuates T-Cell Pool Changes Observed in Mice with Aging," *PLoS Pathogens* 8, no. 8 (2012): e1002849.

p. 359, "CMV는 특히 발병 이전의 심혈관계 질환과 매우 긴밀한 연관성이 있는데": N. C. Olson, M. F. Doyle, N. S. Jenny, S. A. Huber, B. M. Psaty, R. A. Kronmal, and R. P. Tracy, "Decreased Naive and Increased Memory Cd4(+) T Cells Are Associated with Subclinical Atherosclerosis: The Multi-Ethnic Study of Atherosclerosis." [In English]. *PLoS One* 8, no. 8 (2013): e71498.

p. 359: "한마디로 이것은 게릴라전 같은 것인데": 일부 과학자들, 특히 국립노화연구소와 블래스트의 루이지 페루치 같은 사람들은 세포 유지와 재생 작업 역시 면역 체계의 관리 아래서 이루어진다고 생각한다. 따라서 CMV 같은 바이러스가 명백히 우리의 노화를 가속화하는 데 일조하는 한편으로, 기능하는 가슴샘은 노화 과정에 일반적으로 광범한 영향을 미칠 수 있다. (HGH를 투여받은 사람들은 가슴샘이 다시 자라난다고 보고하지만, 썩 잘 기능하는 것 같지는 않다.)

p. 360, "드 그레이가 경험한 직관적 깨달음에서 태어났는데": 이 깨달음은 드 그레이의 책 『노화의 종말(*Ending Aging*)』에 묘사되어 있다.

p. 362, "유럽연합 차원의 900만 달러짜리 초대형 연구 프로젝트인 티미스템": 이 프로젝트에는 웹사이트가 있다. http://www.thymistem.org; the 2014 paper can be found at N. Bredenkamp, C. S. Nowell, and C. C. Blackburn, "Regeneration of the Aged Thymus by a Single Transcription Factor," *Development* 141, no. 8 (April 2014): 1627-37.

p. 366, "식량과 에너지 가격은 '천정부지로' 치솟아": 랜들 쿤의 SENS6 강연은 여기서 전체 내용을 볼 수 있다: www.youtube.com/watch?v=F2s-RdkAB_4.

p. 367, "이것은 인간 활동의 주된 동기이다": Ernest Becker, The Denial of Death (New York: Free Press, 1973).

부록: 효과가 있을 수도 있는 것들

레스베라트롤

Poulsen Morten Moller et al. "Resveratrol in metabolic health: an overview of the current evidence and perspectives," *in Annals of the New York Academy of Sciences*. 1290 (2013) 74–82.

Hector et al. "The effect of resveratrol on longevity across species: a meta-analysis."*Biology Letters* (2012) 8, 790–793. Published online June 20, 2012. 레스베라트롤이 어떤 동물의 수명도 연장시킬 수 있다는 관념 전체를 논박하는 것을 기본 골자로 한다.

Mattison, J. A., M. Wang, M. Bernier, J. Zhang, S. S. Park, S. Maudsley, S. S. An, et al. "Resveratrol Prevents High Fat/Sucrose Diet-Induced Central Arterial Wall Inflammation and Stiffening in Nonhuman Primates." *Cell Metabolism* 20, no.1 (July 1 2014): 183-90.

Walle, T. "Bioavailability of Resveratrol." *Annals of the New York Academy of Sciences* 1215 (January 2011): 9-15.

Rossi D., A. Guerrini, R. Bruni, E. Brognara, M. Borgatti, R. Gambari, S. Maietti, G. Sacchetti. "trans- Resveratrol in Nutraceuticals: Issues in Retail Quality and Effectiveness." *Molecules*. 2012; 17(10):12393-12405. 이른바 레스베라트롤 보충제라고 하는 것들에 많은 경우 레스베라트롤이 함유되어 있지 않은 문제를 다룬다.

Weintraub, Arlene. "Resveratrol: The Hard Sell on Anti-Aging." *Businessweek*, July 29, 2009. 호황을 누리는 레스베라트롤 보충제 산업에 대한 글이다.

알코올/적포도주

다음 글에 적포도주에 관한 연구의 상당 부분이 깔끔하게 요약되어 있다. J. P. Broustet, "Red Wine and Health," *Heart* 1999;81:459-460 (앞에서 인용한 바 있다).

다음 저자들은 10편의 대형 연구를 검토해 모든 알코올 음료는 어느 정도 심혈관계 질환을 예방하는 효과가 있다는 것을 발견했다. Rimm, Eric B.,Arthur Klatsky, Diederick Grobbee, and Meir J Stampfer. "Review of Moderate Alcohol Consumption and Reduced Risk of Coronary Heart Disease: Is the Effect Due to Beer, Wine, or Spirits?" *British Medical Journal* Vol. 312,731. 1996.

이 연구는 특히 주목할 만한데, 왜냐하면 보르도에서 진행된 연구이기 때문이기도 하고 적포도주가 알츠하이머병을 예방하는 효과가 탁월하다는 사실을 밝혀냈기 때문이기도 한다. 저자들은 이렇게 결론을 내린다. "65세 이상 되는 사람들에게 지나치지 않은 음주를 중단하라고 조언하는 것은 의학적으로 근거가 없다. 왜냐하면 이런 음주 습관에는 특별한 위험성이 없고 오히려 건강에 이득을 줄 수 있기 때문이다." (또한 저자들은 '지나치지 않은' 음주를 하루에 3~4잔 정도 마시는 것으로 정의한다.) Orgogozo, J. M., J. F. Dartigues, S. Lafont, L. Letenneur, D. Commenges, R. Salamon, S. Renaud, and M. B. Breteler. "Wine Consumption and Dementia in the Elderly: A Prospective Community Study in the Bordeaux Area." [In English.] *Revue Neurologique* (Paris) 153, no. 3 (April 1997): 185-92.

좀 더 최근의 연구는 지방을 섭취하는 것이 1987년에 '프랑스인의 역설'이라는 명칭이 생겨난 1987년에 생각했던 것만큼 꼭 해롭지는 않을 수 있다는 의견을 제시한다. 따라서 '역설'은 결국 역설이 아니었던 셈이다. 이런 내용이 다음 책에 요약되어 있다. Teicholz, Nina. *The Big Fat Surprise: Why Butter, Meat, and Cheese Belong in a Healthy Diet.* 1st Simon & Schuster hardcover ed. New York: Simon & Schuster, 2014.

커피

대형 리뷰: Freedman, N. D., Y. Park, C. C. Abnet, A. R. Hollenbeck, and R. Sinha. "Association of Coffee Drinking with Total and Cause-Specific Mortality." *New England Journal of Medicine* 366, no. 20 (May 17 2012): 1891-904.

또 다른 유럽의 대형 연구: Floegel, Anna, Tobias Pischon, Manuela M. Bergmann, Birgit Teucher, Rudolf Kaaks, and Heiner Boeing. "Coffee Consumption and Risk of Chronic Disease in the European Prospective Investigation into Cancer and Nutrition (Epic)–Germany Study." *The American Journal of Clinical Nutrition* 95, no. 4 (April 1, 2012): 901-08.

위의 연구들과 함께할 수 있는 사려 깊은 사설: Lopez-Garcia, Esther. "Coffee Consumption and Risk of Chronic Diseases: Changing Our Views." *The American Journal of Clinical Nutrition* 95, no. 4 (April 1, 2012): 787-88.

커큐민

114, 115쪽에 대한 주 참조.

'라이프 익스텐션 믹스'

Spindler, S. R., P. L. Mote, and J. M. Flegal. "Lifespan Effects of Simple and Complex Nutraceutical Combinations Fed Isocalorically to Mice." *Age* (Dordr) 36, no. 2 (April 2014): 705-18.

메트포민

Martin-Montalvo, A., E. M. Mercken, S. J. Mitchell, H. H. Palacios, P. L. Mote, M. Scheibye-Knudsen, A. P. Gomes, et al. "Metformin Improves Healthspan and Lifespan in Mice." *Nature Communications* 4 (2013): 2192.

DeCensi, Andrea, Matteo Puntoni, Pamela Goodwin, Massimiliano Cazzaniga, Alessandra Gennari, Bernardo Bonanni, and Sara Gandini. "Metformin and Cancer Risk in Diabetic Patients: A Systematic Review and Meta-Analysis." *Cancer Prevention Research* 3, no. 11 (November 1, 2010): 1451-61.

Kasznicki, J., A. Sliwinska, and J. Drzewoski. "Metformin in Cancer Prevention and Therapy." *Annals of Translational Medicine* 2, no. 6 (June 2014): 57.

비타민 D

Brunner, R. L., B. Cochrane, R. D. Jackson, J. Larson, C. Lewis, M. Limacher, M. Rosal, S. Shumaker, and R. Wallace. "Calcium, Vitamin D Supplementation, and Physical Function in the Women's Health Initiative." *Journal of the American Diet Association* 108, no. 9 (September 2008): 1472-9.

Bjelakovic, G., L. L. Gluud, D. Nikolova, K. Whitfield, J. Wetterslev, R. G. Simonetti, M. Bjelakovic, and C. Gluud. "Vitamin D Supplementation for Prevention of Mortality in Adults." *Cochrane Database Systematic Reviews* 1 (2014): CD007470.

Holick, M. F. *The Vitamin D Solution: A 3-tep Strategy to Cure Our Most Common Health Problem*, (New York: Hudson Street Press, 2010).

고든 리스고가 비타민 D에 대한 이야기를 하는 것을 아래 사이트에서 확인할 수 있다: http://vimeo.com/channels/thebuck/67168737.

아스피린과 이부프로펜

아스피린과 소염제에 대한 연구는 많고도 많다. 여성보건계획 연구(호르몬 대체 요법을 끝장냈던 바로 그 연구)는 아스피린 사용과 사망률 감소 사이에 강한 상관관계가 있다는 것을 발견했다: Berger, J. S., D. L. Brown, G. L. Burke, A. Oberman, J. B. Kostis, R. D. Langer, N. D. Wong, and S. Wassertheil-Smoller. "Aspirin Use, Dose, and Clinical Outcomes in Postmenopausal Women with Stable Cardiovascular Disease: The Women's Health Initiative

Observational Study." *Circulatory and Cardiovascular Quality and Outcomes 2, no. 2* (March 2009): 78-87.

Strong, Randy, Richard A. Miller, et al. "Nordihydroguaiaretic Acid and Aspirin Increase Lifespan of Genetically Heterogeneous Male Mice." *Aging Cell* 7, no. 5 (2008): 641-50. 생쥐들의 수명을 늘리는 것이 확인되었다. 단, 수컷들만.

Vlad, S. C., D. R. Miller, N. W. Kowall, and D. T. Felson. "Protective Effects of NSAIDs on the Development of Alzheimer Disease." *Neurology* 70, no. 19 (May 6, 2008): 1672-7.

케일

그 맛을 좋아하는 경우에만.

옮긴이 이병무

서울대 동양사학과를 졸업하고 십 년간의 편집자 생활을 거쳐 지금은 번역과 책 만드는 일을 하고 있다. 옮긴 책으로는 『알라산의 사자들』, 『끊어지지 않는 사슬: 2천7백만 노예들에 침묵하는 세계』, 『한 번 해도 될까요?』, 『수도원에 간 CEO』가 있다.

스프링 치킨 SPRING CHICKEN

똥배 나온 저널리스트의 노화 탈출 탐사기

글 빌 기퍼드 **옮긴이** 이병무
디자인 표지 공중정원 박진범 **본문** 김무열
발행일 2015년 7월 7일 초판 1쇄
발행처 다반 **발행인** 노승현 **출판등록** 제2011-08호(2011년 1월 20일)
주소 서울특별시 금천구 가산디지털1로 196 1003호(가산동, 에이스테크노타워 10차)
전화 02) 868-4979 **팩스** 02) 868-4978
이메일 davanbook@naver.com
블로그 http://blog.naver.com/davanbook
페이스북 www.facebook.com/davanbook

ISBN 979-11-85264-09-7 03510

다반–일상의 책